现代临床护理要点与操作实践

王　哲　主编

中国纺织出版社有限公司

图书在版编目（CIP）数据

现代临床护理要点与操作实践 / 王哲主编. -- 北京：
中国纺织出版社有限公司, 2022.11
ISBN 978-7-5180-9929-0

Ⅰ.①现…　Ⅱ.①王…　Ⅲ.①护理学　Ⅳ.①R47

中国版本图书馆CIP数据核字（2022）第189099号

责任编辑：樊雅莉　　责任校对：高　涵　　责任印制：王艳丽

中国纺织出版社有限公司出版发行
地址：北京市朝阳区百子湾东里A407号楼　邮政编码：100124
销售电话：010—67004422　传真：010—87155801
http://www.c-textilep.com
中国纺织出版社天猫旗舰店
官方微博 http://weibo.com/2119887771
三河市宏盛印务有限公司印刷　各地新华书店经销
2022年11月第1版第1次印刷
开本：787×1092　1/16　印张：13
字数：300千字　定价：88.00元

编 委 会

主　编　王　哲　盛　杰　李　琳　符淑芳
　　　　　　管丽蓉　张　伟

副主编　牛云凤　张丽杰　王　佳　杨　婧
　　　　　　章安梅　张　莉　付　博　杨艳丽

编　委　(按姓氏笔画排序)

王　佳　佳木斯大学附属第一医院
王　哲　佳木斯大学附属第一医院
牛云凤　佳木斯大学附属第一医院
付　博　佳木斯大学附属第一医院
边　疆　佳木斯大学附属第一医院
吕可心　赤峰学院附属医院
刘占芬　佳木斯大学附属第一医院
李　琳　哈尔滨医科大学附属第四医院
杨　柳　佳木斯大学附属第一医院
杨　婧　佳木斯大学附属第一医院
杨艳丽　哈尔滨医科大学附属第四医院
杨鸿波　佳木斯大学附属口腔医院
张　伟　邯郸市第一医院
张　莉　佳木斯大学附属第一医院
张丽杰　佳木斯大学附属第一医院
林树玉　揭阳爱维艾夫医院
周翻云　山东省济南市天桥区善济堂诊所
施馨博　哈尔滨医科大学附属第一医院
盛　杰　哈尔滨医科大学附属第四医院
符淑芳　甘肃省白银市第三人民医院（会宁县人民医院）
章安梅　杭州市萧山区第一人民医院
隋冰冰　哈尔滨医科大学附属第一医院
管丽蓉　广东省揭阳市榕城区妇幼保健计划生育服务中心
翟慧晶　哈尔滨医科大学附属第一医院

前　言

随着社会经济的发展和人们生活水平的提高，临床对护理专业人员的技能提出了更高的要求。当今世界处于科技飞速发展的时代，临床医疗技术日新月异，不断有新理论、新技术、新方法问世。在这样的形势下，有必要对护理学相关基础理论与实践领域的新进展进行系统归纳总结，以便提高护理专业人员的业务水平，更好地为患者服务。

全书内容丰富，覆盖面广，重点讲述临床基础护理操作技术及临床各科室常见病、多发病的护理，具体包括呼吸系统疾病护理、循环系统疾病护理、消化系统疾病护理、泌尿系统疾病护理、传染科疾病护理、妇科疾病护理、产科疾病护理、烧伤创面护理、烧伤瘢痕整形护理以及常见介入治疗术中护理。本书是编者根据多年的临床经验及专业特长，在搜集参考大量文献的基础上撰写而成的，侧重介绍疾病的护理措施，科学性与实用性强，贴近临床护理工作实际的同时，又紧密结合国家医疗卫生事业的新进展和护理学的发展趋势。希望本书的出版对促进临床护理的规范化、系统化及科学化起到一定作用。

由于本书参编人数较多，文笔不尽一致，加上编者时间和篇幅有限，书中不足之处在所难免，特别是现代医学发展迅速，本书阐述的某些观点、理论可能需要时时更新，望广大读者提出宝贵意见和建议，以便再版时修订，谢谢。

编　者
2022 年 9 月

目 录

第一章

呼吸系统疾病护理

第一节　肺炎

肺炎是指终末气道、肺泡和肺间质的炎症，可由病原微生物、理化因素、免疫损伤、过敏及药物所致，是呼吸系统的常见疾病，任何季节都会发病，但冬季和早春多见，任何年龄均有可能被感染。在我国，肺炎发病率及病死率高，尤其是老年人或免疫功能低下者，在各种致死病因中居第5位。随着抗生素的应用和发展，其病死率明显下降，但是，老年人及免疫功能低下者并发肺炎时，其病死率仍较高。临床表现主要有发热、咳嗽、咳痰和呼吸困难等，肺部X线可见炎性浸润阴影。肺炎预后良好，可以恢复其原来的结构和功能。

一、临床诊断与治疗

（一）肺炎链球菌肺炎

肺炎链球菌肺炎是由肺炎链球菌所引起的肺实质的炎症，为最常见的细菌性肺炎，约占社区获得性肺炎的半数。本病以冬季与初春为高发季节，多发生于原先健康的青壮年男性，老年或婴幼儿呼吸道免疫功能受损或有慢性基础疾病等均易遭受肺炎链球菌侵袭。临床起病急骤，患者均有寒战、高热、胸痛、咳嗽和血痰等症状。近年来因抗生素及时广泛的应用，发病率逐渐下降，不典型病例较前增多。

1. 临床表现

（1）健康史：询问患者发病情况，有无受凉淋雨、过度疲劳、醉酒，是否年老体弱、长期卧床、意识不清、吞咽和咳嗽反射障碍、患慢性或重症疾病；是否长期使用糖皮质激素或免疫抑制剂、接受机械通气及大手术等。了解患者既往的健康状况，起病前是否存在使机体抵抗力下降、呼吸道防御功能受损的因素。

（2）症状：典型表现为起病急骤，畏寒、高热，全身肌肉酸痛，体温通常在数小时内升至39~40℃，呈稽留热型。患侧胸痛，可放射至肩部或腹部，咳嗽或深呼吸时加剧。咳嗽，咳痰，痰中带血，典型者咳铁锈色痰。当病变范围广泛时，引起呼吸功能受损，表现为呼吸困难、发绀等。

（3）体征：患者呈急性病容，面颊绯红，鼻翼扇动，皮肤灼热、干燥，口角及鼻甲周围可出现单纯疱疹；早期肺部无明显异常体征。肺实变时，触觉语颤增强，叩诊浊音，听诊闻及支气管呼吸音，消散期可闻及湿啰音。严重者有发绀，心率过速或心律不齐。

（4）心理—社会状况：由于肺炎起病多急骤，短期内病情严重，加之高热和全身中毒症状明显，患者及其家属常有焦虑不安；当出现较严重的并发症时，患者会出现忧虑和恐惧。

2. 辅助检查

（1）血常规：除年老体弱、酗酒、免疫功能低下者白细胞计数可不增高外，其余白细胞计数升高，中性粒细胞占比多在80%以上，伴核左移。

（2）痰液检查：痰涂片发现典型的革兰染色阳性，带荚膜的双球菌或链球菌。

（3）胸部X线检查：早期仅见肺纹理增多，随着病情进展，表现为大片炎性浸润阴影或实变影，在消散期，X线显示炎性浸润逐渐吸收，可有片状区域吸收较快，呈现"假空洞"征。

3. 治疗要点

早期应用抗生素治疗，首选青霉素G，滴注时每次尽可能在1小时内滴完，以达到有效的血药浓度。青霉素过敏者，可选用红霉素、头孢菌素等。

抗生素治疗时应给予支持治疗及对症治疗，如卧床休息，保证热量、维生素及蛋白质的摄入量，纠正脱水，维持水、电解质平衡。有感染性休克时按感染性休克治疗方法处理。

（二）肺炎支原体肺炎

肺炎支原体肺炎是由肺炎支原体引起的呼吸道和肺部的急性炎症改变。本病约占非细菌性肺炎的1/3以上，或各种原因引起的肺炎的10%。常于秋冬季节发病。患者以儿童和青年人居多，婴儿有间质性肺炎时应考虑支原体肺炎的可能性。本病经有效治疗多在2~4周内痊愈，有严重并发症者可使病程迁延。

1. 临床表现

（1）健康史：起病通常缓慢，发病前常有鼻炎、咽炎等前驱症状。

（2）症状：有咽痛、咳嗽、畏寒、发热、头痛、乏力、肌痛等症状。咳嗽多为阵发性刺激性呛咳，咳少量黏液，发热可持续2~3周，体温恢复正常后可能仍有咳嗽。

（3）体征：肺部体征多不明显，一般无肺实变体征，可有局限性呼吸音减低及少量干湿啰音。

（4）心理—社会状况：患者对本病的病因及预防知识缺乏，常因剧烈的咳嗽而烦躁不安、焦虑。

2. 辅助检查

血常规示白细胞总数正常或稍增高，以中性粒细胞为主；可有红细胞沉降率增快；血清学检查是确诊肺炎支原体感染最常用的检测手段；X线表现无特征性。

3. 治疗

（1）早期使用适当的抗生素可以减轻症状，缩短疗程至7~10天。肺炎支原体肺炎可在3~4周自行消散。

（2）治疗首选药物为大环内酯类抗生素，红霉素静脉滴注速度不宜过快，浓度不宜过高，以免引起疼痛及静脉炎。用药疗程不少于10天。青霉素或头孢菌素类抗生素无效。

（3）对剧烈呛咳者，应适当给予镇咳药。

（三）军团菌肺炎

军团菌肺炎是由革兰阴性嗜肺军团杆菌引起的一种以肺炎为主的全身性疾病，又称军团病，1976 年被确认。嗜肺军团杆菌存在于水和土壤中，常经供水系统、空调和雾化吸入而被吸入，引起呼吸道感染，可呈小的暴发流行，夏季与初秋为多发季节，常侵及老年人、患有慢性病或免疫功能受损者。

1. 临床表现

（1）健康史：一般起病缓慢，也可经 2～10 天潜伏期后突然发病。老年人或原有慢性疾病、血液病、恶性肿瘤、艾滋病或接受免疫抑制剂致免疫功能低下者易患本病。

（2）症状：开始有倦怠、乏力和低热，1～2 天后出现高热、寒战、肌痛、头痛。呼吸道症状为咳嗽、痰少而黏稠，痰可带血，一般不呈脓性。可伴胸痛，进行性呼吸困难；消化道症状为恶心、呕吐和水样腹泻；严重者有焦虑、感觉迟钝、定向障碍、谵妄等神经精神症状，并可出现呼吸衰竭、休克和肾功能损害。

（3）体征：20% 的患者可有相对缓脉，肺实变体征，两肺散在干、湿啰音，心率加快，有胸膜摩擦音。

（4）心理—社会状况：本病起病急骤，短期内病情严重，患者常因疾病来势凶猛而烦躁不安、焦虑。

2. 辅助检查

血白细胞计数多超过 $10 \times 10^9/L$，中性粒细胞核左移，红细胞沉降率快。动脉血气分析可提示低氧血症。支气管抽吸物、胸腔积液、支气管肺泡灌洗液做革兰染色可以查见细胞内的军团杆菌。

3. 治疗

（1）首选红霉素，用药 2～3 周，必要时可加利福平，或多西环素疗程 3 周以上，否则易复发。

（2）氨基糖苷类和青霉素、头孢菌素类抗生素对本病无效。

（四）传染性非典型肺炎

传染性非典型肺炎是由 SARS 冠状病毒引起的具有明显传染性、可累及多个脏器系统的特殊肺炎，世界卫生组织（WHO）将其命名为严重急性呼吸综合征（SARS）。主要临床特征为急性起病、发热、干咳、呼吸困难、白细胞不升高或降低、肺部阴影及抗生素治疗无效。本病依据报告病例计算的平均死亡率达 9.3%。人群普遍易感，呈家庭和医院聚集性发病，多见于青壮年，儿童感染率较低。

1. 临床表现

（1）健康史：询问患者接触史、家族史、个人史及既往健康情况，有无与 SARS 患者密切接触（指与 SARS 患者共同生活，照顾 SARS 患者，或曾经接触 SARS 患者的排泄物，特别是气道分泌物），特别询问是否到过收治 SARS 患者的医院和场所等不知情接触史。是否到过 SARS 流行地区，家族中有无相同患者；了解病程经过以及诊治情况，患者近期活动范围等；潜伏期为 2～10 天。

（2）症状：起病急骤，发热，体温常大于 38℃，有寒战、咳嗽、少痰，偶有血丝痰、心悸、气促，甚至呼吸窘迫；伴有肌肉酸痛、头痛、关节痛、乏力和腹泻。患者多无上呼吸道卡他症状。

（3）体征：肺部体征多不明显，部分患者可闻及少许湿啰音，或有肺实变体征。

（4）心理—社会状况：评估患者因患病以及隔离治疗是否出现焦虑、忧郁、恐惧、悲观、自卑、孤独等心理反应，评估家庭成员对患者的态度、关心程度、照顾方式，患者的经济状况等。

2. 辅助检查

（1）血液检查：血白细胞计数不升高，或降低，常有淋巴细胞减少，血小板降低。部分患者血清转氨酶、乳酸脱氢酶等升高。

（2）病原学检查：早起用鼻咽部冲洗或吸引物、血、尿、便等标本进行病毒分离和聚合酶链反应（PCR）。平行检测进展期和恢复期双份血清 SARS 病毒特异性 IgM、IgG 抗体，抗体阳转或 4 倍以上升高，具有病原学诊断意义。

（3）胸部 X 线检查：早期无异常，1 周内逐渐出现肺纹理粗乱的间质性改变、斑片状或片状渗出影，典型的改变为磨玻璃影及肺实变影。在 2～3 天波及一侧肺野或两肺，约半数波及双肺。病灶多在中下叶肺呈外周分布。

3. 治疗

以对症治疗为主，卧床休息，加强营养支持和器官功能保护，酌情静脉输液及吸氧，注意消毒隔离，预防交叉感染；已明确并发细菌感染者，及时选用敏感的抗生素；给予抗病毒药物，如利巴韦林、阿昔洛韦等，发病早期给予奥司他韦有助于减轻发病和症状；重症患者酌情使用糖皮质激素，密切注意其不良反应和 SARS 并发症。出现低氧血症的患者，使用无创机械通气，持续用至病情缓解，效果不佳或出现 ARDS，及时进行有创机械通气治疗。出现休克或多器官功能障碍综合征，应给予相应治疗。

二、护理措施

1. 环境

室内阳光充足、空气新鲜，每日定时通风，保持适宜的温湿度。病房环境保持整齐、清洁、安静和舒适并适当限制探视。

2. 休息

急性期卧床休息，尤其对于体温尚未恢复的患者，卧床休息可以减少组织耗氧量，利于机体组织的修复。卧床休息时，协助患者取半卧位，可增强肺通气量，减轻呼吸困难。应尽量将治疗、检查与护理操作集中进行，避开患者的睡眠和进餐时间，确保患者得到充分的休息。

3. 饮食

高热时，应及时补充营养和水分，给予高热量、高蛋白、高维生素、易消化的流质或半流质饮食。鼓励患者多饮水，每日饮水量在 2 000 mL 以上。高热、暂不能进食者需静脉补液，滴速不宜过快，以免引起肺水肿。有明显麻痹性肠梗阻或胃扩张时，应暂时禁食、禁水，给予胃肠减压，直至肠蠕动恢复。

4. 病情观察

（1）意识状态：肺炎患者若出现烦躁不安或反应迟钝等精神症状时，须警惕休克的发生。

（2）脉搏：脉搏的强度和频率是观察休克症状的重要依据。脉搏快而弱后往往出现血压下降；脉搏细弱不规则或不能触及，表示血容量不足或心力衰竭。

（3）呼吸：休克患者呼吸浅促，若呼吸深而快常提示代谢性酸中毒。

（4）血压及脉压：早期血压下降，若在 10.6/6.7 kPa（80/50 mmHg）以下，脉压差小，提示严重感染引起毛细血管通透性增加，周围循环阻力增加，心排量减少，有效血容量不足，病情严重。

（5）尿量：是观测休克期病情变化的重要指标，休克严重时常发生尿量减少或无尿。监测每小时尿量和尿比重，准确记录 24 小时出入量。

（6）皮肤黏膜色泽及温湿度：反映皮肤血液灌注情况，如面、唇、甲床苍白和四肢厥冷，显示血液灌注不足。

（7）痰液：观察痰液的量、颜色和气味。如肺炎链球菌肺炎呈铁锈色痰，克雷伯杆菌肺炎典型痰液为砖红色胶冻状，厌氧菌感染者痰液多有恶臭味等。

（8）监测血白细胞计数和分类计数、动脉血气分析结果。

5. 高热护理

（1）寒战时注意保暖，及时添加被褥，使用热水袋时防止烫伤，一般寒战可持续半小时左右，此期禁止物理降温。

（2）高热时应给予物理降温，如酒精擦浴、冰袋、冰帽等方法，物理降温的同时，要注意保暖，如足底置备热水袋保暖。高热持续不退者，遵医嘱给予解热镇痛药物。

（3）大量出汗者应及时更换衣服和被褥，协助擦汗，避免着凉，并注意保持皮肤的清洁干燥。

（4）做好口腔护理。高热使唾液分泌减少，口腔黏膜干燥，同时机体抵抗力下降，易引起口唇干裂、口唇疱疹、口腔炎症及溃疡。因此，应做好口腔护理，协助患者漱口或用漱口液清洁口腔，口唇干裂可涂润滑油保护。

（5）卧床休息，以减轻头痛、乏力、肌肉酸痛症状。

（6）高热伴烦躁不安者，应注意安全护理，防止摔伤，必要时，应用约束带。

6. 保持呼吸道通畅

指导患者进行有效咳嗽，协助排痰，采取翻身、拍背、雾化吸入等措施。对痰量较多且不易咳出者，遵医嘱应用祛痰剂。协助患者取半卧位休息，以增强肺通气量，减轻呼吸困难。有气急发绀者，应给予氧气吸入，流量为 2~4 L/min。

7. 胸痛护理

应采取患侧卧位，也可在呼气状态下用宽胶布固定胸廓，降低呼吸幅度而减轻痛苦，必要时遵医嘱给予止痛药。早期干咳而胸痛明显者，遵医嘱使用镇咳剂治疗以减轻疼痛。

8. 休克型肺炎的观察和护理

（1）将患者安置在监护室，专人护理：取抬高头胸部约20°，抬高下肢约30°的仰卧中凹位，以利于呼吸和静脉血回流，增加心排出量。尽量减少搬动，并注意保暖。

（2）迅速建立两条静脉通路，遵医嘱给予扩充血容量、纠正酸中毒、应用血管活性药物和糖皮质激素等抗休克治疗及应用抗生素抗感染治疗，恢复正常组织灌注，改善微循环功能。

1）扩充血容量：扩容是抗休克的最基本措施。一般先输低分子右旋糖酐，以迅速扩充血容量、降低血黏稠度、防止弥散性血管内凝血（DIC）的发生；继之输入5%葡萄糖盐水、复方氯化钠溶液、葡萄糖注射液等。输液速度应先快后慢，输液量宜先多后少，可在中心静脉压的监测下决定补液的量和速度。扩容治疗要求达到比较理想的效果：收缩压大于 90 mmHg（12.0 kPa），脉压大于 30 mmHg（4.0 kPa）。中心静脉压不超过 0.98 kPa；尿量多于 30 mL/h；脉率少于 100 次/分钟；患者口唇红润、肢端温暖。

2）纠正酸中毒：常用 5% 碳酸氢钠溶液静脉滴注。纠正酸中毒可以增强心肌收缩力，改善微循环。

3）应用血管活性药物：在补充血容量和纠正酸中毒后，末梢循环仍无改善时可应用血管活性药物，如多巴胺、酚妥拉明、间羟胺等。血管活性药物应由单独一路静脉输入，并随时根据血压的变化来调整滴速。滴注多巴胺时，要注意药液不得外渗至组织中，以免引起局部组织的缺血坏死。

4）抗感染治疗：应早期使用足量有效的抗生素，重症患者常需联合用药并经静脉给药。用药过程中，要注意观察疗效和不良反应，发现异常及时报告并处理。

5）应用糖皮质激素：病情严重，经上述药物治疗仍不能控制者，可使用糖皮质激素，以解除血管痉挛，改善微循环，稳定溶酶体膜，以防酶的释放，从而达到抗休克的作用。常用氢化可的松、地塞米松加入葡萄糖注射液中静脉滴注。

9. 心理护理

以通俗易懂的语言耐心讲解疾病的知识，各种检查、治疗和护理的目的。特别是休克型肺炎患者，及时与患者及其家属进行沟通，减轻其心理负担，使患者能够积极配合治疗。

三、健康指导

1. 疾病相关知识的宣教

讲解肺炎的病因和诱因，指导患者避免受凉、淋雨、吸烟、酗酒和防止过度疲劳。有皮肤痛、疖、伤口感染、毛囊炎、蜂窝织炎时及时治疗，尤其是免疫功能低下者和慢支、支气管扩张患者。

2. 自我护理与疾病监测的指导

慢性病、年老体弱、长期卧床者，应注意经常改变体位、翻身、拍背、咳出气道痰液，有感染征象时及时就诊。

3. 饮食与活动的指导

增加营养的摄入，保证充足的休息时间，劳逸结合，生活有规律。积极参加体育锻炼，增强体质，防止感冒。

4. 用药的指导

指导患者遵医嘱按时服药，了解肺炎治疗药物的疗效、用法、疗程、不良反应，防止自行停药或减量，定期随访。

（王　哲）

第二节　慢性支气管炎

慢性支气管炎是气管、支气管黏膜及其周围组织的慢性非特异性炎症。临床上以咳嗽、咳痰或伴有喘息及反复发作为主要症状，每年发病持续 3 个月，连续 2 年或 2 年以上，排除具有咳嗽、咳痰、喘息症状的其他疾病（如肺结核、肺尘埃沉着症、肺脓肿、心脏病、心功能不全、支气管扩张、支气管哮喘、慢性鼻咽炎、食管反流综合征等）。

本病是常见病，多见于中老年人，随着年龄的增长，患病率递增，50岁以上的患病率高达15%。本病流行与吸烟、地区和环境卫生等有密切关系。吸烟者患病率远高于不吸烟者。北方气候寒冷患病率高于南方。工矿地区大气污染严重，患病率高于一般城市。

一、临床表现

1. 健康史

询问患者起病的原因及诱因，有无呼吸道感染及吸烟等病史，有无过敏原接触史；询问患者的工作及生活环境，有无有害气体、烟雾、粉尘等的吸入史，有无受凉、感冒、过度劳累而引起急性发作或加重。

2. 症状

缓慢起病，病程长，反复急性发作而病情加重。主要症状为咳嗽、咳痰，或伴有喘息。急性加重是指咳嗽、咳痰、喘息等症状突然加重。急性加重的主要原因是呼吸道感染，病原体可以是病毒、细菌、支原体和衣原体等。

（1）咳嗽：一般以晨间咳嗽为主，睡眠时有阵咳或排痰。

（2）咳痰：一般为白色黏液和浆液泡沫痰，偶见痰中带血。清晨排痰较多，起床后或体位变动后可刺激排痰。伴有细菌感染时，则变为黏液脓性痰，痰量也增加。

（3）喘息或气急：喘息明显者称为喘息性支气管炎，部分可能伴支气管哮喘。若伴肺气肿时可表现为劳动或活动后气急。

3. 体征

早期多无异常体征。急性发作期可在背部或双肺底听到干、湿啰音，咳嗽后可减少或消失。如并发哮喘可闻及广泛哮鸣音并伴呼气期延长。

4. 分型

分为单纯型和喘息型两型。单纯型的主要表现为咳嗽、咳痰；喘息型除有咳嗽、咳痰外尚有喘息，常伴有哮鸣音，喘鸣于睡眠时明显，阵咳时加剧。

5. 分期

按病情进展分为三期。

（1）急性发作期：指1周内出现脓性或黏液脓性痰，痰量明显增加，或伴有发热等炎症表现，或指1周内"咳""喘""痰"症状中任何一项明显加剧。

（2）慢性迁延期：患者有不同程度的"咳""痰""喘"症状，迁延达1个月以上。

（3）临床缓解期：经治疗或临床缓解，症状基本消失或偶有轻微咳嗽，痰液量少，持续2个月以上者。

6. 心理—社会状况

慢性支气管炎患者早期由于症状不明显，尚不影响工作和生活，患者往往不重视，感染时治疗也不及时。由于病程长，反复发作，患者易出现烦躁不安、忧郁、焦虑等情绪，易产生不利于恢复呼吸功能的消极因素。

二、辅助检查

1. 血液检查

细菌感染时偶可出现白细胞总数和（或）中性粒细胞占比增多。

2. 痰液检查

可培养出致病菌涂片发现革兰阳性菌或革兰阴性菌，或大量破坏的白细胞和已破坏的杯状细胞。

3. 胸部 X 线检查

早期无异常。反复发作引起支气管壁增厚，细支气管或肺泡间质炎症细胞浸润或纤维化。

4. 呼吸功能检查

早期无异常，随病情发展逐渐出现阻塞性通气功能障碍，表现为：第一秒用力呼气量占用力肺活量比值（FEV_1/FVC）<60%；最大通气量（MBC）<80%预计值等。

三、治疗

急性发作期和慢性迁延期患者，以控制感染及对症治疗（祛痰、镇咳、平喘）为主；临床缓解期，以加强锻炼，增强体质，避免诱发因素，预防复发为主。

1. 急性发作期和慢性迁延期的治疗

（1）控制感染：根据病原菌类型和药物敏感情况选择药物治疗。

（2）镇咳、祛痰：常用药物有氯化铵、溴己新、喷托维林等。

（3）平喘：有气喘者可加用解痉平喘药，如氨茶碱和茶碱缓释剂，或长效 β_2 激动剂加糖皮质激素吸入。

2. 临床缓解期治疗

（1）戒烟，避免有害气体和其他有害颗粒的吸入。

（2）增强体质，预防感冒。

（3）反复呼吸道感染者，可试用免疫调节剂或中医中药。

四、护理措施

1. 环境

保持室内空气流通、新鲜，避免感冒受凉。

2. 饮食

合理安排食谱，给予高蛋白、高热量、高维生素、易消化的食物，多吃新鲜蔬菜、水果，避免过冷过热及产气食物，以防腹胀影响膈肌运动。注意食物的色、香、味。水肿及心力衰竭患者要限制钠盐的摄入，痰液较多者忌用牛奶类饮料，以防引起痰液黏稠不易排出。

3. 用药护理

遵医嘱使用抗炎、祛痰、镇咳药物，观察药物的疗效和不良反应。对痰液较多或年老体弱者以抗炎、祛痰为主，避免使用中枢镇咳药，如可待因，以免抑制咳嗽中枢，加重呼吸道阻塞，导致病情恶化。可待因有麻醉性中枢镇咳作用，适用于剧烈干咳者，有恶心、呕吐、便秘等不良反应，应用不当可能成瘾；喷托维林是非麻醉性中枢镇咳药，用于轻咳或少量痰液者，无成瘾性，有口干、恶心、头痛等不良反应；溴己新使痰液中黏多糖纤维断裂，痰液黏度降低，偶见恶心、转氨酶升高等不良反应，胃溃疡患者慎用。

4. 保持呼吸道通畅

要教会患者排痰技巧，指导患者有效咳嗽的方法。每日定时给予胸部叩击或胸壁震颤，协助排痰。并鼓励患者多饮水，根据机体每日需要量、体温、痰液黏稠度，估计每日水分补充量，每日至少饮水 1 500 mL，使痰液稀释，易于排出。痰多黏稠时可予雾化吸入，湿化呼吸道以促使痰液顺利咳出。

5. 改善呼吸状况

缩唇腹式呼吸：肺气肿患者可通过腹式呼吸以增强膈肌活动来提高肺活量，缩唇呼吸可减慢呼气，延缓小气道陷闭而改善呼吸功能，因而缩唇腹式呼吸可有效地提高患者的呼吸功能。患者取立位，也可取坐位或卧位，一手放在前胸，另一手放在腹部，先缩唇，腹内收，胸前倾，由口徐徐呼气，此时切勿用力，然后用鼻吸气，并尽量挺腹，胸部不动。呼、吸时间之比为 2：1 或 3：1，7~8 次/分，每天锻炼 2 次，10~20 分钟/次。

6. 心理护理

对年老患者应加强心理护理，帮助其克服年老体弱的悲观情绪。患者病程长，加上家人对患者的支持也常随病情进展而显得无力，患者多有焦虑、抑郁等心理障碍。护士应聆听患者的倾诉，做好患者与家属的沟通、心理疏导，让患者进行适当的文体活动。引导其进行循序渐进的锻炼，如气功、太极拳、户外散步等，将有助于增强老年人的机体免疫能力。为患者创造有利于治疗、康复的最佳心理状态。

五、健康教育

1. 指导患者及其家属

了解疾病的相关知识，积极配合康复治疗。

2. 加强管理

（1）环境因素：消除及避免烟雾、粉尘和刺激性气体的吸入，避免接触过敏原或去空气污染、人多的公共场所；生活在空气清新、适宜温湿度、阳光充足的环境中，注意防寒避暑。

（2）个人因素：制订有效的戒烟计划；保持口腔清洁；被褥轻软、衣服宽大合身，沐浴时间不宜过长，防止晕厥等。

（3）饮食营养：保证足够的热量、蛋白质、维生素和水分，增强食欲。

3. 加强体育锻炼，增强体质，提高免疫能力

锻炼应量力而行、循序渐进，以患者不感到疲劳为宜；可进行散步、慢跑、太极拳、体操、有效的呼吸运动等。

4. 防止感染

室内用食醋 2~10 mL/m²，加水 1~2 倍稀释后加热蒸熏，1 小时/次，每天或隔天 1 次，有一定的防止感冒作用。劝告患者在发病季节前应用气管炎疫苗、核酸等，从而增强免疫功能，以减少患者感冒和慢性支气管炎的急性发作。

5. 帮助患者加强身体的耐寒锻炼

耐寒锻炼需从夏季开始，先用手按摩面部，后用冷水浸毛巾拧干后擦头面部，渐及四肢。体质好、耐受力强者，可全身大面积冷水摩擦，持续到每年9月，以后继续用冷水按摩面颈部，最低限度冬季也要用冷水洗鼻部，以提高耐寒能力，预防和减少本病发作。

（王　哲）

第三节　支气管扩张

支气管扩张是指直径大于2 mm的支气管由于管壁的肌肉和弹性组织破坏引起的慢性异常扩张。主要由于支气管及其周围组织的慢性炎症和支气管阻塞，引起支气管管壁肌肉和弹性组织的破坏，导致支气管管腔扩张和变形。临床上主要表现为慢性咳嗽伴大量脓痰和（或）反复咯血。

婴幼儿麻疹、百日咳、支气管肺炎等感染，是支气管—肺组织感染和阻塞所致的支气管扩张最常见的原因。随着人民生活水平的提高，麻疹、百日咳疫苗的预防接种，以及抗生素的临床应用，使本病的发病率大为降低。

一、临床表现

1. 健康史

详细询问患者既往是否有麻疹史、百日咳史、支气管肺炎迁延不愈史；有无反复发作的呼吸道感染病史。

2. 主要症状

（1）慢性咳嗽、大量脓痰：咳嗽、咳痰与体位改变有关，晨起及晚间卧床改变体位时咳嗽明显、痰量增多。感染急性发作时，黄绿色脓痰明显增加，一日达数百毫升；如有厌氧菌混合感染时，痰有恶臭味，呼吸有臭味。

（2）反复咯血：50%～70%的患者反复咯血，量不等，从痰中带血至大咯血，咯血量与病情程度、病变范围不一致。部分患者仅有反复咯血，临床上称为"干性支气管扩张"，常见于结核性支气管扩张，病变多发生在引流良好的上叶支气管，且不易感染。

（3）反复肺部感染：其特征是同一肺段反复发生肺炎并迁延不愈。这是由于扩张的支气管清除分泌物的功能丧失，引流差，易于反复发生感染。

（4）全身中毒症状：反复的肺部感染引起全身中毒症状，出现间歇发热或高热、乏力、食欲减退、盗汗、消瘦、贫血等，严重者出现气促或发绀。

3. 体征

早期或干性支气管扩张无异常肺部体征。典型体征是在两肺下方持续存在的粗、中湿啰音，咳嗽、咳痰后啰音可暂时消失，以后又出现。结核引起的支气管扩张，湿啰音多位于肩胛间区；有时可伴哮鸣音。部分慢性患者可出现杵状指（趾）、贫血，肺功能严重下降的患者活动后可出现发绀等。

4. 心理—社会状况

支气管扩张是长期反复感染的慢性疾病，病程长，发病年龄较轻，给患者的学习、工作甚至婚姻带来影响，尤其病情迁延反复，检查治疗收效不显著，患者出现悲观、焦虑情绪；痰多、有口臭的患者，在心理上产生极大压力，表现自卑、孤独、回避。若突然大咯血时，又会出现精神紧张、恐惧等表现。

— 10 —

二、辅助检查

1. 胸部 X 线检查

早期轻者一侧或双侧有肺纹理增多、增粗现象；典型 X 线表现为粗乱肺纹理中有多个不规则的蜂窝状透亮阴影，或沿支气管的卷发状阴影，感染时阴影内出现液平面。

2. 胸部电子计算机断层扫描（CT）检查

显示管壁增厚的柱状扩张，或成串成簇的囊样改变。

3. 支气管造影检查

是诊断支气管扩张的主要依据，可确诊本病，确定病变部位、性质、范围、严重程度，为治疗或手术切除提供重要参考依据。

4. 纤维支气管镜检查

明确出血、扩张或阻塞部位，还可进行活检、局部灌洗、局部止血，取冲洗液做微生物检查。

5. 实验室检查

继发肺部感染时白细胞总数和中性粒细胞增多。痰涂片或培养发现致病菌。

三、治疗

其原则是控制呼吸道感染，保持呼吸道引流通畅，处理咯血，必要时手术治疗。

1. 控制感染

是急性感染期的主要治疗措施。急性感染时根据病情、痰培养及药物敏感试验选用合适抗生素控制感染。

2. 加强痰液引流

痰液引流和抗生素治疗同样重要，可保持气道通畅，减少继发感染和减轻全身中毒症状。主要治疗方法有物理治疗法、药物祛痰法、纤维支气管镜吸痰法等。

3. 手术治疗

适用于病灶范围较局限，全身情况较好，经药物治疗仍有反复大咯血或感染者。根据病变范围行肺段或肺叶切除术；病变范围广泛或伴有严重心、肺功能障碍者不宜手术治疗。

4. 咯血处理

少量咯血给予药物止血；大量咯血时常用垂体后叶素缓慢静脉注射，经药物治疗无效者，行支气管动脉造影，根据出血小动脉的定位，注入吸收性明胶海绵或聚乙烯醇栓，或行栓塞止血。

四、护理措施

1. 一般护理

（1）急性感染或病情严重者卧床休息；保持室内空气流通，维持适宜的温度、湿度，注意保暖；使用防臭、除臭剂，消除室内异味。避免到空气污染的公共场所，戒烟，避免接触呼吸道感染患者。

（2）加强营养，摄入总热量以不低于 3 000 kcal/d 为宜，指导患者多进食肉类、蛋类、豆类及新鲜蔬菜、水果等高蛋白、高热量及富含维生素和矿物质的饮食，增强机体抵抗力；

高热者给予物理降温，鼓励患者多饮水，保证摄入足够的水分，饮水量在 1.5～2 L/d，利于痰液稀释，易于咳出。大咯血时应暂禁食。

2. 病情观察

观察患者咳痰的量、颜色、黏稠度及痰液气味，咳嗽、咳痰与体位的关系；有无咯血，以及咯血的量、性质；有无胸闷、气急、烦躁不安、面色苍白、神色紧张、出冷汗等异常表现，并密切观察患者体温、心率、呼吸、血压的变化，警惕窒息的发生。

3. 体位引流护理

体位引流是利用重力作用促使呼吸道分泌物流入支气管、气管而排出体外。有助于排除积痰，减少继发感染和全身中毒症状。对痰多、黏稠而不易排除者，其作用有时不亚于抗生素，具体措施如下。

（1）引流前向患者说明体位引流的目的及操作过程，消除顾虑，取得患者的合作。

（2）根据病变部位及患者自身体验，采取相应体位。原则上抬高患肺位置，使引流支气管开口向下，同时辅以拍背，以借重力作用使痰液流出。

（3）引流宜在饭前进行，以免饭后引流导致呕吐。引流 1～3 次/天，15～20 分钟/次，时间安排在早晨起床时、晚餐前及睡前。

（4）引流过程中鼓励患者做深呼吸及有效咳嗽，以利于痰液排出；同时注意观察患者反应，如出现咯血、头晕、发绀、呼吸困难、出汗、疲劳等症状，及时停止。

（5）对痰液黏稠者，先用生理盐水超声雾化吸入或服用祛痰药（氯化铵、溴己新等），以稀释痰液，提高引流效果。

（6）引流完毕，给予清水漱口，去除痰液气味，保持口腔清洁，记录排出的痰量和痰液性质，必要时送检。引流过程中应有护士或家人的协助。

4. 预防咯血导致窒息的护理

（1）嘱少量咯血患者卧床休息，大咯血者绝对卧床休息，取侧卧位或头侧平卧位，避免窒息。

（2）准备好抢救物品（如吸引器、氧气、气管插管、气管切开包、鼻导管、喉镜、止血药、呼吸兴奋剂、升压药及备血等）。

（3）如果发现患者咯血时突然出现胸闷、气急、发绀、烦躁、神色紧张、面色苍白、冷汗、突然坐起等，应怀疑患者发生了窒息，立即通知医师；同时让患者侧卧取头低脚高位，轻拍背部，协助将血咯出；无效时可直接用鼻导管抽吸，必要时行气管插管或气管切开，以解除呼吸道梗阻。

（4）发生大咯血时，安慰患者，嘱其保持镇静，不能屏气，将血轻轻咯出。

5. 心理护理

以尊重、亲切的态度，多与患者交谈，给予心理支持，帮助患者树立治疗信心，消除紧张、焦虑情绪；发生大咯血时，守护在患者身边，安慰患者，轻声、简要解释病情，减轻患者的紧张情绪，消除恐惧感，告知患者心情放松有利止血，并配合治疗。

五、健康指导

（1）做好麻疹、百日咳等呼吸道传染性疾病的预防接种工作，积极防治支气管肺炎、肺结核等呼吸道感染；治疗上呼吸道的慢性病灶，如扁桃体炎、鼻窦炎、龋齿等，减少呼吸道反复感染的机会。急性感染期，选用有效的抗生素，防止病情加重。注意口腔清洁卫生，用复方硼酸溶液漱口，每日数次。痰液经灭菌处理或焚烧。

（2）锻炼身体，避免受凉，减少刺激性气体吸入，务必戒烟。

（3）教会患者体位引流的方法和选择体位的原则，如两上肺叶的病变，选择坐位或头高脚低的卧位；中、下肺叶的病变，选择头低脚高的健侧卧位。体位的选择不宜刻板，患者还可根据自身体验（有利于痰液排除的体位）选择最佳的引流体位。指导患者及其家属掌握有效咳嗽、雾化吸入的方法，观察感染、咯血等症状，以及引流过程中不良反应的处理，一旦症状加重，及时就诊。

（4）向患者说明咯血量的多少与病情程度不一定成正比，咯血时不要惊慌，及时就诊。

（5）对并发肺气肿者应进行呼吸功能锻炼。

（盛　杰）

第四节　成人支气管哮喘

支气管哮喘简称哮喘，是由多种细胞（如嗜酸性粒细胞、肥大细胞、T淋巴细胞、中性粒细胞、气道上皮细胞等）和细胞组分参与的气道慢性炎症性疾病。主要特征包括气道慢性炎症，气道对多种刺激因素呈现的高反应性，广泛多变的可逆性气流受限以及随病程延长而导致的一系列气道结构的改变，即气道重塑。临床表现为反复发作的喘息、气急、胸闷或咳嗽等症状，常在夜间及凌晨发作或加重，多数患者可自行缓解或经治疗后缓解。根据全球和我国哮喘防治指南提供的资料，经过长期规范化治疗和管理，80%以上的患者可以达到哮喘的临床控制。鉴于全球许多国家和地区的哮喘患病率和病死率呈上升趋势，哮喘也引起世界卫生组织（WHO）和各国政府的重视。1995年由WHO和美国国立卫生院心、肺、血液研究所组织多国专家共同制定的《哮喘防治的全球创议》（GINA），经过不断更新，已成为指导全世界哮喘病防治工作的指南。

一、病因及发病机制

哮喘是一种复杂的、具有多基因遗传倾向的疾病，其发病具有家族集聚现象，亲缘关系越近，患病率越高。近年来，点阵单核苷酸多态性基因分型技术，也称全基因组关联研究（GWAS）的发展给哮喘的易感基因研究带来了革命性的突破。目前采用GWAS鉴定了多个哮喘易感基因位点，如5q12，5q22，5q23，17q12～17.9q24等。具有哮喘易感基因的人群发病与否受环境因素的影响较大，深入研究基因—环境相互作用将有助于揭示哮喘发病的遗传机制。

环境因素包括变应原（油漆、饲料、活性染料），食物（鱼、虾、蛋类、牛奶），药物（阿司匹林、抗生素）和非变应原性因素，如大气污染、吸烟、运动、肥胖等。

二、临床表现

1. 症状

典型症状为发作性伴有哮鸣音的呼气性呼吸困难或发作性胸闷和咳嗽。症状可在数分钟内发生，并持续数小时至数天，可经平喘药物治疗后缓解或自行缓解。夜间及凌晨发作或加重是哮喘的重要临床特征。有些青少年，其哮喘症状在运动时出现，称为运动性哮喘。此外，临床上还存在没有喘息症状的不典型哮喘，患者可表现为发作性咳嗽、胸闷或其他症状。对以咳嗽为唯一症状的不典型哮喘称为咳嗽变异性哮喘（CVA）。对以胸闷为唯一症状的不典型哮喘称为胸闷变异性哮喘（CTVA）。

2. 体征

发作时胸部呈过度充气状态，有广泛的哮鸣音，呼气音延长。但非常严重的哮喘发作，哮鸣音反而减弱，甚至完全消失，表现为"沉默肺"，是病情危重的表现。非发作期体检可无异常发现，故未闻及哮鸣音，不能排除哮喘。

3. 并发症

发作时可并发气胸、纵隔气肿、肺不张；长期反复发作和感染可并发慢性支气管炎、肺气肿、支气管扩张、间质性肺炎、肺纤维化和肺源性心脏病。

三、辅助检查

1. 痰液检查

部分患者痰涂片在显微镜下可见较多嗜酸性粒细胞。

2. 肺功能检查

（1）通气功能检测：在哮喘发作时呈阻塞性通气功能改变，呼气流速指标均显著下降，1秒钟用力呼气容积（FEV_1）、1秒率［1秒钟用力呼气量占用力肺活量比值（FEV_1/FVC%）］以及最高呼气流量（PEF）均减少。肺容量指标可见用力肺活量正常或下降、残气量增加、功能残气量和肺总量增加、残气量占肺总量百分比增高。其中以 FEV_1/FVC% < 70% 或 FEV_1 低于正常预计值的80%为判断气流受限的最重要指标。缓解期上述通气功能指标可逐渐恢复。病变迁延、反复发作者，肺通气功能可逐渐下降。

（2）支气管激发试验（BPT）：用以测定气道反应性。常用吸入激发剂为乙酰胆碱、组胺，其他激发剂包括变应原、单磷酸腺苷、甘露醇、高渗盐水等，也有用物理激发因素如运动、冷空气等作为激发剂，观察指标包括 FEV_1、PEF 等。结果判断与采用的激发剂有关，通过剂量反应曲线计算使 FEV_1 下降20%的吸入药物累积剂量（PD20-FEV_1）或累积浓度（PC20-FEV_1），可对气道反应性增高的程度作出定量判断。如 FEV_1 下降≥20%，可诊断为激发试验阳性。BPT 适用于非哮喘发作期、FEV_1 在正常预计值70%以上的患者。

（3）支气管舒张试验（BDT）：用以测定气道可逆性。有效的支气管舒张药可使发作时的气道痉挛得到改善，肺功能指标好转。常用吸入型的支气管舒张药如沙丁胺醇、特布他林及异丙托溴铵等。吸入支气管舒张剂20分钟后重复测定肺功能，舒张试验阳性诊断标准：①FEV_1 较用药前增加12%或以上，且其绝对值增加200 mL或以上；②PEF 较治疗前增加60 L/min 或增加≥20%。

（4）呼气峰流速（PEF）及其变异率测定：PEF 可反映气道通气功能的变化，哮喘发作时 PEF 下降。由于哮喘有通气功能时间节律变化的特点，监测 PEF 日间、夜间变异率有助于哮喘的诊断和病情评估。若昼夜 PEF 变异率≥20%，提示存在可逆性的气流受限。

3. 动脉血气分析

哮喘发作时由于气道阻塞且通气分布不均，通气/血流比值失衡，可致肺泡—动脉血氧分压差（A-aDO_2）增大；严重发作时可有缺氧，PaO_2 降低，由于过度通气可使 $PaCO_2$ 下降，pH 上升，表现呼吸性碱中毒。若病情进一步发展，气道阻塞严重，可有缺氧及 CO_2 滞留，表现呼吸性酸中毒；当 $PaCO_2$ 较前增高，即使在正常范围内也要警惕严重气道阻塞的发生。若缺氧明显，可并发代谢性酸中毒。

4. 胸部 X 线/CT 检查

早期在哮喘发作时可见两肺透亮度增加，呈过度通气状态；在缓解期多无明显异常，如并发呼吸道感染，可见肺纹理增加及炎性浸润阴影。同时要注意肺不张、气胸或纵隔气肿等并发症的存在。胸部 CT 在部分患者可见支气管壁增厚、黏液阻塞。

5. 特异性变应原的检测

外周血变应原特异性 IgE 增高，结合病史有助于病因诊断；血清总 IgE 测定对哮喘诊断价值不大，但其增高的程度可作为重症哮喘使用抗 IgE 抗体治疗及调整剂量的依据。体内变应原试验包括皮肤变应原试验和吸入变应原试验，前者可通过皮肤点刺等方法进行。

四、治疗

目前尚无特效的治疗方法，但长期规范化治疗可使哮喘症状得到控制，减少复发乃至不发作。长期使用最少量或不用药物能使患者活动不受限制，并能与正常人一样生活、工作和学习。

1. 确定危险因素并减少与之接触

部分患者能找到引起哮喘发作的变应原或其他非特异刺激因素，立即使患者脱离并长期避免接触这些危险因素是防治哮喘最有效的方法。

2. 药物治疗

治疗哮喘的药物主要分为两类：控制性药物和缓解性药物。控制性药物也称抗炎药，主要用于治疗气道慢性炎症，需要长期使用；缓解性药物也称解痉平喘药，通过迅速解除支气管痉挛从而缓解哮喘症状，按需使用。

（1）糖皮质激素：由于哮喘的病理基础是慢性非特异性炎症，糖皮质激素是当前控制哮喘发作最有效的药物。主要作用机制是抑制炎症细胞的迁移和活化；抑制细胞因子的生成；抑制炎症介质的释放；增强平滑肌细胞 β_2 受体的反应性，可分为吸入、口服和静脉用药。吸入治疗是目前推荐长期抗炎治疗哮喘的最常用方法。常用吸入药物有倍氯米松（BDP）、布地奈德、氟替卡松、莫米松等，后二者生物活性更强，作用更持久。通常需规律吸入 1~2 周以上方能生效。根据哮喘病情选择吸入不同吸入性糖皮质激素（ICS）剂量。虽然 ICS 全身不良反应少，但少数患者可出现口咽念珠菌感染、声音嘶哑或呼吸道不适，吸药后用清水漱口可减轻局部反应和胃肠吸收。长期吸入较大剂量 ICS（$>1\,000\;\mu g/d$）者应注意预防全身性不良反应，如肾上腺皮质功能抑制、骨质疏松等。为减少吸入大剂量糖皮质激素的不良反应，可采取低、中剂量 ICS 与长效 β_2 受体激动剂、缓释茶碱或白三烯调节剂联合使用。

（2）β_2 受体激动剂：主要通过激动呼吸道的 β_2 受体，激活腺苷酸环化酶，使细胞内的环磷酸腺苷（cAMP）含量增加，游离 Ca^{2+} 减少，从而松弛支气管平滑肌，起到缓解哮喘的作用。分为短效 β_2 受体激动剂 SABA（维持 4~6 小时）和长效 β_2 受体激动剂 LABA（维持 10~12 小时），LABA 又分为快速起效（数分钟起效）和缓慢起效（30 分钟起效）两种。

（3）白三烯调节剂：通过调节白三烯的生物活性而发挥抗炎作用，同时可以舒张支气管平滑肌，是目前除 ICS 外唯一可单独应用的哮喘控制性药物。可作为轻度哮喘 ICS 的替代治疗药物和中、重度哮喘的联合治疗药物，尤其适用于阿司匹林哮喘、运动性哮喘和伴有过敏性鼻炎患者的治疗。常用药物有孟鲁司特 10 mg，每日 1 次；或扎鲁司特 20 mg，每日 2 次，不良反应通常较轻微，主要是胃肠道症状，少数有皮疹、血管性水肿、转氨酶升高，停药后可恢复正常。

（4）茶碱类药物：能抑制磷酸二酯酶，提高平滑肌细胞内的 cAMP 浓度，拮抗腺苷受体，增强呼吸肌的收缩力；增强气道纤毛清除功能和抗炎作用。是目前治疗哮喘的有效药物。

（5）抗胆碱药：通过阻断节后迷走神经通路，降低迷走神经兴奋性而起舒张支气管作用，并有减少痰液分泌的作用。可与 β_2 受体激动剂联合吸入，有协同作用，尤其适用于夜间哮喘及多痰的患者。分为短效抗胆碱能药物（SAMA，维持 4 ~ 6 小时）和长效抗胆碱能药物（LAMA，维持 24 小时）。

（6）抗 IgE 抗体：是一种人源化的重组鼠抗人 IgE 单克隆抗体，具有阻断游离 IgE 与 IgE 效应细胞表面受体结合的作用，但不会诱导效应细胞的脱颗粒反应。主要用于经吸入 ICS 和 LABA 联合治疗后症状仍未控制且血清 IgE 水平增高的重症哮喘患者。使用方法为每 2 周皮下注射 1 次，持续至少 3 ~ 6 个月。该药临床使用时间尚短，其远期疗效与安全性有待进一步观察。

（7）其他药物。

1）抗组胺药物：口服第二代抗组胺药物（H_1 受体拮抗剂）如酮替酚、阿司咪唑、氯雷他定等具有抗变态反应作用，在哮喘治疗中的作用较弱。

2）其他口服抗变态反应药物：如曲尼斯特、瑞吡斯特等可应用于轻至中度哮喘的治疗，其主要不良反应是嗜睡。

3. 急性发作期的治疗

急性发作期的治疗目的是尽快缓解气道阻塞，纠正低氧血症，恢复肺功能，预防进一步恶化或再次发作，防止并发症。对所有急性发作的患者都要制定个体化的长期治疗方案。

（1）轻度：经定量吸入 SABA，在第 1 小时每 20 分钟吸入 1 ~ 2 喷。随后轻度急性发作可调整为每 3 ~ 4 小时吸入 1 ~ 2 喷。效果不佳时可加茶碱缓释片，或加用 SAMA 吸入。

（2）中度：吸入 SABA（常用雾化吸入），第 1 小时可持续雾化吸入。联合应用雾化吸入 SAMA、激素混悬液，也可联合静脉应用茶碱类。如仍不能缓解，应尽早口服糖皮质激素，同时吸氧。

（3）重至危重度：持续雾化吸入 SABA，或联合雾化吸入 SAMA、激素混悬液以及静脉滴注茶碱类药物，吸氧。尽早静脉应用糖皮质激素，待病情得到控制和缓解后改为口服给药。注意维持水、电解质平衡，纠正酸碱失衡，当 pH < 7.20 且并发代谢性酸中毒时，应适当补碱。经上述治疗，临床症状和肺功能无改善甚至继续恶化者，应及时给予机械通气治疗，其指征包括呼吸肌疲劳、$PaCO_2 \geq 45$ mmHg、意识改变（需进行有创机械通气）。若并发气胸，在胸腔引流气体下仍可机械通气。此外应预防下呼吸道感染等。

4. 慢性持续期的治疗

慢性持续期的治疗应在评估和监测患者哮喘控制水平的基础上，定期根据长期治疗分级方案做出调整，以维持患者的控制水平。

对哮喘患者进行哮喘知识教育，控制环境、避免诱发因素贯穿于整个治疗阶段。对于大多数未经治疗的持续性哮喘患者，初始治疗应从第 2 级治疗方案开始，如果初始评估提示哮喘处于严重未控制，治疗应从第 3 级方案开始。从第 2 级到第 5 级的治疗方案中都有不同的哮喘控制药物可供选择。而在每一步中缓解药物都应该按需使用，以迅速缓解哮喘症状。

5. 免疫治疗

分为特异性和非特异性两种。特异性免疫疗法是指将诱发哮喘发作的特异性变应原（如螨、花粉、猫毛等）配制成各种不同浓度的提取液，通过前者皮下注射、舌下含服或其他途径给予对该变应原过敏的患者，使其对此种变应原的耐受性增高，当再次接触此变应原时，不再诱发哮喘发作，或发作程度减轻，又称脱敏疗法或减敏疗法。一般需治疗 1 ~ 2 年，若治疗反应良好，可坚持 3 ~ 5 年。非特异性免疫疗法，如注射卡介苗及其衍生物、转移因子、疫苗等生物制品抑制变应原反应的过程，有一定辅助的疗效。

咳嗽变异性哮喘（CVA）的治疗原则与典型哮喘治疗相同。疗程则可以短于典型哮喘。CVA 治疗不及时可发展为典型哮喘。

难治性哮喘，指采用包括吸入 ICS 和 LABA 两种或多种控制药物，规范治疗至少 6 个月，仍不能达到良好控制的哮喘。治疗包括：①首先排除患者治疗依从性不佳，并排除诱发加重或使哮喘难以控制的因素；②给予高剂量 ICS 联合/不联合口服激素，加用白三烯调节剂、抗 IgE 抗体联合治疗；③其他可选择的治疗包括免疫抑制剂（氨甲蝶呤、环孢素、金制剂），支气管热成形术等。

五、护理措施

（一）气体交换受损

1. 环境与体位

有明确过敏原者应尽快脱离，提供安静、舒适、温湿度适宜的环境，保持室内清洁、空气流通。根据病情提供舒适体位，如为端坐呼吸者提供床旁桌支撑，以减少体力消耗。病室不宜摆放花草，避免使用地毯、皮毛、羽绒或蚕丝织物等，整理床铺时避免尘埃飞扬。

2. 饮食护理

大约 20% 的成年患者和 50% 的患儿可因不适当饮食而诱发或加重哮喘，应提供清淡、易消化、足够热量的饮食，避免进食硬、冷、油煎食物；避免进食或饮用刺激性食物或饮料。若能找出与哮喘发作有关的食物，如鱼、虾、蟹、蛋类、牛奶等更应该避免食用。某些食物添加剂如酒石黄和亚硝酸盐可诱发哮喘发作，应当引起注意。有烟酒嗜好者戒烟酒。

3. 口腔与皮肤护理

哮喘发作时，患者常会大量出汗，应每天进行温水擦浴，勤换衣服和床单，保持皮肤的清洁、干燥和舒适。协助并鼓励患者咳嗽后用温水漱口，保持口腔清洁。

4. 心理护理

哮喘急性发作和重症发作的患者，通常会出现紧张、烦躁不安甚至惊恐等情绪，应多巡视患者，耐心解释病情和治疗措施，给予心理疏导，用语言和非语言沟通安慰患者，消除患者过度紧张的心理，这对减轻哮喘发作和控制病情有重要意义。

5. 用药护理

观察药物疗效和不良反应。

（1）糖皮质激素：吸入药物治疗的全身性不良反应少，少数患者可出现声音嘶哑、咽部不适和口腔念珠菌感染，指导患者吸药后及时用清水含漱口咽部，选用干粉吸入剂或加用除雾器可减少上述不良反应。口服用药宜在饭后服用，以减少对胃肠道黏膜的刺激。气雾吸入糖皮质激素可减少其口服量，当用吸入剂替代口服剂时，通常需同时使用 2 周后再逐步减少口服量，指导患者不得自行减量或停药。

（2）β_2 受体激动剂：①指导患者按医嘱用药，不宜长期、规律、单一、大量使用，因为长期应用可引起 β_2 受体功能下降和气道反应性增高，出现耐药性；②指导患者正确使用雾化器，以保证药物的疗效；③静滴沙丁胺醇时应注意控制滴速 2 ~ 4 $\mu g/min$。用药过程观察有无心悸、骨骼肌震颤、低血钾等不良反应。

（3）茶碱类药物：静脉注射时浓度不宜过高，速度不宜过快，注射时间宜在 10 分钟以上，以防中毒症状发生。不良反应有恶心、呕吐、心律失常、血压下降和呼吸中枢兴奋，严重者可致抽搐甚至死亡。用药时监测血药浓度可减少不良反应的发生，其安全浓度为 6 ~ 15 $\mu g/mL$。发热、妊娠、小儿或老年，有心、肝、肾功能障碍及甲状腺功能亢进者不良反应增加。合用西咪替丁、喹诺酮类、大环内酯类药物可影响茶碱代谢而使其排泄减慢，应加强观察。茶碱缓（控）释片有控释材料，不能嚼服，必须整片吞服。

（4）其他：抗胆碱药吸入后，少数患者可有口苦或口干感。酮替芬有镇静、头晕、口干、嗜睡等不良反应，对高空作业人员、驾驶员、操纵精密仪器者应予以强调。白三烯调节剂的主要不良反应是轻微的胃肠道症状，少数有皮疹、血管性水肿、转氨酶升高，停药后可恢复。

6. 氧疗护理

重症哮喘患者常伴有不同程度的低氧血症，应遵医嘱给予鼻导管或面罩吸氧，吸氧流量为 1 ~ 3 L/min，吸入氧浓度一般不超过 40%。为避免气道干燥和寒冷气流的刺激而导致气道痉挛，吸入的氧气应尽量温暖湿润。在给氧过程中，监测动脉血气分析。如哮喘严重发作，经一般药物治疗无效，或患者出现神志改变，$PaO_2 < 60$ mmHg，$PaCO_2 > 50$ mmHg 时，应准备进行机械通气。

7. 病情观察

观察哮喘发作的前驱症状，如鼻咽痒、喷嚏、流涕、眼痒等黏膜过敏症状。哮喘发作时，动态观察患者意识状态、呼吸频率、节律、深度，是否有辅助呼吸肌参与呼吸运动等，监测呼吸音、哮鸣音变化，监测动脉血气分析和肺功能情况，了解病情和治疗效果，警惕气胸、呼吸衰竭等并发症的发生。哮喘严重发作时，如经治疗病情无缓解，需做好机械通气的准备工作。加强对急性期患者的监护，尤其夜间和凌晨是哮喘易发作的时间，应严密观察有无病情变化。

（二）清理呼吸道无效

1. 促进排痰

痰液黏稠者可定时给予蒸汽或氧气雾化吸入，指导患者进行有效咳嗽，协助叩背，以促进痰液排出。无效者可用负压吸引器吸痰。

2. 补充水分

哮喘急性发作时，患者呼吸增快、出汗，常伴脱水、痰液黏稠，形成痰栓阻塞小支气管而加重呼吸困难。应鼓励患者每天饮水 2 500 ~ 3 000 mL，以补充丢失的水分，稀释痰液。

重症者应建立静脉通道，遵医嘱及时、充分补液，纠正水、电解质和酸碱平衡紊乱。

3. 病情观察

观察患者咳嗽情况、痰液性状和痰量。

（三）知识缺乏

缺乏正确使用定量雾化吸入器用药的相关知识。

1. 定量雾化吸入器（MDI）

MDI 的使用需要患者协调呼吸动作，正确使用是保证吸入治疗成功的关键。①介绍雾化吸入器具：根据患者文化层次、学习能力，提供雾化吸入器的学习资料。②演示 MDI 的使用方法：打开盖子，摇匀药液，深呼气至不能再呼时张口，将 MDI 喷嘴置于口中，双唇包住咬口，以慢而深的方式经口吸气，同时以手指按压喷药，至吸气末屏气 10 秒，使较小的雾粒沉降在气道远端，然后缓慢呼气，休息 3 分钟后可再重复使用 1 次。③反复练习使用：医护人员演示后，指导患者反复练习，直至患者完全掌握。④特殊 MDI 的使用：对不易掌握 MDI 吸入法的儿童或重症患者，可在 MDI 上加储药罐，简化操作，增加吸入到下呼吸道和肺部的药物量，减少雾滴在口咽部沉积引起刺激，增加雾化吸入疗效。

2. 干粉吸入器

常用的有都保装置和准纳器。

（1）都保装置：即储存剂量型涡流式干粉吸入器，如普米克都保、奥克斯都保、信必可都保（布地奈德福莫特罗干粉吸入剂）。指导患者使用都保装置的方法：①旋转并拔出瓶盖，确保红色旋柄在下方；②拿直都保，握住底部红色部分和都保中间部分，向某一方向旋转到底，再向反方向旋转到底，即完成一次装药。在此过程中，您会听到一次"咔嗒"声；③先呼气（勿对吸嘴呼气），将吸嘴含于口中，双唇包住吸嘴用力深长地吸气，然后将吸嘴从嘴部移开，继续屏气 5 秒后恢复正常呼吸。

（2）准纳器：常用的有沙美特罗替卡松粉吸入剂（舒利迭）等。指导患者准纳器的使用方法：①一手握住准纳器外壳，另一手拇指向外推动准纳器的滑动杆直至发出咔哒声，表明准纳器已做好吸药的准备；②握住准纳器并使远离嘴，在保证平稳呼吸的前提下，尽量呼气；③将吸嘴放入口中，深深地平稳地吸气，将药物吸入口中，屏气约 10 秒；④拿出准纳器，缓慢恢复呼气，关闭准纳器（听到"咔嗒"声表示关闭）。

六、健康指导

1. 疾病知识指导

指导患者增加对哮喘的激发因素、发病机制、控制目的和效果的认识，以提高患者的治疗依从性。使患者懂得哮喘虽不能彻底治愈，但只要坚持充分的正规治疗，完全可以有效地控制发作，即患者可达到没有或仅有轻度症状，能坚持日常工作和学习。

2. 避免诱因指导

针对个体情况，指导患者有效控制可诱发哮喘发作的各种因素，如避免摄入引起过敏的食物；避免接触引起过敏的花粉、香水、化妆品等物质；避免强烈的精神刺激和剧烈运动；避免持续的喊叫等过度换气动作；不养宠物，不用皮毛制成的衣物、被褥或枕头；定期清洗空调，更换窗帘、床单、枕头等物品；避免接触刺激性气体及预防呼吸道感染；戴围巾或口罩避免冷空气刺激；在缓解期应加强体育锻炼、耐寒锻炼受耐力训练以增强体质。

3. 病情监测指导

指导患者识别哮喘发作的先兆表现和病情加重征象，学会哮喘发作时进行简单的紧急自我处理方法。学会利用峰流速仪来监测最大呼气峰流速（PEFR），记录哮喘日记，为疾病预防和治疗提供参考资料。峰流速仪的使用方法：取站立位，尽可能深吸一口气，然后用唇齿部分包住口含器后，以最快的速度，用1次最有力的呼气吹动游标滑动，游标最终停止的刻度，就是此次峰流速值。峰流速测定是发现早期哮喘发作最简便易行的方法，在没有出现症状之前，PEFR 下降，提示将发生哮喘的急性发作。临床实验观察证实，每天测量PEFR并与标准 PEFR 进行比较，不仅能早期发现哮喘发作，还能判断哮喘控制的程度和选择治疗措施。如果 PEFR 经常有规律地保持在 80% ~ 100%，为安全区，说明哮喘控制理想；PEFR 50% ~80% 为警告区，说明哮喘加重，需及时调整治疗方案；PEFR <50% 为危险区，说明哮喘严重，需要立即到医院就诊。

4. 用药指导

哮喘患者应了解自己所用各种药物的名称、用法、用量及注意事项，了解药物的主要不良反应及如何采取相应的措施来避免。指导患者及其家属掌握正确的药物吸入技术，按医嘱合理用药，正确使用 β_2 受体激动剂和（或）糖皮质激素吸入剂。

5. 心理指导

精神心理因素在哮喘的发生发展过程中起重要作用，培养良好的情绪和战胜疾病的信心是哮喘治疗和护理的重要内容。哮喘患者的心理反应可有抑郁、焦虑、恐惧、性格改变等，给予心理疏导，使患者保持有规律的生活和乐观情绪，积极参加体育锻炼，最大程度地保持劳动能力，可有效减轻患者的不良心理反应。此外，患者常有社会适应能力下降、自信心下降、交际减少等表现，应指导患者充分利用社会支持系统，动员患者家属及朋友参与对哮喘患者的管理，为其身心康复提供各方面的支持。

（盛　杰）

第五节　原发性支气管肺癌

原发性支气管肺癌简称肺癌，是最常见的肺部原发性恶性肿瘤，肿瘤细胞源于支气管黏膜或腺体，常伴有区域性淋巴结和血行转移，早期常有刺激性干咳和痰中带血等呼吸道症状，病情进展速度与细胞的生物特性有关。

肺癌为当前世界各地最常见的恶性肿瘤之一，是一种严重威胁人民健康和生命的疾病，是一种典型的与环境因素及生活方式有关的疾病。半个世纪以来，世界各国肺癌的发病率和死亡率有逐年上升趋势。2000 年 WHO 报告：1997 年全世界死于恶性肿瘤的 706.5 万人中，肺癌占恶性肿瘤死亡的 19%，居恶性肿瘤死因的第 1 位。英国著名肿瘤学家 R. Peto 预言：如果我国不及时控制吸烟和空气污染，到 2025 年我国每年肺癌将超过 100 万，成为世界第一肺癌大国。

一、病因

肺癌的病因及发病机制尚未明确。一般认为其发病与下列因素有关。

1. 吸烟

已经公认是肺癌的重要危险因素。纸烟中含有各种致癌物质,其中苯并芘为致癌的主要物质。国内的调查显示80%~90%的男性肺癌与吸烟有关,女性19.3%~40%与吸烟有关。吸烟者肺癌死亡率比不吸烟者高10~13倍。另外,被动吸烟也容易引起肺癌。吸烟量越多,吸烟年限越长,开始吸烟年龄越早,肺癌的发生率和死亡率越高。戒烟使患肺癌的危险性随戒烟年份的延长而逐渐降低,戒烟持续15年才与不吸烟者相近。

2. 职业致癌因子

已被确认的职业致癌因子有石棉、无机砷化合物、二氯甲醚、铬、镍、氡及氡子体、芥子体、氯乙烯、煤烟、焦油和石油中的多环芳烃、烟草的加热产物等。研究表明,约15%的美国男性肺癌和5%的女性肺癌与职业因素有关。石棉吸入与吸烟有协同致癌作用。

3. 空气污染

空气污染包括室内小环境和室外大环境污染。如室内被动吸烟、烧煤烹调或取暖中可能产生的致癌物是女性肺癌的高危因素。城市中汽车废气、工业废气、公路及房屋建筑中的沥青等都使大气受到污染。肺癌发病或死亡率在许多国家的城乡有显著差别。有资料统计,城市肺癌发病率明显高于农村,大城市高于中小城市。

4. 电离辐射

肺是对放射线敏感的器官之一。大剂量电离辐射可引起肺癌,辐射的不同射线产生的效应也不同。

5. 饮食与营养

营养与肺癌的关系已引起广泛的重视。动物实验证明,维生素A及其衍生物β胡萝卜素能够抑制化学致癌物诱发的肿瘤。食物中天然维生素A类、β胡萝卜素的摄入量与十几年后癌症的发生呈负相关,其中最突出的是肺癌。

6. 其他

结核被美国癌症学会列为肺癌的发病因素之一。有结核病者患肺癌的危险性是正常人群的10倍,其组织学类型主要是腺癌。此外,病毒感染、真菌毒素(黄曲霉)、机体免疫功能低下、内分泌失调以及家庭遗传等因素,对肺癌的发生可能也起一定的作用。

二、临床表现

肺癌的临床表现与肿瘤发生部位、大小、类型、发展阶段、有无并发症或转移有密切关系。5%~15%的患者于发现肺癌时无症状。

(一)由原发肿瘤引起的症状及体征

1. 咳嗽

为最常见的早期症状,可表现为刺激性干咳或少量黏液痰。有时咳嗽时可闻及高调金属音,提示肿瘤已引起支气管狭窄。当继发感染时,痰量增多,呈黏液脓性。

2. 咯血

多见于中央型肺癌,早期多为痰中带血或间断血痰,大血管受侵犯时,可引起大咯血。部分患者以咯血为首发症状。

3. 喘鸣

因肿瘤引起支气管部分阻塞,可出现局限性喘鸣音。

4. 胸闷、气短

肿瘤导致支气管狭窄；发生肺门淋巴结转移，肿大的淋巴结压迫主支气管或隆突；转移至胸膜及心包，引起大量胸腔积液和心包积液，发生上腔静脉阻塞、膈肌麻痹及肺部广泛受累时，均可引起胸闷、气短。

5. 体重下降

消瘦为恶性肿瘤的常见症状之一。肿瘤发展到晚期，由于肿瘤毒素、长期消耗、感染及疼痛等原因，患者表现为恶病质，消瘦明显。

6. 发热

肿瘤坏死引起发热，更多见的是因继发性肺炎所致，抗生素治疗效果差。

（二）肿瘤局部扩展引起的症状及体征

1. 胸痛

因肿瘤直接侵犯胸膜、肋骨和胸壁，引起不同程度的胸痛。若肿瘤位于胸膜附近，可产生不规则的钝痛或隐痛，于呼吸或咳嗽时加重。如发生肋骨、胸椎、胸壁的转移，则有与呼吸及咳嗽无关的对应部位的压痛。

2. 呼吸困难

因肿瘤压迫大气道引起呼吸困难。

3. 咽下困难

因肿瘤侵犯或压迫食管既可引起咽下困难，也可引起支气管—食管瘘，继发肺部感染。

4. 声音嘶哑

因肿瘤直接压迫或转移致纵隔淋巴结压迫喉返神经（多见左侧）可引起声音嘶哑。

5. 上腔静脉阻塞综合征

因肿瘤侵犯纵隔压迫上腔静脉，使上腔静脉回流受阻，产生头面部、颈部、上肢水肿以及胸前部瘀血和静脉曲张，称上腔静脉阻塞综合征，可引起头痛、头昏或眩晕。

6. Horner 综合征

位于肺尖部的肺癌称肺上沟癌。若压迫颈部交感神经，引起病侧眼睑下垂、瞳孔缩小、眼球内陷、同侧额部与胸壁无汗或少汗，称为 Horner 综合征；若压迫臂丛神经可出现以腋下为主、向上肢内侧放射的火灼样疼痛，在夜间尤甚。

（三）肺外转移引起的症状及体征

1. 中枢神经系统转移

表现为颅内高压的症状及局限性症状和体征，如头痛、呕吐、眩晕、复视、共济失调、脑神经麻痹、一侧肢体无力甚至偏瘫等。

2. 骨转移

特别是转移至肋骨、脊椎、骨盆时，可有局部疼痛和压痛。

3. 肝转移

表现为厌食、肝区疼痛、肝肿大、黄疸和腹腔积液等。

4. 淋巴结转移

锁骨上淋巴结是肺癌转移的常见部位，可以无明显症状。典型的淋巴结转移多位于前斜角肌区，固定而坚硬，逐渐增大、增多，可以融合，多无痛感。淋巴结大小不一定反映病程的早晚。

（四）癌作用于其他系统引起的肺外表现

此类肺外表现包括内分泌、神经肌肉、结缔组织、血液系统和血管的异常改变，又称副癌综合征。可表现如下。

1. 肥大性肺性骨关节病

多侵犯上、下肢长骨远端，发生杵状指（趾）和肥大性骨关节病。切除肺癌后症状可减轻或消失，肿瘤复发又可出现。

2. 异位内分泌

如分泌促肾上腺皮质激素样物，引起库欣综合征；分泌促性腺激素引起男性乳房发育；分泌抗利尿激素引起稀释性低钠血症，出现食欲下降、恶心、呕吐等水中毒症状；肺癌骨转移致骨骼破坏或分泌异生性甲状旁腺样激素，导致高钙血症。

3. 神经肌肉综合征

包括小脑皮质变性、脊髓小脑变性、周围神经病变、重症肌无力和肌病等。这些症状与肿瘤的部位和有无转移无关，与是否手术无关，可以与肿瘤同时发生，也可发生于肿瘤出现前数年。

4. 类癌综合征

是由燕麦细胞癌和腺癌因分泌 5-羟色胺过多引起。表现为喘鸣或类似哮喘样呼吸困难、阵发性心动过速、水样腹泻、皮肤潮红等。

5. 其他

如黑色棘皮症、皮肌炎、硬皮症、栓塞性静脉炎、非细菌性栓塞性心内膜炎、血小板减少性紫癜等。

三、治疗

肺癌的治疗是根据患者的机体状况、肿瘤的病理类型、侵犯的范围和发展趋向，合理、有计划地应用现有的治疗手段，以期较大幅度地提高治愈率和患者的生活质量。

肺癌综合治疗的原则如下：①小细胞肺癌，以化疗为主，辅以手术和（或）放疗；②非小细胞肺癌，早期患者以手术治疗为主，可切除的局部晚期患者采取新辅助化疗＋手术治疗＋放疗；不可切除的局部晚期患者采取化疗与放疗联合治疗；远处转移的晚期患者以姑息治疗为主。

1. 手术治疗

肺功能是评估患者能否耐受手术治疗的重要因素。若用力肺活量超过 2 L，且第 1 秒用力呼气容积（FEV_1）占用力肺活量的 50% 以上，可考虑手术治疗。当今手术治疗的新进展是扩大手术治疗适应证、缩小手术切除范围以及气管隆嵴成形术。

2. 化学药物治疗（简称放疗）

对小细胞肺癌治疗的效果显著，是其主要治疗方法。常用的化疗药物有：依托泊苷（VP-16，足叶乙苷）、顺铂（DDP）、卡铂（CBP）、环磷酰胺（CTX）、阿霉素（ADM）、长春新碱（VCR）、异环磷酰胺（IFO）、去甲长春碱（NVB）、吉西他滨（GEM）、紫杉醇（TXL）、丝裂霉素（MMC）、长春地辛（VDS）。

3. 放射治疗（简称放疗）

放射线对癌细胞有杀伤作用，癌细胞受照射后，射线可以直接作用于脱氧核糖核酸（DNA）分子引起断裂；射线引起的电离物质又可使癌细胞发生变性，被吞噬细胞吞噬，最后被成纤维细胞代替。放疗可分为根治性和姑息性两种。对小细胞肺癌效果较好，其次为鳞癌和腺癌。放疗对控制骨转移性疼痛、脊髓压迫、上腔静脉阻塞综合征、支气管阻塞及脑转移引起的症状有较好的疗效。对全身情况太差，有严重心、肺、肝、肾功能不全者应列为禁忌。

4. 使用生物反应调节剂（BRM）

作为辅助治疗，借助其刺激机体产生抵抗力以减缓癌细胞的扩散，增加机体对化疗、放疗的耐受性，提高疗效。如小剂量干扰素间歇疗法治疗小细胞肺癌。其他如转移因子、左旋咪唑、集落刺激因子（CSF）等均有一定疗效。

5. 其他疗法

如中医治疗、冷冻治疗、支气管动脉灌注及栓塞治疗、经纤支镜电刀切割癌体或行激光治疗，以及经纤支镜引导腔内置入放疗源做近距离照射等，对缓解患者的症状和控制肿瘤的发展有较好效果。

四、护理措施

（一）一般护理

1. 休息和体位

保持环境安静，采取舒适的体位，保证患者充分休息，避免病情加重。根据病情采取适当的体位，如疼痛明显者告知患者尽量不要突然扭曲或转动身体。小心搬动患者，滚动式平缓地给患者变换体位，避免拖、拉动作。必要时，寻求协助，支撑患者各肢体，防止用力不当引起病变部位疼痛。胸痛而影响呼吸者，可用绷带或宽胶布于患者呼气末紧贴在患侧胸部，限制胸廓活动。指导并协助胸痛患者用手或枕头保护胸部，以减轻深呼吸、咳嗽、或变换体位所引起的胸痛。

2. 营养护理

（1）评估。评估患者的饮食习惯、营养状态和饮食摄入情况等，以制定合理的饮食计划。

（2）饮食护理。①制订饮食计划：向患者及其家属宣传增加营养与疾病康复及保持健康的关系，与患者及其家属共同制订既适合患者饮食习惯，又有利于疾病康复的饮食计划。一般给予高蛋白、高热量、高维生素、易消化的食物。②食物准备：尽量选用患者喜欢吃的食物，动、植物蛋白应合理搭配，如蛋、鸡肉、大豆等，也可多加些甜食。避免产气食物，如地瓜、韭菜等。并注意调配好食物的色、香、味，以增加食欲。③增进食欲：可采用的措施有餐前休息片刻，做好口腔护理，创造清洁、舒适、愉快的进餐环境，尽可能安排患者与他人共同进餐，少量多餐，避开煮食所产生的气味等以调整患者心情，增加食欲。④帮助进餐：有吞咽困难者应给予流质饮食，进食宜慢，取半卧位以免发生吸入性肺炎或呛咳，甚至窒息。因化疗而引起严重胃肠道反应而影响进食者，应根据情况做相应处理。病情危重者应采取喂食、鼻饲或静脉输入脂肪乳剂、复方氨基酸和含电解质的液体等。

（3）其他支持疗法。必要时酌情输血、血浆或白蛋白等，以减少胸腔积液的产生，纠正机体低蛋白血症，增强机体抗病能力。

（二）病情观察

监测患者体温、脉搏、呼吸、血压等生命体征的变化。注意观察患者常见症状，如胸痛、呼吸困难、咽下困难、声音嘶哑等的动态变化。注意是否有肿瘤转移症状，如头痛、呕吐、眩晕、颅内高压等中枢神经系统症状和骨骼局部疼痛、压痛。监测体重、尿量、血白蛋白及血红蛋白等。严密观察是否有化疗、放疗的不良反应，如恶心、呕吐、脱发、口腔溃疡、皮肤干燥等。同时注意手术患者的观察和护理。

（三）疼痛护理

1. 评估疼痛

评估疼痛时应注意：①胸痛的部位、性质和程度等，以及各种止痛方法的效果；评估疼痛可用各种量表，如可用 0~10 数字评估量表来描述疼痛，0 代表无疼痛，1~4 级为轻微疼痛（如不适、重物压迫感、钝性疼痛、炎性痛）；5~6 级为中度疼痛（如跳痛和痉挛、烧灼感、挤压感和刺痛、触痛和压痛）；7~9 级为严重疼痛（如妨碍正常活动）；10 级为剧烈疼痛（无法控制）；②注意观察疼痛加重或减轻的因素；疼痛持续、缓解或再发的时间；③影响患者表达疼痛的因素，如性别、年龄、文化背景、教育程度、性格等。

2. 避免加重疼痛的因素

预防上呼吸道感染，尽量避免咳嗽，必要时给止咳剂。保持大便通畅，2 天以上未解大便应采取有效措施。指导患者进行有效的呼吸方法，如腹式呼吸、缩唇呼吸等，以减少呼吸给患者带来的疼痛。

3. 控制疼痛

（1）药物止痛：使用止痛药物一定要在明确医疗诊断后，遵医嘱给药，以免因止痛影响病情观察和诊断而延误治疗。癌痛的处理原则为：①尽量口服给药；②按时给药，即 3~6 小时给药一次，而不是只在疼痛时给药；③按阶梯给药；④用药应个体化。止痛药剂量应当根据患者的需要由小到大直至患者疼痛消失为止，而不应对药量限制过严，导致用药不足。主要药物有：①非麻醉性镇痛药（阿司匹林、吲哚美辛、对乙酰氨基酚等）；②弱麻醉性镇痛药（可待因、布桂嗪等）；③强麻醉性镇痛药（吗啡、哌替啶等）；④辅助性镇痛药（地西泮、异丙嗪、氯丙嗪等）。

给药时应遵循 WHO 推荐的原则，即选用镇痛药必须从弱到强，先以非麻醉药为主，当其不能控制疼痛时依次加用弱麻醉性及强麻醉性镇痛药，并配以辅助用药，采取复合用药的方式达到镇痛效果。

（2）患者自控镇痛（PCA）：该方法是用计算机化的注射泵，经由静脉、皮下或椎管内连续性输注止痛药，并且患者可自行间歇性给药。

不能口服或口含用药的患者，最合适的给药途径是皮下或静脉连续给药。现有多种超小型药泵，将其蝴蝶针置于皮下或中心静脉管内以保证持续不断地给药。这种给药方法需要 2~7 天更换一次针头。

（四）皮肤护理

1. 皮肤评估

评估化疗、放疗后皮肤及身体受压部位皮肤的变化，如化疗后是否有皮肤干燥、色素沉着、脱发和甲床变形；放疗照射部位是否出现红斑、表皮脱屑、瘙痒感等；骨突处有无红肿、破损等，同时应注意动态监测。

2. 化疗后皮肤的护理

由于化疗药物的毒性作用使皮肤干燥、色素沉着、脱发和甲床变形者，应做好解释和安慰，向患者说明停药后毛发可再生，以消除其思想顾虑。

3. 放疗照射部位皮肤的护理

放疗时协助患者取舒适体位，嘱其不要随便移动，以免损伤其他部位皮肤。放疗后照射部位皮肤应注意：①保持照射部位的干燥，切勿擦去照射部位的标记；②照射部位只能用清水洗，不可用肥皂等刺激性洗液，而且要轻轻拍干，不要用力擦干；③在治疗过程中或治疗后，照射部位不可热敷，避免直接阳光照射或吹冷风；④除非是放射科医师的医嘱，否则不可在放射部位擦任何药粉、乳液、油膏，同时局部禁涂凡士林等难以清洗的软膏、红汞、乙醇或碘酊等，忌贴胶布；⑤患者宜穿宽松柔软的衣服，避免摩擦或擦伤皮肤。

4. 受压部位皮肤的护理

长期卧床者采取有效措施，防止压疮形成。

（五）用药护理

1. 化疗药物护理

应用化疗药后，应评估机体对化疗药物是否产生不良反应，做好动态观察并采取有效保护措施。除注意骨髓抑制反应和消化道反应的护理外，化疗时还要注意保护和合理使用静脉血管，同时做好口腔护理。

2. 止痛药物护理

按医嘱用药，用药期间取得患者及其家属的配合，以确定维持有效止痛作用的药物和最佳剂量。应用止痛药物后要注意观察用药的效果，有无药物不良反应等。一般非肠道用药者应在用药后 15～30 分钟，口服给药 1 小时后开始评估，了解疼痛缓解程度和镇痛作用持续时间。当所制定的用药方案已不能有效止痛时，应及时通知医师并重新调整止痛方案。阿片类药物有便秘、恶心、呕吐、镇静和精神错乱等不良反应，应嘱患者多进富含纤维素的蔬菜和水果，或饮服番泻叶冲剂等措施，缓解和预防便秘。

（六）放疗护理

除前述保护照射部位皮肤外，放疗时还应注意放射性食管炎和肺炎的护理。

1. 放射性食管炎的护理

有吞咽疼痛的患者，可给予氢氧化铝凝胶口服，必要时应用利多卡因胶浆，注意采用流食或半流食，避免刺激性饮食。

2. 放射性肺炎的护理

协助患者进行有效的排痰，可给予适当镇咳药，早期给予抗生素、糖皮质激素治疗。

（七）心理护理

护理人员应在了解患者性格、家庭背景、住院体会、对疾病的了解程度及所获得的心理疏导等前提下，再给予适当的安慰与协助。

1. 心理评估

评估患者有无高血压、失眠、紧张、烦躁不安、心悸等表现。是否因对疾病治疗丧失信心而出现预感性悲哀，如表现为沉默寡言，不吃不喝，伤心哭泣，或有自杀念头，拒绝与人交谈和交往，或不能配合治疗和护理计划。

2. 病情告知

确诊后根据患者的心理承受能力和家属的意见，决定是否告知患者病情真实情况。可在恰当的时候用恰当的语言将诊断告知患者，以缩短患者期待诊断的焦虑期。有手术适应证者鼓励患者尽早手术。对于不愿或害怕知道诊断的患者，应协同家属采取保护性措施，合理隐瞒，以防患者精神崩溃，妨碍治疗。

3. 增强战胜疾病的信心

唤起患者的希望和求生的信念。护理过程中要用坚定的表情、不容置疑的语言取得患者的信赖，帮助患者排除不良的心理状态。当患者萌发希望之后，要进一步鼓励患者承担力所能及的生活事项。适当的活动不仅使身体受到直接锻炼，而且能从压抑、焦虑、烦恼、苦闷中解脱出来，达到移情益志，对心理起到积极的调控作用。

4. 病情变化时的心理护理

当患者出现全身衰竭、失眠、疼痛、不能进食等多种症状时，护理人员应密切观察病情变化，给予必要的支持疗法，除力求改善全身状况外，更应注意给予患者良好的心理支持，鼓励激发患者的求生欲望。

5. 治疗过程中的心理护理

在患者进行手术时、放疗或化疗前，不仅要向患者宣传进行这种治疗的必要性，也向患者讲清治疗期间可能出现的不良反应，使患者有足够的心理准备，主动克服困难，积极配合治疗。

6. 疼痛患者的心理护理

倾听患者的诉说，教会患者正确描述疼痛的程度及转移疼痛的注意力和技巧，帮助患者找出适宜的减轻疼痛方法。疼痛剧烈可引起患者烦躁不安、恐惧，而不良的情绪反应又加重疼痛，因而护理人员应及时干预与安慰患者，为患者提供一个舒适、安静的环境，避免精神紧张和消除恐惧，与患者家属配合做好患者的心理护理，分散注意力，调整好患者的情绪和行为。

五、健康指导

1. 疾病知识宣教

对肺癌高危人群定期进行体检，早期发现肿瘤，早期治疗。目前对肺癌的癌前病变认识尚不一致，对40岁以上长期重度吸烟有下列情况者应怀疑肺癌，并进行有关排癌检查：无明显诱因的刺激性干咳持续2~3周，治疗无效；原有慢性肺部疾病，咳嗽性质改变；持续或反复无其他原因可解释的短期内痰中带血；反复发作的同一部位肺炎，特别是段性肺炎；原因不明的肺脓肿，无明显症状，无异物吸入史，抗炎治疗效果不佳；原因不明的四肢关节疼痛及杵状指（趾）；X线示局限性肺气肿或段性、叶性肺不张；孤立性圆形病灶和单侧性肺门阴影增大；原有肺结核的病灶已稳定，而形态或性质发生改变；无中毒症状的胸腔积液，尤以血性、进行性增加者。

2. 生活指导

提倡健康的生活方式，宣传吸烟对健康的危害，提倡戒烟，并注意避免被动吸烟。改善工作和生活环境，减少或避免吸入含有致癌物质污染的空气和粉尘。指导患者加强营养支持，多食高蛋白、高热量、高维生素、高纤维、易消化的饮食，尽一切可能来促进患者的食欲。合理安排休息和活动，保持良好精神状态，避免呼吸道感染以调整机体免疫力，增强抗病能力。

3. 心理指导

做好患者及其家属的心理护理，使患者尽快从痛苦中解脱出来，保持良好的精神状态，增强治疗疾病的信心，战胜癌症。向患者解释治疗中可能出现的反应，消除患者的恐惧心理，使患者做好必要的准备，完成治疗方案。指导患者充分休息，适当活动，可采取分散注意力的方式，如看书、听音乐等，以减轻痛苦。

4. 出院指导

督促患者坚持化疗或放疗，并告诉患者出现呼吸困难、疼痛等症状加重或不缓解时应及时随访。对晚期癌肿转移患者，要指导家属对患者临终前的护理，告之患者及其家属对症处理的措施，使患者平静地走完人生的最后旅途。

（李　琳）

第二章

循环系统疾病护理

第一节　高血压

高血压是一种以动脉压升高为主要特征，同时伴有心、脑、肾、血管等靶器官功能性或器质性损害以及代谢改变的全身性疾病。我国目前采用的高血压诊断标准是《2005 年中国高血压诊治指南》，是在未用抗高血压药情况下，收缩压≥140 mmHg 和（或）舒张压≥90 mmHg，按血压水平将高血压分为 3 级。收缩压≥140 mmHg 和舒张压 < 90 mmHg 单列为单纯性收缩期高血压。患者既往有高血压病史，目前正在使用抗高血压药，血压虽然低于140/90 mmHg，也应诊断为高血压，见表 2-1。

表 2-1　高血压诊断标准

类别	收缩压（mmHg）	舒张压（mmHg）
正常血压	< 120	< 80
正常高值	120 ~ 139	80 ~ 89
高血压	≥140	≥90
1 级高血压（轻度）	140 ~ 159	90 ~ 99
2 级高血压（中度）	160 ~ 179	100 ~ 109
3 级高血压（重度）	≥180	≥110
单纯收缩期高血压	≥140	< 90

注：若患者的收缩压与舒张压分属不同的级别时，则以较高的分级为准。单纯收缩期高血压也可按照收缩压水平分为 1、2、3 级。

临床上高血压见于两类疾病：第一类为原发性高血压，又称高血压病，是一种以血压升高为主要临床表现而病因尚不明确的独立疾病（占所有高血压患者的90%以上）；第二类为继发性高血压，又称症状性高血压，这类疾病病因明确，高血压是该种疾病的临床表现之一，血压可暂时性或持续性升高，如继发于急慢性肾小球肾炎、肾动脉狭窄等肾疾病之后的肾性高血压；继发于嗜络细胞瘤等内分泌疾病之后的内分泌性高血压；继发于脑瘤等疾病之后的神经源性高血压等。下面主要介绍原发性高血压。

一、病因

高血压的病因尚未完全明了，可能与下列因素有关。

1. 遗传因素

调查表明，60％左右的高血压患者有家族史，但遗传的方式未明。有些学者认为属单基因常染色体显性遗传，但也有学者认为属多基因遗传。

2. 环境因素

包括饮食习惯（如饮食中热能过高以至肥胖或超重，高盐饮食等）、职业、噪声、吸烟、气候改变、微量元素摄入不足和水质硬度等。

3. 神经、精神因素

缺少运动或体力活动，精神紧张或情绪创伤与本病的发生有一定的关系。

二、临床表现

（一）一般表现

大多数的高血压患者在血压升高早期仅有轻微的自觉症状，如头痛、头晕、失眠、耳鸣、烦躁、工作和学习精力不易集中，容易出现疲劳等。

（二）并发症

疼痛或出现颈背部肌肉酸痛紧张感。血压持久升高可导致心、脑、肾、血管等靶器官受损的表现。当出现心慌、气促、胸闷、心前区疼痛时表明心脏已受累；出现尿频、多尿、尿液清淡时表明肾脏受累；如果高血压患者突然出现神志不清、呼吸深沉不规则、大小便失禁等提示可能发生脑出血；如果是逐渐出现一侧肢体活动不利、麻木甚至麻痹应当怀疑是否有脑血栓形成。

（三）高血压危险度分层

据心血管危险因素和靶器官受损的情况，高血压分层如下。

1. 低危组

男性年龄＜55岁，女性年龄＜65岁，高血压1级，无其他危险因素者，属低危组。典型情况下，10年随访中患者发生主要心血管事件的危险＜15％。

2. 中危组

高血压2级或1~2级，同时有1~2个危险因素，患者应否给予药物治疗，开始药物治疗前应经多长时间的观察，医生需给予十分缜密的判断。典型情况下，该组患者随后10年内发生主要心血管事件的危险是15％~20％，若患者属高血压1级，兼有一种危险因素，10年内发生心血管事件的危险约为15％。

3. 高危组

高血压水平属1级或2级，兼有3种或更多危险因素，兼患糖尿病或有靶器官损害或高血压水平属3级但无其他危险因素患者属高危组。典型情况下，他们随后10年间发生主要心血管事件的危险是20％~30％。

4. 很高危组

高血压3级，同时有1种以上危险因素或兼患糖尿病或有靶器官损害，或高血压1~3级并有临床相关疾病。典型情况下，随后10年间发生主要心血管事件的危险≥30％，应迅速开始最积极的治疗。

（四）几种特殊的高血压类型

1. 高血压危象

在高血压疾病发展过程中，因为劳累、紧张、精神创伤、寒冷所诱发，出现烦躁不安、心慌、多汗、手足发抖、面色苍白、异常兴奋等临床表现，可伴有心绞痛、心力衰竭，也可伴有高血压脑病的临床表现。血压升高以收缩压升高为主，收缩压往往 >200 mmHg。

2. 高血压脑病

在高血压疾病发展过程中，因为劳累、紧张、情绪激动等诱发急性脑血液循环障碍，引起脑水肿和颅内压增高，出现头痛、呕吐、烦躁不安、心跳慢、视物模糊、意识障碍甚至昏迷等临床表现。血压升高以舒张压升高为主，舒张压往往 >120 mmHg。

3. 恶性高血压

又称急进性高血压，是指舒张压和收缩压均显著增高，病情进展迅速，常伴有视网膜病变，多见于青年人，常常出现头晕、头痛、视物模糊、心慌、气短、体重减轻等临床表现，舒张压常 >130 mmHg，易并发心、脑、肾等重要脏器的严重并发症，短时间内可因肾衰竭而死亡。

三、治疗

（一）药物治疗

临床上常用的降压药物主要有 6 大类：利尿药、α 受体阻断药、钙通道阻滞药（CCBs）、血管紧张素转换酶抑制药（ACEI）、β 受体阻断药以及血管紧张素 II 受体拮抗药（ARBs）。临床试验结果证实上述降血压药物均能减少高血压并发症。

1. 治疗目标

抗高血压治疗的最终目标是减少心血管和肾脏疾病的发病率和病死率。多数高血压患者，特别是 50 岁以上者收缩压（SBP）达标时，舒张压（DBP）也会达标，治疗重点应放在 SBP 达标上。普通高血压患者血压降至 140/90 mmHg 以下，糖尿病、肾病等高危患者降压目标是 <130/80 mmHg 以下，老年高血压患者的收缩压降至 150 mmHg 以下。

需要说明的是，降压目标是 140/90 mmHg 以下，而不仅仅是达到 140/90 mmHg。如患者耐受，还可进一步降低，如对年轻高血压患者可降至 130/80 mmHg 或 120/80 mmHg。

2. 治疗原则

高血压的治疗应全面考虑患者的血压升高水平、并存的危险因素、临床情况，以及靶器官损害，确定合理的治疗方案。对不同危险等级的高血压患者应采用不同的治疗原则。选择抗高血压药物时应考虑对其他伴随疾病存在有利和不利的影响。

（1）潜在的有利影响：噻嗪类利尿药有助于延缓骨质疏松患者的矿物质脱失。β 受体阻断药可治疗心房快速房性心律失常或心房颤动、偏头痛、甲亢（短期应用）、特发性震颤或手术期高血压。CCBs 治疗雷诺综合征和某些心律失常。α 受体阻断药可治疗前列腺疾病。

（2）潜在的不利影响：噻嗪类利尿药慎用于痛风或有明显低钠血症史的患者。β 受体阻断药禁用于哮喘、反应性气道疾病、二度或三度心脏传导阻滞。ACEI 和 ARBs 不适于准备怀孕的妇女，禁用于孕妇。ACEI 不适于有血管性水肿病史的患者。醛固酮拮抗药和保钾利尿药会导致高钾血症，应避免用于服药前血清钾超过 5.0 mEq/L 的患者。

3. 治疗的有效措施

（1）降低高血压患者的血压水平是预防脑卒中及冠心病的根本，只要降低高血压患者的血压水平，就对患者有益。

（2）由于大多数高血压患者需要两种或以上药物联合应用才能达到目标血压，故提倡小剂量降压药的联合应用或固定剂量复方制剂的应用。

（3）利尿药、β受体阻断药、ACE抑制药、钙通道阻滞药、血管紧张素受体拮抗药及小剂量复方制剂均可作为初始或维持治疗高血压的药物。

（4）推荐应用每日口服1次、降压效果维持24小时的降压药，强调长期有规律的抗高血压治疗，达到有效、平稳、长期控制的要求。

（二）非药物治疗

非药物治疗是高血压的基础治疗，主要通过改善不合理的生活方式，减低危险因素水平，进而使血压水平下降。对1级高血压患者，仅通过非药物治疗就有可能使血压降至正常水平。对于必须接受药物治疗的2、3级高血压患者，非药物治疗可以提高药物疗效，减少药物用量，从而降低药物的不良反应，减少治疗费用（表2-2）。

表2-2　防治高血压的非药物治疗措施

措施	目标	收缩压下降范围
减重	减少热量，膳食平衡，增加运动，BMI 保持在 20~24 kg/m²	5~20 mmHg/减重 10 kg
膳食：限盐	北方首先将每人每日平均食盐量降至 8 g，以后再降至 6 g，南方可控制在 6 g 以下	2~8 mmHg
减少膳食脂肪	总脂肪 < 总热量的 30%，饱和脂肪 < 10%，增加新鲜蔬菜每日 400~500 g，水果 100 g，肉类 50~100 g，鱼虾类 50 g，蛋类每周 3~4 枚，奶类每日 250 g，食油每日 20~25 g，少吃糖类和甜食	—
增加及保持适当体力活动	一般每周运动 3~5 次，每次持续 20~60 分钟。如运动后自我感觉良好，且保持理想体重，则表明运动量和运动方式合适	4~9 mmHg
保持乐观心态，提高应激能力	通过宣教和咨询，提高人群自我防病能力。提倡选择适合个体的体育，绘画等文化活动，增加老年人社交机会，提高生活质量	
戒烟、限酒	不吸烟；不提倡饮酒，如饮酒，男性每日饮酒精量不超过 25 g，即葡萄酒小于 100~150 mL（相当于 2~3 两），或啤酒小于 250~500 mL（相当于 0.5~1 斤），或白酒小于 25~50 mL（相当于 0.5~1 两）；女性则减半量，孕妇不饮酒。不提倡饮高度烈性酒。高血压及心脑血管病患者应尽量戒酒	2~4 mmHg

注：BMI，体重指数 = 体重/身高² （kg/m²）。

（三）特殊人群高血压的治疗方案

1. 老年高血压

65岁以上的老年人中2/3以上有高血压，老年人降压治疗强调平缓降压，应给予长效制剂，对可耐受者应尽可能将血压降至 140/90 mmHg 以下，但舒张压不宜低于 60 mmHg，否则是预后不佳的危险因素。

2. 高血压合并糖尿病

常合并血脂异常、直立性低血压、肾功能不全、冠心病，选择降压药应兼顾或至少不加重这些异常。

3. 高血压合并冠心病

高血压合并冠心病的患者发生再次梗死或猝死的机会要高于不合并高血压的冠心病患者，它们均与高血压有直接关系，应积极治疗。研究显示，伴有冠心病的高血压患者，不论选用 β 受体阻断药还是钙通道阻滞药，作为控制血压的一线药物，最后的结果是一样的。

4. 高血压合并脑血管病

对于病情稳定的非急性期脑血管病患者，血压应控制在 140/90 mmHg 以下。急性期脑血管病患者另作别论。

5. 高血压合并肾脏损害

血肌酐 <221 μmol/L，首选 ACEI，因其对减少蛋白尿及延缓肾病变的进展有利；血肌酐 >265 μmol/L 应停用 ACEI，可选择钙通道阻滞药、α 受体阻断药、β 受体阻断药。伴有肾脏损害或有蛋白尿的患者（24 小时蛋白尿 >1 g），控制血压宜更严格。

6. 妊娠高血压

因妊娠早期的血管扩张作用，在妊娠 20 周前，轻度高血压的患者不需药物治疗，从 16 周至分娩通常使用的较为安全的药物包括甲基多巴、β 受体阻滞药、肼屈嗪（短期），降低所有的心血管危险因素，须停止吸烟。改变生活方式产生的效果与量和时间有关，某些人的效果更好。

四、护理措施

（一）头痛的护理

（1）评估患者头痛的情况，如头痛程度（长海痛尺）、持续时间，是否伴有恶心、呕吐、视物模糊等症状。

（2）尽量减少或避免引起或加重头痛的因素，保持病室环境安静，减少探视，护理人员做到操作轻、说话轻、走路轻、关门轻，保证患者有充足的睡眠。

（3）向患者讲解引起头痛的原因，嘱患者合理安排工作和休息，避免劳累、精神紧张、情绪激动等，戒烟、禁酒。

（4）指导患者放松的技巧，如听轻音乐、缓慢呼吸等。

（5）告知患者控制血压稳定和坚持长期、规律服药的重要性，加强患者的服药依从性。

（二）活动无耐力的护理

（1）告知患者引起乏力的原因，尽量减少增加心脏负担的因素，如剧烈活动等。

（2）评估患者心功能状态，评估患者活动情况，根据患者心功能情况制定合理的活动计划。督促患者坚持动静结合，循序渐进地增加活动量。

（3）嘱患者一旦出现心慌、呼吸困难、胸闷等情况应立即停止活动，保证休息，并一次作为最大活动量的指征。

（三）防止受伤的护理

（1）警惕急性低血压反应，避免剧烈运动、突然改变体位，改变体位时动作应缓慢，特别是夜间起床时；服药后不要站立太久，因为长时间的站立会使腿部血管扩张、血流增加，导致脑部供血不足；避免用过热的水洗澡，防止周围血管扩张导致晕厥。

（2）如出现晕厥、恶心、乏力时应立即平卧，头低足高位，促进静脉回流，增加脑部的血液供应。上厕所或外出应有人陪伴，若头晕严重应尽量卧床休息，床上大小便。

（3）避免受伤，活动场所应灯光明亮、地面防滑，厕所安装扶手，房间应减少障碍物。

（4）密切检测血压的变化，避免血压过高或过低。

（四）执行治疗方案无效的护理

（1）告知患者按时服药的重要性，不能血压正常时就自行停药。

（2）嘱患者定期门诊随访，监测血压控制情况。

（3）坚持服药的同时还要注意观察药物的不良反应，如使用利尿药时应注意监测血钾水平，防止低血钾；用 β 受体阻断药应注意其抑制心肌收缩力、心动过缓、支气管痉挛、低血糖等不良反应；使用血管紧张素转换酶（ACE）抑制剂应注意其头晕、咳嗽、肾功能损害等不良反应。

（五）高血压危重症的护理

（1）患者应进入加强监护室，绝对卧床休息，避免一切不良刺激，保证良好的休息环境。持续监测血压和尽快应用适合的降压药。

（2）安抚患者，做好心理护理，严密观察病情变化。

（3）迅速减压，静脉输注降压药，1 小时使平均动脉血压迅速下降但不超过 25%。血压过度降低可引起肾、脑或冠脉缺血。如果这样的血压水平可耐受和临床情况稳定，在以后 24 ～ 48 小时逐步降低血压达到正常水平。

（4）急症常用降压药有硝普钠（静脉）、尼卡地平、乌拉地尔、二氮嗪、肼屈嗪、拉贝洛尔、艾司洛尔、酚妥拉明等。用药时注意效果以及有无不良反应，如静滴硝酸甘油等药物时应注意监测血压变化。

（5）向患者讲明遵医嘱按时服药、保证血压稳定的重要性，争取患者及其家属的配合。

（6）告知患者如出现血压急剧升高、剧烈头痛、呕吐等不适应及时来医院就诊。

（7）协助生活护理，勤巡视病房，勤询问患者的生活需要。

五、健康教育

高血压的健康教育就是根据文化、经济、环境和地理的差异，针对不同的目标人群采用多种形式进行信息的传播，公众教育应着重于宣传高血压的特点、原因和并发症的有关知识；它的可预防性和可治疗性，以及生活方式在高血压的预防和治疗中的作用。尤其应针对不同人群开展不同内容的健康教育。

（一）随访教育

1. 教育诊断

确定患者的目前行为状况、知识、技能水平和学习能力、态度和信念以及近期内患者首先要改变的问题。

2. 咨询指导

指导要具体化，行为改变从小量开始，多方面参与支持，从各方面给患者持续的一致的正面健康信息可加强患者行为的改变。要加强家庭和朋友的参与及全体医务人员的参与。

3. 随访和监测

定期随访患者，及时评价和反馈，并继续设定下一步的目标，可使患者改变的行为巩固和持续下去。一旦开始应用抗高血压药物治疗，多数患者应每月随诊，调整用药直至达到目标血压。2 级高血压或有复杂并发症的患者应增加随访的次数。每年至少监测 1~2 次血钾和血肌酐。如血压已达标并保持稳定，可每隔 3~6 个月随访 1 次。如有伴随疾病如心力衰竭，或合并其他疾病如糖尿病均会影响随诊频率。其他的心血管危险因素也应达到相应的治疗目标，并大力提倡戒烟。由于未控制的高血压患者服用小剂量阿司匹林脑出血的危险增加，只有在血压控制的前提下，才提倡小剂量阿司匹林治疗。

（二）饮食指导

在利尿药及其他降压药问世以前，高血压的治疗主要以饮食为主，随着药物学的发展，饮食治疗逐渐降至次要地位。然而近年来关于高血压病病因及发病机制的研究又促进人们重新评价营养在本病防治中的重要作用。其主要原因是由于：第一，高血压作为一种常见病，其发生与环境因素，特别是与营养因素密切相关；第二，现有的各种降压药均有一定的不良反应，而营养治疗不仅具有一定的疗效，而且合乎生理，因此更适宜于大规模人群的防治。

1. 营养因素在高血压防治中的作用

（1）钠和钾的摄入与高血压的发病和防治有关。首先，流行病学方面的大量资料表明，高血压的发病率与居民膳食中钠盐摄入量呈显著正相关；其次，临床观察发现，不少轻度高血压患者，只需中度限制钠盐摄入，即可使其血压降至正常范围。即使重度或顽固性高血压病患者，低盐饮食也常可增加药物疗效，减少用药剂量；最后，动物实验表明，钠盐摄入过多可使小鸡和大鼠形成高血压，血压增高的程度与盐量成正比。进一步研究还表明，钠盐对血压的影响与遗传因素有关。通过近亲交配所产生的对盐敏感的大鼠，即使喂以钠盐不高的饲料，也可发生高血压。钠盐摄入过多引起高血压的机制尚未明了。有研究认为可能与细胞外液扩张，心排血量增加，组织过分灌注，以至造成周围血管阻力增加和血压增高相关。有人发现高血压患者小动脉中每单位干重所含钠盐较正常人为高，这可使动脉壁增厚、血管阻力增加，也可使血管的舒缩性发生改变。

钾无论动物实验或人体观察均提示其有对抗钠所引起的不利作用。临床观察表明，氯化钾可使血压呈规律性下降，而氯化钠则可使之上升。

（2）水质硬度和微量元素：软水地区高血压的发病率较硬水地区为高，这可能与微量元素镉有关。动物实验已证明，镉可引起大鼠高血压，而用镉的螯合剂则可使其逆转。上海市高血压病研究所发现无论健康人或高血压患者的血压增高与血中镉含量的对数呈正相关。锌具有对抗镉的作用，其含量降低可使血压升高。此外，也有报道提到镁对高血压患者有扩张血管作用，能使大多数类型患者的心排血量增加。

（3）其他因素：包括热能、蛋白质、糖类和脂肪等也与本病的发生和防治有一定的联系。

2. 预防措施

（1）限制钠盐摄入：健康成人每天钠的需要量仅为 200 mg（相当于 0.5 g 食盐）。WHO建议每人每日食盐量不超过 6 g。我国膳食中约 80% 的钠来自烹调或含盐高的腌制品，因此限盐首先要减少烹调用盐及含盐高的调料，少食各种咸菜及盐腌食品。根据 WHO 的建议，北方居民应减少日常用盐一半,南方居民减少1/3。

(2)减少膳食脂肪,补充适量优质蛋白质:有流行病学资料显示,即使不减少膳食中的钠和不减重,如果将膳食脂肪控制在总热量25%以下,P/S比值维持在1,连续40天可使男性SBP和DBP下降12%,女性下降5%。有研究表明每周吃鱼4次以上与吃鱼最少相比,冠心病发病率减少28%。

建议改善动物性食物结构,减少含脂肪高的猪肉,增加含蛋白质较高而脂肪较少的禽类及鱼类。蛋白质占总热量15%左右,动物蛋白占总蛋白质20%。蛋白质质量依次为:奶、蛋;鱼、虾;鸡、鸭;猪、牛、羊肉;植物蛋白,其中豆类最好。

(3)注意补充钾和钙:研究资料表明钾与血压呈明显负相关,中国膳食低钾、低钙,因此要增加含钾多、含钙高的食物,如绿叶菜、鲜奶、豆类制品等。这一点在使用利尿药,特别是当血钾含量偏低时尤为重要。

(4)多吃蔬菜和水果:增加蔬菜或水果摄入,减少脂肪摄入可使SBP和DBP有所下降。素食者比肉食者有较低的血压,其降压的作用可能基于水果、蔬菜、食物纤维和低脂肪的综合作用。人类饮食应以素食为主,适当摄入肉食最理想。

(5)限制饮酒:尽管有研究表明非常少量饮酒可能减少冠心病发病的危险,但是饮酒和血压水平及高血压患病率之间却呈线性相关,大量饮酒可诱发心脑血管事件发作。因此不提倡用少量饮酒预防冠心病,提倡高血压患者应戒酒,因饮酒可增加服用降压药物的耐药性。如饮酒,建议每日饮酒量为少量,男性饮酒的酒精不超过25 g,即葡萄酒<(100~150)mL,或啤酒<(250~500)mL,或白酒<(25~50)mL;女性则减半,孕妇不饮酒。不提倡饮高度烈性酒。WHO对酒的新建议是越少越好。

(三)心理教育

1. 评估患者

通过问诊了解患者的家庭、社会、文化状况及行为,分析患者的心理,向患者解释造成高血压病最主要原因及疾病的转归,再向患者说明高血压病可以控制,甚至可以治愈,从而增强患者战胜疾病的信心。

2. 克服心理障碍

针对中年高血压患者存在的不良心理进行施护。①麻痹大意心理:自以为年轻,身强力壮,采取无所谓的态度。针对这种心理首先要唤起患者对疾病的重视,使之认识到防治高血压病的重要性,在调养方法和注意事项上给予正确的引导,使之配合医师治疗,同时给患者制订个体化健康教育计划,并调动家属参与治疗活动,配合医护完成治疗任务,使之早日康复。②焦虑、紧张、恐惧心理:一些患者认为得了高血压病就是终身疾病,而且会得心脑血管病,于是,久而久之产生焦虑恐惧心理。采取的措施是暗示诱导,应诱导患者使其注意力从一个客体转移到另一个客体,从而打破原来心理上存在的恶性循环,保持乐观情绪,轻松愉快地接受治疗,以达到防病治病的目的。

(四)正确测量血压

血压测量是诊断高血压及评估其严重程度的主要手段,目前主要用以下3种方法。

1. 诊所血压

是目前临床诊断高血压和分级的标准方法,由医护人员在标准条件下按统一的规范进行测量。具体要求如下。

（1）选择符合计量标准的水银柱血压计或者经国际标准（BHS 和 AAMD）检验合格的电子血压计进行测量。

（2）使用大小合适的袖带，袖带气囊至少应包裹 80% 上臂。大多数人的臂围 25 ~ 35 cm，应使用长 35 cm、宽 12 ~ 13 cm 规格气囊的袖带；肥胖者或臂围大者应使用大规格袖带；儿童使用小规格袖带。

（3）被测量者至少安静休息 5 分钟，在测量前 30 分钟内禁止吸烟或饮咖啡，排空膀胱。

（4）被测量者取坐位，最好坐靠背椅，裸露右上臂，上臂与心脏处在同一水平。如果怀疑外周血管病，首次就诊时应测量左、右上臂血压，特殊情况下可以取卧位或站立位。老年人、糖尿病患者及出现直立性低血压情况者，应加测直立位血压。直立位血压应在卧位改为直立位后 1 分钟和 5 分钟时测量。

（5）将袖带缚于被测量者的上臂，袖带的下缘应在肘弯上 2.5 cm，松紧适宜。将听诊器探头置于肱动脉搏动处。

（6）测量时快速充气，使气囊内压力达到桡动脉搏动消失后再升高 30 mmHg（4.0 kPa），然后以恒定的速率缓慢放气。对于心率缓慢者，放气速率应更慢些。获得舒张压读数后，快速放气至零。

（7）在放气过程中仔细听取柯氏音，观察柯氏音第 I 时相（第一音）和第 V 时相（消失音）水银柱凸面的垂直高度。收缩压读数取柯氏音第 I 时相，舒张压读数取柯氏音第 V 时相。<12 岁儿童，妊娠妇女，严重贫血、甲状腺功能亢进、主动脉瓣关闭不全及柯氏音不消失者，以柯氏音第 IV 时相（变音）定为舒张压。

（8）血压单位在临床使用时采用毫米汞柱（mmHg），在我国正式出版物中注明毫米汞柱与千帕（kPa）的换算关系，1 mmHg = 0.133 kPa。

（9）应相隔 1 ~ 2 分钟重复测量，取 2 次读数的平均值记录。如果收缩压或舒张压的 2 次读数相差 5 mmHg 以上，应再次测量，取 3 次读数的平均值记录。

2. 自测血压

（1）对于评估血压水平及严重程度，评价降压效应，改善治疗依从性，增强治疗的主动参与，自测血压具有独特优点，且无白大衣效应，可重复性较好。目前，患者家庭自测血压在评价血压水平和指导降压治疗上已经成为诊所血压的重要补充。然而，对于精神焦虑或根据血压读数常自行改变治疗方案的患者，不建议自测血压。

（2）推荐使用符合国际标准的上臂式全自动或半自动电子血压计，正常上限参考值为 135/85 mmHg。应注意患者向医生报告自测血压数据时可能有主观选择性，即报告偏差，患者有意或无意选择较高或较低的血压读数向医师报告，影响医师判断病情和调整治疗。有记忆存储数据功能的电子血压计可克服报告偏差。血压读数的报告方式可采用每周或每月的平均值。家庭自测血压低于诊所血压，家庭自测血压 135/85 mmHg 相当于诊所血压 140/90 mmHg。对血压正常的人建议定期测量血压（20 ~ 29 岁，每 2 年测 1 次；30 岁以上每年至少 1 次）。

3. 动态血压监测

（1）动态血压监测能提供日常活动和睡眠时血压的情况。动态血压监测提供评价在无靶器官损害的情况下（白大衣效应）高血压的可靠证据，也有助于评估明显耐药的患者，抗高血压药物引起的低血压综合征，阵发性高血压以及自主神经功能失调。动态血压测值常低于诊所血压测值。通常高血压患者清醒时血压≥135/85 mmHg，睡眠时≥120/75 mmHg。动态血压监测值与靶器官损害的相关性优于诊所血压。动态血压监测能提供血压升高占测量总数的百分比、整体血压负荷及睡眠时血压降低的程度。大多数人夜间血压下降 10% ~ 20%，如果不存在这种血压下降现象，则其发生心血管事件的危险会增加。

（2）动态血压测量应使用符合国际标准的监测仪。动态血压的正常值推荐以下国内参考标准：24 小时平均值 <130/80 mmHg，白昼平均值 <135/85 mmHg，夜间平均值 <125/75 mmHg。正常情况下，夜间血压均值比白昼血压值低 10% ~15%。

（3）动态血压监测在临床上可用于诊断白大衣性高血压、隐蔽性高血压、顽固难治性高血压、发作性高血压或低血压，评估血压升高严重程度，但是目前主要用于临床研究，例如评估心血管调节机制、预后意义、新药或治疗方案疗效考核等，不能取代诊所血压测量。

（4）动态血压监测时应注意以下问题：①测量时间间隔设定一般为每 30 分钟测 1 次，可根据需要而设定所需的时间间隔；②指导患者日常活动，避免剧烈运动；测血压时患者上臂要保持伸展和静止状态；③若首次检查由于伪迹较多而使读数 <80% 的预期值，应再次测量；④可根据 24 小时平均血压，日间血压或夜间血压进行临床决策参考，但倾向于应用 24 小时平均血压。

（五）适量运动

1. 运动的作用

运动除了可以促进血液循环、降低胆固醇生成外，还能增强肌肉、骨骼，减少关节僵硬的发生，增加食欲，促进肠胃蠕动、预防便秘，改善睡眠。

2. 运动的形式

最好养成持续运动的习惯，对中老年人应包括有氧、伸展及增强肌力练习 3 类，具体项目可选择步行、慢跑、太极拳、门球、气功等。

3. 运动强度的控制

每个参加运动的人特别是中老年人和高血压患者在运动前最好了解一下自己的身体状况，以决定运动种类、强度、频度和持续运动时间。运动强度必须因人而异，按科学锻炼的要求，常用运动强度指标可用运动时最大心率达到 180（或 170）减去年龄，如 50 岁的人运动心率为 120 ~130 次/分，如果求精确则采用最大心率的 60% ~85% 作为运动适宜心率，需在医师指导下进行。运动频度一般要求每周 3 ~5 次，每次持续 20 ~60 分钟，可根据运动者身体状况和所选择的运动种类以及气候条件等而定。

（六）在医生指导下正确用药

1. 如何减药

高血压患者一般须终身治疗。患者确诊为高血压后若自行停药，其血压（或迟或早）终将回复到治疗前水平。但患者的血压若长期控制，可以试图小心、逐步地减少服药数或剂量。尤其是认真地进行非药物治疗，密切地观察改进生活方式进度和效果的患者。患者在试行这种"逐步减药"时，应十分仔细地监测血压。

2. 记录治疗药物及疗效

一般高血压患者的治疗时间长达数十年，治疗方案会有多次变化，包括药物的选择。建议患者详细记录其用过的治疗药物及疗效。医生应为经手治疗的患者保存充分的记录，随时备用。

3. 降压药物剂量的调整

对大多数非重症或急症高血压，要寻找其最小有效耐受剂量药物，降压也不宜太快。故开始给小剂量药物，经 1 个月后，如疗效不够而不良反应少或可耐受，可增加剂量；如出现不良反应不能耐受，则改用另一类药物。随访期间血压测量应在每天的同一时间，对重症高血压，须及早控制其血压，可以较早递增剂量和合并用药。随访时除患者主观感觉外，还要做必要的化验检查，以了解靶器官状况和有无药物不良反应。对于非重症或急症高血压，经治疗血压长期稳定达 1 年以上，可以考虑减少药物剂量，目的为减少药物的可能不良反应，但以不影响疗效为前提。

（1）选择针对性强的降血压药。降血压药物品种很多，个体差异很大，同一种药物不同的患者服用后的效果会因人而异。对医生开的降血压药，护理人员和患者必须了解药物的名称、作用、剂量、用法、不良反应等，并遵照医嘱按时服药。

（2）合适的剂量。一般由小剂量开始，逐渐调整到合适的剂量。晚上睡觉前的治疗剂量尤其要偏小，因入睡后如果血压降得太低，则易有脑动脉血栓形成。药品剂量不能忽大忽小，否则血压波动太大，会造成实质脏器的损伤。

（3）不能急于求成。如血压降得太低，会引起急性缺血性脑血管病和心脏缺血性疾病发生。

（4）不要轻易中断治疗。应用降血压药过程中，症状改善后，仍需坚持长期服药，也不可随意减少剂量，必须听从医生的治疗安排。

（5）不宜频繁更换降血压药。各种降血压药，在人体内的作用时间不尽相同，更换降血压药时，往往会引起血压的波动，换降血压药必须在医生指导下进行，不宜多种药合用，以避免药物不良反应。

（6）对于患痴呆症或意识不清的老人，护理人员必须协助服药，并帮助管理好药物，以免发生危险。

（7）注意观察药物不良反应，必要时采取相应的防范措施。若患者突然出现头痛、多汗、恶心、呕吐、烦躁、心慌等症状，家人协助患者立即平卧，抬高头部，用湿毛巾敷在头部；测量血压，若血压过高，应用硝苯地平嚼碎舌下含服等，以快速降血压；如果半小时后血压仍不下降，且症状明显，应立即去医院就诊。

（管丽蓉）

第二节　心肌梗死

心肌梗死是心肌缺血性坏死，为在冠状动脉病变基础上，发生冠状动脉供血急剧减少或中断，使相应的心肌严重而持久地急性缺血所致。

一、病因

基本病因是冠状动脉粥样硬化（偶为冠状动脉痉挛、栓塞、炎症、先天性畸形、外伤、冠状动脉阻塞所致），造成管腔狭窄和心肌供血不足，而侧支循环尚未建立，心肌缺血即可发生。在此基础上，一旦冠状动脉血供进一步急剧减少或中断20～30分钟，使心肌严重而持久地急性缺血达0.5小时以上，即可发生心肌梗死。

另心肌梗死发生严重心律失常、休克、心力衰竭，均可使冠状动脉血流量进一步下降，心肌坏死范围扩大。

二、临床表现

心肌梗死的临床表现与梗死面积大小、梗死部位、侧支循环情况密切相关。

1. 先兆表现

多数患者于发病前数日可有前驱症状，如原有心绞痛近日发作频繁，程度加重，持续时间较久，休息或硝酸甘油不能缓解，甚至在休息中或睡眠中发作。表现为突发上腹部剧痛、恶心、呕吐、急性心力衰竭，或严重律失常。心电图检查可显示 ST 段一过性抬高或降低，T 波高大或明显倒置。

2. 症状

（1）疼痛：最早出现的症状。少数患者可无疼痛，起病即表现休克或急性肺水肿。有些患者疼痛部位在上腹部，且伴有恶心、呕吐，易与胃穿孔、急性胰腺炎等急腹症相混淆。

（2）全身症状：发热、心动过速、白细胞增高、红细胞沉降率增快，由坏死物质吸收所引起。一般在疼痛24～48小时出现，程度与梗死范围呈正相关，体温38℃左右，很少超过39℃，持续约1周。

（3）胃肠道症状：疼痛可伴恶心、呕吐、上腹胀痛，与迷走神经受坏死物质刺激和胃肠道组织灌注不足等有关。

（4）心律失常：75%～95%的患者伴有心律失常，以24小时内为最多见，以室性心律失常最多。

（5）休克：见于20%的患者，数小时至1周内发生，主要原因如下。①心肌遭受严重损害，左心室排血量急剧将低（心源性休克）。②剧烈胸痛引起神经反射性周围血管扩张。③因呕吐、大汗、摄入不足导致血容量不足。

（6）心力衰竭：主要是急性左侧心力衰竭。可在最初几天内发生，或在疼痛、休克好转阶段发生，为梗死后心脏舒缩力减弱或不协调所致。

急性心肌梗死引起的心力衰竭称为泵衰竭。按 Killip 分级法可分为：Ⅰ级，尚无明显心力衰竭；Ⅱ级，有左侧心力衰竭；Ⅲ级，有急性肺水肿；Ⅳ级，有心源性休克。

3. 体征

（1）心脏体征：心率多增快，第一心音减弱，出现第四心音。若心尖区出现收缩期杂音，多为乳头肌功能不全所致。反应性纤维心包炎者，有心包摩擦音。

（2）血压：均有不同程度的降低，起病前有高血压者，血压可降至正常。

（3）其他：可有心力衰竭、休克体征、心律失常的相关体征。

三、治疗

心肌梗死的救治原则为：①挽救濒死心肌，防止梗死扩大，缩小心肌缺血范围；②保护、维持心脏功能；③及时处理严重心律失常、泵衰竭及各种并发症。

（一）监护及一般治疗

1. 休息

卧床休息 1 周，保持安静，必要时给予镇静药。

2. 吸氧

持续吸氧 2~3 天，有并发症者须延长吸氧时间。

3. 监测

在 CCU 进行 ECG、血压、呼吸监测 5~7 天。

4. 限制活动

无并发症者，根据病情制订活动计划。

5. 进食易消化食物

不宜过饱，可少量多餐。保持大便通畅，必要时给予缓泻药。

（二）解除疼痛

尽快止痛，可应用强力止痛药。

（1）哌替啶（度冷丁）50~100 mg 紧急肌内注射。

（2）吗啡 5~10 mg 皮下注射，必要时 1~2 小时后再注射 1 次，以后每 4~6 小时可重复应用，注意呼吸抑制作用。

（3）轻者：可待因 0.03~0.06 g 口服或罂粟碱 0.03~0.06 g 肌内注射或口服。

（4）试用硝酸甘油 0.3 mg，异山梨酯 5~10 mg 舌下含用或静脉滴注，注意心率增快，血压下降等不良反应。

（5）病情顽固者，给予人工冬眠疗法。

（三）再通疗法

意义：再通疗法是目前治疗 AMI 的积极治疗措施，在起病 3~6 小时内，使闭塞的冠状动脉再通，心肌得到再灌注，挽救濒死的心肌，以缩小梗死范围，改善预后。

适应证：再通疗法只适于透壁心肌梗死，所以心电图上必须要有 2 个或 2 个以上相邻导联 ST 段抬高 >0.1 mV，方可进行再通治疗。心肌梗死发病后 6 小时内再通疗法是最理想的；发病 6~12 小时 ST 段抬高的 AMI 也可用再通疗法。

方法：溶栓疗法，紧急施行 PTCA，随后再安置支架。

1. 溶栓疗法

（1）溶栓的药物：尿激酶、链激酶、重组组织型纤维蛋白溶酶原激活药（rt-PA）等。

（2）注意事项：①溶栓期间进行严密心电监护，及时发现并处理再灌注心律失常；溶栓 3 小时内心律失常发生率最高，84% 心律失常发生在溶栓 4 小时之内；前壁心肌梗死时，心律失常多为室性心律失常，如频发室性期前收缩、加速室性自主心律、室性心动过速、心室颤动等；下壁梗死时，心律失常多发生窦性心动过缓、房室传导阻滞；②血压监测，低血压是急性心梗的常见症状，可由于心肌大面积梗死、心肌收缩力明显降低、心排血量减少所致，但也可能与血容量不足、再灌注性损伤、血管扩张药及合并出血等有关；一般低血压在急性心肌梗死后 4 小时最明显。对单纯的低血压状态，应加强对血压的监测。在溶栓进行的 30 分钟内，10 分钟测量 1 次血压；溶栓结束后 3 小时内，30 分钟测量 1 次；之后 1 小时测量 1 次；血压平稳后根据病情延长测量时间；③用药期间注意出血倾向，在溶栓期间应严密观察患者有无皮肤黏膜出血、尿血、便血及颅内出血（观察瞳孔意识），输液穿刺部位有无瘀点、瘀斑，有无牙龈出血等。溶栓后 3 天内每天检查 1 次尿常规、大便潜血和出凝血时间，溶栓次日复查血小板，应尽早发现出血性并发症，早期采取有效的治疗措施。

（3）不宜溶栓的情况：①年龄大于 70 岁；②ST 段抬高，时间 > 24 小时；③就诊时严重高血压(> 180/110 mmHg)；④仅有 ST 段压低（如非 Q 心梗，心内膜下心梗）及不稳定性心绞痛；⑤有出血倾向、外伤、活动性溃疡、糖尿病视网膜病变，脑出血史及 6 个月内缺血性脑卒中史，夹层动脉瘤，半个月内手术等。

2. 经皮冠状动脉腔内成形术（PTCA）

（1）补救性 PTCA：经溶栓治疗，冠状动脉再通后又再堵塞，或再通后仍有重度狭窄者，如无出血禁忌，可紧急施行 PTCA，随后再安置支架。预防再梗和再发心绞痛。

（2）直接 PTCA：不进行溶栓治疗，直接进行 PTCA 作为冠状动脉再通的手段，其目的在于挽救心肌。

适应证：①对有溶栓禁忌或不适宜溶栓治疗的患者，以及对升压药无反应的心源性休克患者应首选直接 PTCA；②对有溶栓禁忌证的高危患者，如年龄 > 70 岁、既往有 AMI 史、广泛前壁心肌梗死以及收缩压 < 100 mmHg、心率 > 100 次/分或 Killip 分级 > Ⅰ级的患者若有条件最好选择直接 PTCA。

（四）控制休克

最好根据血流动力学监测结果用药。

1. 补充血容量

估计血容量不足、中心静脉压下降者，用低分子右旋糖酐、10% 葡萄糖注射液 500 mL 或生理盐水 500 mL 静脉滴入。输液后中心静脉压 > 18 cmH$_2$O，则停止补充血容量。

2. 应用升压药

补充血容量后血压仍不升，而心排血量正常时，提示周围血管张力不足，此时可用升压药物。多巴胺或间羟胺微泵静脉使用，两者也可合用。也可选用多巴酚丁胺。

3. 应用血管扩张药

经上述处理后血压仍不升，周围血管收缩致四肢厥冷时可使用硝酸甘油。

4. 其他措施

纠正酸中毒，保护肾功能，避免脑缺血，必要时应用糖皮质激素和洋地黄制剂。

5. 主动脉内球囊反搏术（IABP）

上述治疗无效时可考虑应用 IABP，在 IABP 辅助循环下行冠脉造影，随即行 PTCA、CABG。

（五）治疗心力衰竭

主要治疗左侧心力衰竭，见心力衰竭的急救。

（六）其他治疗

有助于挽救濒死心肌，防止梗死扩大，缩小缺血范围，根据患者具体情况选用。

1. β 受体阻滞药、钙通道阻滞药、ACE 抑制药的使用

改善心肌重构，防止梗死范围扩大，改善预后。

2. 抗凝疗法

口服阿司匹林等药物。

3. 极化液疗法

有利于心脏收缩，减少心律失常，有利 ST 段恢复。极化液具体配置 10% KCl 15 mL + 胰岛素 8 U + 10% 葡萄糖注射液 500 mL。

4. 使用促进心肌代谢药物

维生素 C，维生素 B_6，1、6-二磷酸果糖，辅酶 Q_{10} 等。

5. 使用右旋糖酐 40 或羟乙基淀粉

降低血黏度，改善微循环。

（七）并发症的处理

1. 栓塞

溶栓或抗凝治疗。

2. 心脏破裂

乳头肌断裂、VSD 者手术治疗。

3. 室壁瘤

影响心功能或引起严重心律失常者手术治疗。

4. 心肌梗死后综合征

可用糖皮质激素、阿司匹林、吲哚美辛等。

四、护理措施

（一）疼痛的护理

1. 绝对卧床休息（包括精神和体力）

休息即为最好的疗法之一，病情稳定无特殊不适，且在急性期均应绝对卧床休息，严禁探视，避免精神紧张，一切活动包括翻身、进食、洗脸、大小便等均应在医护人员协助下进行，避免生扯硬拽现象。如果患者焦虑、抑郁情绪严重并有睡眠障碍等表现时，应根据病情选择没有禁忌的镇静药物，如哌替啶等。

2. 做好氧疗管理

心肌梗死时由于持续的心肌缺血缺氧，代谢产物积聚或产生多肽类致痛物等，刺激神经末梢，经神经传导至大脑产生痛觉，而疼痛使患者烦躁不安、情绪恶化，加重心肌缺氧，影响治疗效果。若胸闷、疼痛剧烈或症状不缓解、持续时间长，氧流量可控制在 5~6 L/min，待症状消失后改为 3~4 L/min，一般不少于 72 小时，5 天后可根据情况间断给氧。

3. 心理管理

疾病给患者带来胸闷、疼痛等压抑的感觉，再加上环境的生疏，可使患者恐惧、紧张不安，而这又导致交感神经兴奋引起血压升高，心肌耗氧量增加，诱发心律失常，加重心肌缺血坏死，因此，应了解患者的职业、文化、经济、家庭情况及发病的诱因，关心体贴患者，消除紧张恐惧心理，让患者树立战胜疾病的信心，处于最佳心理状态。

（二）恐惧的护理

（1）消除患者紧张与恐惧心理：救治过程中要始终关心体贴患者，态度和蔼，鼓励患者表达自己的感受，安慰患者，使之尽快适应环境，进入角色。

（2）了解患者的思想状况，向患者讲清情绪与疾病的关系，使患者明白紧张的情绪会加重病情，使病情恶化。劝慰患者消除紧张情绪，处于接受治疗的最佳心理状态。

（3）向患者介绍救治心梗的特效药及先进仪器设备，肯定效果与作用，使患者得到精神上的安慰和对医护人员的信任。在治疗护理过程中做到忙而不乱，紧张而有序，迅速而准确。

（4）给患者讲解抢救成功的例子，使其树立战胜疾病的信心。

（5）针对心理反应进行耐心解释，真诚坦率地为其排忧解难，做好生活护理，给他们创造一个安静、舒适、安全、整洁的休息环境。

（三）自理缺陷的护理

（1）心肌梗死急性期卧床期间协助患者洗漱进食、大小便及个人卫生等生活护理。

（2）将患者经常使用的物品放在易拿取的地方，以减少患者拿东西时的体力消耗。

（3）将呼叫器放在患者手边，听到铃响立即给予答复。

（4）向患者提供有关疾病治疗及预后的确切消息，强调正面效果，以增加患者自我照顾的能力和信心，并向患者说明健康程序，不要允许患者延长卧床休息时间。

（5）在患者活动耐力范围内，鼓励患者从事部分生活自理活动和运动，以增加患者的自我价值感。

（6）让患者有足够的时间，缓慢地进行自理活动或者在活动过程中提供多次短暂的休息；或者给予较多的协助，以避免患者过度劳累。

（四）便秘的护理

（1）合理饮食：提醒患者饮食要节制，要选择清淡易消化、产气少、无刺激的食物。进食速度不宜过快，少食多餐。

（2）遵医嘱给予大便软化药或缓泻药。

（3）鼓励患者定时排便，安置患者于舒适体位排便。

（4）不习惯于床上排便的患者，应向其讲明病情及需要在床上排便的理由并用屏风遮挡。

（5）告知患者排便时不要太用力，可用手掌在腹部按乙状结肠走行方向做环形按摩。

（五）心力衰竭的护理

（1）避免诱发心力衰竭的因素，如上感、劳累、情绪激动、感染，不适当的活动。

（2）若突然出现急性左侧心力衰竭，应立即采取急救措施。

（六）心源性休克的护理

（1）严密观察神志、意识、血压、脉搏、呼吸、尿量等情况并做好记录。

（2）观察患者末梢循环情况，如皮肤温度、湿度、色泽。

（3）注意保暖。

（4）保持输液通畅，并根据心率、血压、呼吸及用药情况随时调整滴速。

（七）心律失常的护理

（1）给予心电监护，监测患者心律、心率、血压、脉搏、呼吸及心电图改变，并做好记录。

（2）嘱患者尽量避免诱发心律失常的因素，如情绪激动、烟酒、浓茶、咖啡等。

（3）向患者说明心律失常的临床表现及感受，若出现心悸、胸闷、胸痛、心前区不适等症状，应及时告诉医护人员。

（4）遵医嘱应用抗心律失常药物，并观察药物疗效及不良反应。

（5）备好各种抢救药物和仪器，如除颤器、起搏器，抗心律失常药及复苏药。

五、健康教育

（一）心理指导

本病起病急、症状明显，患者因剧烈疼痛而有濒死感，又因担心病情及疾病预后而产生焦虑、紧张等情绪，护士应陪伴在患者身旁，允许患者表达出对死亡的恐惧如呻吟、易怒等，用亲切的态度回答患者提出的问题。解释先进的治疗方法及监护设备的作用。

（二）饮食指导

急性心梗发作 2～3 天时以流食为主，每天总热能为 500～800 kcal；控制液体量，减轻心脏负担，口服液体量应控制在 1 000 mL/d；宜食低脂、低胆固醇、低盐、适量蛋白质、高食物纤维饮食，脂肪限制在 40 g/d 以内，胆固醇应＜300 mg/d；选择容易消化及吸收的食物，饮食不宜过热过冷，保持大便通畅，排便时不可用力过猛；病情稳定 3 天后可逐渐改半流质、低脂饮食，总热能 1 000 kcal/d 左右。避免食用辛辣或发酵食物，减少便秘和腹胀。康复期低糖、低胆固醇饮食，多吃富含维生素和钾的食物，伴有高血压或心力衰竭者应限制钠盐摄入量。

在食物选择方面，心梗急性期主食可用藕粉、米汤、菜水、去油过筛肉汤、淡茶水、红枣泥汤；选低胆固醇及有降脂作用的食物，可食用的有鱼类、鸡蛋清、瘦肉末、嫩碎蔬菜及水果，降脂食物有山楂、香菇、大蒜、洋葱、海鱼、绿豆等。病情好转后改为半流食，可食用浓米汤、厚藕粉、枣泥汤、去油肉绒、鸡绒汤、薄面糊等。病情稳定后，可逐渐增加或进软食，如面条、面片、馄饨、面包、米粉、粥等。恢复期饮食治疗按冠心病饮食进行。

禁忌食物：凡胀气、刺激性流食不宜吃，如豆浆、牛奶、浓茶、咖啡等；忌烟酒及刺激性食物和调味品，限制食盐和味精用量。

（三）作息指导

保证睡眠时间，两次活动间要有充分的休息。急性期后 1～3 天应绝对卧床，4～6 天可在床上做上下肢被动运动。1 周后，无并发症的患者可于床上坐起活动。每天 3～5 次，每次 20 分钟，动作宜慢。有并发症者，卧床时间延长。第 2 周起开始床边站立→床旁活动→室内活动→完成个人卫生。根据患者对运动的反应，逐渐增加活动量。第 2 周后室外走廊行走，第 3～4 周试着上下 1 层楼梯。

（四）用药指导

常见治疗及用药观察如下。

1. 止痛

使用吗啡或哌替啶止痛，配合观察镇静止痛的效果及有无呼吸抑制、脉搏加快。

2. 溶栓治疗

溶栓过程中应配合监测心率、心律、呼吸、血压，注意胸痛情况和皮肤、牙龈、呕吐物及尿液有无出血现象，发现异常应及时报告医护人员，及时处理。

3. 硝酸酯类药物

配合用药时间及用药剂量，使用过程中要注意观察疼痛有无缓解，有无头晕、头痛、血压下降等不良反应。

4. 抑制血小板聚集药物

药物宜餐后服。用药期间注意有无胃部不适，有无皮下、牙龈出血，定期检查血小板数量。

（五）行为指导

（1）大便干结时忌用力排便，应用开塞露塞肛或服用缓泻药如口服酚酞等方法保持大便通畅。

（2）接受氧气吸入时，要保证氧气吸入的有效浓度以达到改善缺氧状态的效果，同时注意用氧安全，避免明火。

（3）病情未稳定时忌随意增加活动量，以免加重心脏负担，诱发或加重心肌梗死。

（4）在输液过程中，应遵循医护人员控制的静脉滴注速度，切忌随意加快输液速度。

（5）当患者严重气急，大汗，端坐呼吸，应取坐位或半坐卧位，两腿下垂，有条件者立即吸氧。并应注意用氧的安全。

（6）当患者出现心搏骤停时，应积极处理。

（7）指导患者3个月后的性生活技巧。

（8）选择一天中休息最充分的时刻行房事（早晨最好）。避免温度过高或过低时，避免饭后或酒后进行房事。

（9）如需要，可在性生活时吸氧。

（10）如果出现胸部不舒适或呼吸困难，应立即终止。

（六）病情观察

注意观察胸痛的性质、部位、程度、持续时间，有无向他处放射；配合监测体温、心率、心律、呼吸及血压及电解质情况，以便及时处理。

（七）出院指导

（1）养成良好的生活方式，生活规律，作息定时，保证充足的睡眠。病情稳定无并发症的急性心肌梗死，6周后可每天步行、打太极拳；8~12周可骑车、洗衣等；3~6个月后可部分或完全恢复工作。但不应继续从事重体力劳动、驾驶、高空作业或工作量过大。

（2）注意保暖，适当添加衣服。

（3）饮食宜清淡，避免饱餐，忌烟酒及减肥，防止便秘。

（4）坚持按医嘱服药，随身备硝酸甘油，有多种剂型的药物，如片剂、喷雾剂，定期复诊。

（5）心肌梗死最初3个月内不适宜坐飞机及单独外出，原则上不过性生活。

（管丽蓉）

第三节 感染性心内膜炎

感染性心内膜炎是心内膜表面的微生物感染，伴赘生物形成。赘生物是大小不等、形状不一的血小板和纤维素团块，内有微生物和炎症细胞。瓣膜是最常受累部位，间隔缺损部位、腱索或心壁内膜也可发生感染。而动静脉瘘、动脉瘘（如动脉导管未闭）、主动脉缩窄部位的感染虽然属于动脉内膜炎，但临床与病理均类似于感染性心膜炎。

感染性心内膜炎根据病程可分为急性和亚急性。急性感染性心内膜炎特点是：中毒症状明显；病情发展迅速，数天或数周引起瓣膜损害；迁移性感染多见；病原体主要是金黄色葡萄球菌。亚急性感染性心内膜炎特点是：中毒症状轻；病程长，可为数周至数月；迁移性感染少见；病原体多为草绿色链球菌，其次为肠球菌。

感染性心内膜炎又可分为自体瓣膜心内膜炎、人工瓣膜心内膜炎和静脉药瘾者的心内膜炎。本节主要阐述自体瓣膜心内膜炎。

一、病因

感染性心内膜炎主要是由链球菌和葡萄球菌感染引起。急性感染性心内膜炎主要由金黄色葡萄球菌引起，少数患者由肺炎球菌、淋球菌、A 族链球菌和流感杆菌等所致。亚急性感染性心内膜炎以草绿色链球菌感染最常见，其次为 D 族链球菌（牛链球菌和肠球菌）、表皮葡萄球菌，其他细菌较少见。真菌、立克次体和衣原体等是感染性心内膜炎少见的致病微生物。

二、临床表现

从短暂性菌血症的发生至症状出现之间的时间多在 2 周以内，但有不少患者无明确的细菌进入途径可寻。

（一）症状

1. 发热

发热是感染性心内膜炎最常见的症状，除有些老年或心、肾衰竭重症患者外，几乎均有发热，常伴有头痛、背痛和肌肉关节痛的症状。亚急性感染性心内膜炎起病隐匿，可伴有全身不适、乏力、食欲缺乏和体重减轻等症状，可有弛张性低热，体温一般 <39℃，午后和晚上高。急性感染性心内膜炎常有急性化脓性感染，呈暴发性败血症过程，有高热、寒战。常可突发心力衰竭。

2. 非特异性症状

（1）脾肿大：占 15%～50%，病程 >6 周的患者可出现。急性感染性心内膜炎少见。

（2）贫血：贫血较为常见，尤其多见于亚急性感染性心内膜炎，伴有苍白无力和多汗。多为轻中度贫血，晚期患者有重度贫血。主要由于感染骨髓抑制所致。

（3）杵状指（趾）：部分患者可见。

3. 动脉栓塞症状

多发生于病程后期，但也有少部分患者为首发症状。赘生物引起动脉栓塞可发生在机体的任何部位，如脑、心脏、脾、肾、肠系膜及四肢。脑栓塞的发生率最高。在由左向右分流的先天性心血管病或右心内膜炎时，肺循环栓塞常见。如三尖瓣赘生物脱落引起肺栓塞，表现为突然咳嗽、呼吸困难、咯血或胸痛等症状。肺栓塞还可发展为肺坏死、空洞，甚至脓气胸。

（二）体征

1. 心脏杂音

80%～85%的患者可闻心脏杂音，是基础心脏病和（或）心内膜炎导致瓣膜损害所致。

2. 周围体征

可能是微血管炎或微栓塞所致，多为非特异性。

（1）瘀点：多见病程长者，可出现于任何部位，以锁骨、皮肤、口腔黏膜和睑结膜常见。

（2）指、趾甲下线状出血。

（3）Roth 斑：多见于亚急性感染性心内膜炎，表现为视网膜的卵圆形出血斑，其中心呈白色。

（4）Osler 结节：为指和趾垫出现豌豆大的红色或紫色痛性结节，较常见于亚急性感染性心内膜炎。

（5）Janeway 损害：是手掌和足底处直径 1～4 mm、无痛性出血红斑，主要见于急性感染性心内膜炎。

（三）并发症

1. 心脏并发症

（1）心力衰竭：是最常见的并发症，主要由瓣膜关闭不全所致，以主动脉瓣受损患者最多见。其次为二尖瓣受损的患者，三尖瓣受损的患者也可发生。各种原因的瓣膜穿孔或腱索断裂导致急性瓣膜关闭不全时，均可诱发急性左心衰竭。

（2）心肌脓肿：常见于急性感染性心内膜炎患者，可发生于心脏任何部位，以瓣膜周围特别是主动脉瓣环多见，可导致房室和室内传导阻滞。可偶见心肌脓肿穿破。

（3）急性心肌梗死：多见于主动脉瓣感染时，出现冠状动脉细菌性动脉瘤，引起冠状动脉栓塞，发生急性心肌梗死。

（4）化脓性心包炎：主要发生于急性感染性心内膜炎患者，但不多见。

（5）心肌炎。

2. 细菌性动脉瘤

多见于亚急性感染性心内膜炎患者，发生率为 3%～5%。一般见于病程晚期，多无自觉症状。受累动脉多为近端主动脉及主动脉窦、脑动脉、内脏动脉和四肢动脉，可扪及的搏动性肿块，发生于周围血管时易诊断。如果发生在脑动脉、肠系膜动脉或其他深部组织的动脉时，常到动脉瘤出血时才可确诊。

3. 迁移性脓肿

多见于急性感染性心内膜炎患者，亚急性感染性心内膜炎患者少见，多发生在肝、脾、骨髓和神经系统。

4. 神经系统并发症

神经系统受累表现，约有 1/3 患者发生。

（1）脑栓塞：占其中的1/2。最常受累的是大脑中动脉及其分支。

（2）脑细菌性动脉瘤：除非破裂出血，多无症状。

（3）脑出血：由脑栓塞或细菌性动脉瘤破裂所致。

（4）中毒性脑病：可有脑膜刺激征。

（5）化脓性脑膜炎：不常见，主要见于急性感染性心内膜炎患者，尤其是金黄色葡萄球菌性心内膜炎。

（6）脑脓肿。

5. 肾并发症

（1）肾动脉栓塞和肾梗死，多见于急性感染性心内膜炎患者。

（2）局灶性或弥漫性肾小球肾炎，常见于亚急性感染性心内膜炎患者。

（3）肾脓肿，但少见。

三、辅助检查

（一）常规检查

1. 尿常规

显微镜下常有血尿和轻度蛋白尿。肉眼血尿提示肾梗死。红细胞管型和大量蛋白尿提示弥漫性肾小球性肾炎。

2. 血常规

白细胞计数正常或轻度升高，分类计数轻度左移。可有"耳垂组织细胞"现象，即揉耳垂后穿刺的第一滴血液涂片时可见大单核细胞，是单核—吞噬细胞系统过度受刺激的表现。急性感染性心内膜炎常有血白细胞计数增高，并有核左移。红细胞沉降率升高。亚急性感染性心内膜炎患者常见正常色素正常细胞性贫血。

（二）免疫学检查

80%的患者血清出现免疫复合物，25%的患者有高丙种球蛋白血症。亚急性感染性心内膜炎病程6周以上的患者中有50%类风湿因子阳性。当并发弥漫性肾小球肾炎的患者，血清补体可降低。免疫学异常表现在感染治愈后可消失。

（三）血培养

血培养是诊断菌血症和感染性心内膜炎的最有价值的方法。近期未接受过抗生素治疗的患者血培养阳性率可高达95%以上。血培养的阳性率降低，常由于2周内用过抗生素或采血、培养技术不当所致。

（四）X线检查

肺部多处小片状浸润阴影，提示脓毒性肺栓塞所致的肺炎。左心衰竭时可有肺瘀血或肺水肿征。主动脉增宽可是主动脉细菌性动脉瘤所致。

细菌性动脉瘤有时需经血管造影协助诊断。

CT扫描有助于脑梗死、脓肿和出血的诊断。

（五）心电图检查

心肌梗死心电图表现可见于急性感染性心内膜炎患者。主动脉瓣环或室间隔脓肿的患者可出现房室、室内传导阻滞。

（六）超声心动图检查

超声心动图发现赘生物、瓣周并发症等支持心内膜炎的证据，对明确感染性心内膜炎诊断有重要价值。经食管超声（TTE）可以检出直径 < 5 mm 的赘生物，敏感性高达 95% 以上。

四、治疗

（一）抗微生物药物治疗

抗微生物药物治疗是治疗本病最重要的措施。用药原则为：①早期应用；②充分用药，选用灭菌性抗微生物药物，大剂量和长疗程；③静脉用药为主，保持稳定、高的血药浓度；④病原微生物不明时，急性感染性心内膜炎应选用对金黄色葡萄球菌、链球菌和革兰阴性杆菌均有效的广谱抗生素，亚急性感染性心内膜炎应用对链球菌、肠球菌有效的抗生素；⑤培养出病原微生物时，应根据致病菌对药物的敏感程度选择抗微生物药物。

1. 经验治疗

病原菌尚未培养出时，对急性感染性心内膜炎患者，采用萘夫西林、氨苄西林和庆大霉素，静脉注射或滴注。亚急性感染性心内膜炎患者，按常见的致病菌链球菌的用药方案，以青霉素为主或加庆大霉素静脉滴注。

2. 已知致病微生物时的治疗

（1）青霉素敏感的细菌治疗：至少用药 4 周。对青霉素敏感的细菌如草绿色链球菌、牛链球菌、肺炎球菌等。①首选大剂量青霉素分次静脉滴注；②青霉素加庆大霉素静脉滴注或肌注；③青霉素过敏时可选择头孢曲松或万古霉素静脉滴注。

（2）青霉素耐药的链球菌治疗：①青霉素加庆大霉素，青霉素应用 4 周，庆大霉素应用 2 周；②万古霉素剂量同前，疗程 4 周。

（3）肠球菌心内膜炎治疗：①大剂量青霉素加庆大霉素静脉滴注；②氨苄西林加庆大霉素，用药 4~6 周，治疗过程中酌减或撤除庆大霉素，防其不良反应；③治疗效果不佳或不能耐受者可改用万古霉素，静脉滴注，疗程 4~6 周。

（4）对金黄色葡萄球菌和表皮葡萄球菌的治疗：①萘夫西林或苯唑西林，静脉滴注，用药 4~6 周，治疗开始 3~5 天加用庆大霉素，剂量同前；②青霉素过敏或无效患者，可用头孢唑林静脉滴注，用药 4~6 周，治疗开始 3~5 天，加用庆大霉素；③如青霉素和头孢菌素无效时，可用万古霉素 4~6 周。

（5）耐药的金黄色葡萄球菌和表皮葡萄球菌治疗：应用万古霉素治疗 4 周。

（6）对其他细菌治疗：用青霉素、头孢菌素或万古霉素，加或不加氨基糖苷类，疗程 4~6 周。革兰阴性杆菌感染，可用氨苄西林、哌拉西林、头孢噻肟或头孢拉定，静脉滴注。加庆大霉素，静脉滴注。环丙沙星静脉滴注也可有效。

（7）真菌感染治疗：用两性霉素 B，静脉滴注。首日 1 mg，之后每日递增 3~5 mg，总量 3~5 g。在用药过程中，应注意两性霉素的不良反应。完成两性霉素疗程后，可口服氟胞嘧啶，用药需数月。

（二）外科治疗

有严重心脏并发症或抗生素治疗无效的患者，应考虑手术治疗。

五、护理措施

（一）一般护理

要保持室内环境清洁整齐，定时开窗通风，保持空气新鲜。注意防寒保暖，保持口腔、皮肤清洁，预防呼吸道、皮肤感染。

（二）饮食护理

给予高热量、高蛋白、高维生素、易消化的半流食或软食，注意补充蔬菜、水果，变换膳食花样和口味，促进食欲，补充高热引起的机体消耗。

（三）发热护理

观察体温和皮肤黏膜，每 4~6 小时测量 1 次，并准确记录，以判断病情进展和治疗效果。观察患者皮肤情况，检查有无指、趾甲下线状出血、指和趾垫出现豌豆大的红色或紫色痛性结节、手掌和足底无痛性出血红斑等周围体征。

高热患者应卧床休息，给予物理降温如温水擦浴、冰袋等，及时记录降温后体温变化。及时更换被汗浸湿的床单、被套，为避免患者因大汗频繁更换衣服而受凉，可在患者出汗多的时候，在衣服与皮肤之间衬以柔软的毛巾，便于及时更换，增加舒适感。

患者高热、大汗要及时补充水分，必要时注意补充电解质，记录出入量，保证水及电解质的平衡。注意口腔护理，防止感染，增加食欲。

（四）正确采集血标本

正确留取合格的血培养标本，对于本病的诊断、治疗十分重要，而采血方法、培养技术及应用抗生素的时间，都可影响血培养阳性率。告诉患者暂时停用抗生素和反复多次抽血的必要性，以取得患者的理解和配合。留取血培养标本方法如下。

对于未开始治疗的亚急性感染性心内膜炎患者应在第 1 天每间隔 1 小时采血 1 次，共 3 次。如次日未见细菌生长，重复采血 3 次后，开始抗生素治疗。

已用过抗生素患者，应停药 2~7 天后采血。急性感染心内膜炎患者应在入院后 3 小时内，每隔 1 小时 1 次共取 3 个血标本后开始治疗。

每次取静脉血 10~20 mL，做需氧和厌氧培养，至少应培养 3 周，并周期性做革兰染色涂片和次代培养。必要时培养基需补充特殊营养或采用特殊培养技术。

（五）病情观察

严密观察体温及生命体征的变化；观察心脏杂音的部位、强度、性质有无变化，如有新杂音出现、杂音性质的改变往往与赘生物导致瓣叶破损、穿孔或腱索断裂有关；注意观察脏器动脉栓塞有关症状，当患者发生可疑征象，尽早报告医师及时处理。

（六）用药护理

遵医嘱给予抗生素治疗，告诉患者病原菌隐藏在赘生物内和内皮下，需要坚持大剂量、全疗程、时间长的抗生素治疗才能杀灭，要严格按时间、剂量准确地用药，以确保维持有效的血药浓度。注意保护患者静脉血管，有计划地使用，以保证完成长时间的治疗。在用药过程中要注意观察用药效果和可能出现的不良反应，如有发生及时报告医师，调整抗生素应用方案。

六、健康教育

1. 提高患者依从性

帮助患者及其家属认识本病的病因、发病机制，坚持足够疗程的治疗意义。

2. 就诊注意事项

告诉患者在就诊时应向医师讲明本人有心内膜炎病史，在实施口腔内手术如拔牙、扁桃体摘除，上呼吸道手术或操作及生殖、泌尿、消化道侵入性检查或其他外科手术前，应预防性使用抗生素。

3. 预防感染

嘱咐患者平时要注意防寒、保暖，保持口腔及皮肤清洁，不要挤压痤疮、疖、痈等感染病灶，减少病原菌侵入机会。

4. 病情观察

帮助患者掌握病情自我观察方法，如自测体温，观察体温变化，观察有无栓塞表现等，定期门诊随诊，有病情变化及时就诊。

5. 家属支持

教育患者家属在长时间疾病诊治过程中，注意给患者生活照顾，心理支持，鼓励协助患者积极治疗。

（符淑芳）

第四节　急性心功能不全

一、临床表现

（1）突发严重的呼吸困难，呼吸频率常达每分钟 30～40 次。

（2）强迫体位，面色灰白、发绀、大汗、烦躁，同时频繁咳嗽，咳粉红色泡沫样痰。

（3）极重者可因脑缺氧而致神志模糊。

（4）听诊时两肺满布湿性啰音和哮鸣音，心尖部第一心音减弱，频率快，同时有舒张早期第三心音而构成奔马律。肺动脉瓣第二心音亢进。

（5）血压测定可发现患者可有一过性的高血压，病情如不缓解，血压可持续下降直至休克。

二、辅助检查

1. 体格检查

呼吸频率常达每分钟 30～40 次。听诊时两肺满布湿性啰音和哮鸣音，心尖部第一心音减弱，频率快，同时有舒张早期第三心音而构成奔马律。肺动脉瓣第二心音亢进。血压测定可发现患者可有一过性的高血压，病情如不缓解，血压可持续下降直至休克。

2. 心电图检查

可显示患者有心律失常的表现。

3. X 线检查

可显示出心影的大小及心脏外形，根据心脏扩大的程度和动态变化可间接反映心脏功能，也可以诊断有无肺瘀血。

4. 超声心动图检查

可比 X 线检查提供更准确的各心腔大小变化、心瓣膜结构及功能情况，还可以用于估计心脏的收缩和舒张功能。

三、护理措施

（1）安置于危重监护病房，立即予持续心电、呼吸、血压等监护，关注心率、心律、心音强弱变化，详细记录护理内容。

（2）高流量鼻管吸氧，对病情严重者予面罩或麻醉机吸氧，湿化瓶中可加入 50% 乙醇，以利用酒精的作用消除泡沫。

（3）患者取坐位，双腿下垂，可采用四肢轮扎，减少回心血量，改善肺充血，同时注意患者安全，防止坠床。

（4）迅速建立静脉通道，保证静脉给药和采集电解质、肾功能等血标本，尽快送检血气标本。

（5）观察患者神志、尿量、出汗等变化。

（6）协助患者咳嗽，保持呼吸道通畅。

（7）遵医嘱予快速、强效的强心、利尿、镇静治疗，准确记录出入量。

（8）严格控制输液速度。

（9）加强皮肤及口腔的护理。

（10）心理护理。护士应保持良好的工作情绪，关心、体贴、鼓励患者，做好充分的解释、安慰工作，避免他人谈论任何令患者烦恼、激动的事情，协助患者克服各种不利于疾病治疗的生活习惯和嗜好。

四、健康指导

1. 心理指导

解释精神应激可加重心理负担，有时甚至诱发肺水肿，因此，需要保持情绪稳定，避免持续紧张和过度兴奋。

2. 休息

需要绝对卧床休息，注意保暖，避免感冒。

3. 饮食指导

控制钠盐的摄入，宜摄入低胆固醇、低动物脂肪、高热量、高维生素、清淡易消化的饮食。

4. 限制水分摄入

准确记录出入量，根据患者情况保持出入量平衡。

5. 用药指导

（1）强心药物：如洋地黄等，其作用是增强心肌收缩力，减慢心率，但急性心肌梗死、心肌炎、肺心病引起的心衰，因心肌缺血严重，对洋地黄耐受性低，应谨慎且小剂量用药。严重低钾、室上性心动过速、房室传导阻滞忌用或慎用。洋地黄毒性反应最常见的是恶心、呕吐、黄视、心率加快或减慢等，应用洋地黄期间，应严密观察心率、心律、尿量变化及胃肠道症状。

（2）血管扩张剂：如硝普钠、硝酸酯类等，是通过扩张周围血管而轻心脏前负荷或后负荷，减少心肌耗氧量，改善心脏功能。静脉滴注硝普钠时应用避光纸包裹，其扩张血管作用强而快，静脉滴注 2~3 分钟即发生作用，有恶心、不安、头痛及低血压等不良反应。因此，在输液过程中，要严格控制输液速度，切忌自行调节滴数，持续用药超 24 小时应重新配制，以防药物分解物产生，影响治疗效果。

（3）输液过程中不能突然坐起或站立，以防出现低血压而晕倒。如果出现低血压表现时，应立即平卧，减慢或停止输液。硝普钠在体内代谢较快，所以，休息片刻可迅速缓解。当停止使用硝普钠时，应更换输液装置，以免输入其他液体后，遗留在管道内的硝普钠残液再次输入，引起低血压及心搏骤停。

（4）快速利尿剂：静脉注射呋塞米，一方面，呋塞米的高效能利尿作用使血容量及细胞外液明显减少，足以降低回心血量，减少左心室充盈压；另一方面，它还能舒张小动脉，降低外周阻力，进一步减轻左心负荷，因而解除急性肺水肿。

6. 其他

（1）注意保护皮肤，穿柔软衣裤，定时更换体位，预防压疮发生。

（2）告知患者家属与疾病相关知识，取得配合。

（3）告知患者配合医务人员治疗的重要性，从而有利于自身健康的恢复。

（张　伟）

第五节　慢性心功能不全

一、临床表现

1. 左心衰竭的症状及体征

主要表现为肺循环瘀血。

（1）疲劳、乏力。

（2）劳力性呼吸困难，是左心衰竭时较早出现和最常见的症状。

（3）端坐呼吸。

（4）夜间阵发性呼吸困难。

（5）急性肺水肿。

（6）咳嗽、咳痰、咯血。

（7）少尿。

（8）肺部湿性啰音。

（9）心脏扩大，肺动脉瓣区第二心音亢进，舒张期奔马律。

2. 右心衰竭的症状及体征

（1）消化道症状，胃肠道及肝瘀血引起食欲不振、恶心、呕吐、腹胀等是最常见的症状。

（2）呼吸困难。

（3）下垂性水肿。

（4）肝—颈回流征：平卧触压肝脏，颈静脉充盈搏动明显。

（5）肝肿大：常伴压痛，晚期可出现黄疸和大量腹腔积液。

（6）心脏体征：若有三尖瓣关闭不全时在三尖瓣听诊区可闻及收缩期吹风样杂音。若有相对性三尖瓣狭窄时，在三尖瓣听诊区可闻及舒张早期杂音。

二、辅助检查

1. X 线检查

（1）左心衰竭时可发现左心室或左心房扩大，可见肺叶间胸膜增厚，或有少量胸腔积液。

（2）右心衰竭继发于左心衰竭者，X 线检查显示心脏向两侧扩大；单纯右心衰竭者，可见右心房及右心室扩大，肺野清晰。

（3）上腔静脉阴影增宽，可伴有两侧或单侧胸腔积液，由慢性肺心病引起的右心衰竭有肺气肿、肺纹理粗乱及支气管感染征象。

2. 超声心动图检查

比 X 线更准确地提供心脏大小的变化与心脏瓣膜结构及功能情况。

3. 放射性核素检查

判断心脏大小、EF 值及反映心脏舒张功能。

4. 有创性血流动力学检查

漂浮导管，直接反映左心功能。

三、护理措施

1. 环境

尽量安排患者住单人房间，床上加护栏，并保持室内空气新鲜及适宜的温湿度，以利患者休息。

2. 体位

半卧位或端坐位，注意患者安全，防止坠床。

3. 皮肤护理

保持床铺整洁，无渣滓，骨隆凸处垫压疮垫，每 2 小时翻身 1 次，水肿部位应轻握轻碰。

4. 病情观察

随时观察病情变化，及时处理，并做好记录。

5. 记录出入量

严格记录 24 小时出入量。摄入量包括由口摄入的液体量、静脉输液量；排出量包括尿量、呕吐物与引流液量，必要时限制入量，输液可采用混合浓缩法以减少摄入量，并可每日测量腹围及定时测体重，以了解体内液体滞留情况，摄入量过多或过少均应通知医生。

6. 镇静

心力衰竭患者多有烦躁不安，要经常巡视，安慰患者，减轻患者的焦虑。必要时遵医嘱予地西泮或吗啡等镇静剂，以减少心肌耗氧量，缓解症状（但应注意吗啡会引起呼吸抑制，应监测患者呼吸状况）。

7. 用药护理

（1）利尿剂：尽量在白天用，防止夜尿过多，影响睡眠。用强利尿剂时注意电解质情况，并定期复查，防止低钾等电解质紊乱的发生。肌内注射应避开水肿部位。

（2）洋地黄类：定期复查药物浓度，用药前先数心率，少于 60 次/分时应停药并通知医生。静脉推注去乙酰毛花苷注射液时，速度要慢，并有第二人听心率，观察用药反应。

（3）血管扩张剂：应用硝普钠时应避光，每 4～6 小时换药 1 次，以免影响疗效。同时监测血压变化，防止低血压的发生。

8. 吸氧护理

用鼻导管或面罩给氧，急性期 4～6 L/min，在湿化瓶中加入 50% 乙醇，以利用其作用消除泡沫。慢性心力衰竭吸氧量 2～3 L/min，以改善缺氧，并监测血氧浓度及血气变化。

9. 控制输液速度

注意输液速度不可过快（20～30 滴/分），防止发生急性肺水肿。

10. 饮食护理

饮食宜清淡、低盐（每日限盐 2 g）、低热量、易消化，高维生素，富含钾、镁及适量纤维素，少食多餐，避免进食腌渍类、罐头、乳酪、刺激性等食品。

11. 休息

卧床期间应协助并满足患者的生活需要。

12. 适量活动

每日进行适量的活动，开始在室内活动，逐渐到病房内活动，循序渐进，以不引起心率加快、血压升高、呼吸困难、疲乏等不适为度。

13. 心理护理

患者常因病情反复而表现烦躁不安、紧张恐惧、悲观、失望等以致病情加重，因此要给予患者鼓励、支持，讲明心理因素对疾病的影响，增强治疗信心。

四、健康指导

（1）积极治疗各种原发病，避免各种诱因，如感染、心律失常、体力过劳、情绪激动、饮食不当等，以免诱发或加重心衰，保持情绪稳定，注意保暖，避免感冒。

（2）活动指导。合理休息与活动，心功能 1 级患者应适当休息，保证睡眠，注意劳逸结合；心功能 2 级患者应增加休息，但能起床活动；心功能 3 级患者应限制活动，增加卧床休息时间；心功能 4 级患者绝对卧床休息。

（3）给予患者及其家属饮食指导。宜摄入低盐、低热量、高维生素、易消化饮食，避免产气的食物及浓茶、咖啡及辛辣等刺激性食物，戒烟酒，少食多餐，不易过饱。

（4）适当限制水分，控制食盐量，心功能 2 级患者食盐量 <4 g/d，心功能 3 级患者 <2.5 g/d，心功能 4 级患者 <1 g/d 或忌盐，但应用强效利尿剂时不应严格限盐，以免引起低钠血症。

（5）长期卧床易引起静脉血栓、直立性低血压，在恢复时鼓励适当活动。

（6）养成每天排便习惯，预防便秘，排便时不要过度用力，以免加重心脏负担。

（7）指导自我检测脉搏，观察病情变化，如足部出现水肿，突然气急，夜尿增加，体重增加，厌食等提示心力衰竭复发，及时就诊。

（吕可心）

第三章

消化系统疾病护理

第一节 上消化道大出血

上消化道出血是指屈氏韧带以上的消化道，包括食管、胃、十二指肠、胃空肠吻合术后的空肠病变，以及胰、胆病变的出血，是常见急症之一。

上消化道大量出血：指数小时内的失血量大于 1 000 mL，或大于循环血容量的 20%，临床表现为呕血或黑便，常伴有血容量减少而引起的急性周围循环衰竭，导致失血性休克而危及患者的生命。

一、临床表现

上消化道出血的临床表现一般取决于病变性质、部位和出血量与速度。

1. 呕血与黑便

是上消化道出血的特征性表现。上消化道大量出血之后，均有黑便。出血部位在幽门以上者常伴有呕血。若出血量较少、速度慢也可无呕血。反之，幽门以下出血如出血量大、速度快，可因血反流入胃腔引起恶心、呕吐而表现为呕血。

呕血多为棕褐色，呈咖啡渣样，这是血液经胃酸作用形成正铁血红素所致。如出血量大，未经胃酸充分混合即呕出，则为鲜红色或有血块。黑便呈柏油样，黏稠而发亮，是血红蛋白中的铁经肠内硫化物作用形成硫化铁所致。出血量大时，血液在肠内推进快，粪便可呈黯红色甚至鲜红色，酷似下消化道出血。呕吐物及大便潜血试验呈强阳性。

2. 失血性周围循环衰竭

急性大量失血由于循环血容量迅速减少而导致周围循环衰竭。一般表现为头晕、心慌、乏力，突然起立发生晕厥、口渴、出冷汗、心率加快、血压偏低等。严重者呈休克状态，表现为烦躁不安或神志不清、面色苍白、四肢湿冷、口唇发绀、呼吸急促、血压下降、脉压差缩小、心率加快，休克未改善时尿量减少。

3. 贫血和血象变化

慢性出血可表现为贫血。急性大量出血后均有急性失血后贫血，但在出血的早期，血红蛋白浓度、红细胞计数与血细胞比容可无明显变化。出血后一般须经 3~4 小时以上才出现贫血，出血后 24~72 小时红细胞稀释到最大限度。贫血程度除取决于失血量外，还和出血前有无贫血基础、出血后液体平衡状况等因素有关。

急性出血患者为正细胞正色素性贫血，在出血后骨髓有明显代偿性增生，可暂时出现大细胞性贫血，慢性失血则呈小细胞低色素性贫血。出血 24 小时内网织红细胞即见增高，至出血后 4~7 天可高达5%~15%，以后逐渐降至正常。如出血未止，网织红细胞可持续升高。

上消化道大量出血 2~5 小时，白细胞计数达（10~20）×10^9/L，出血停止后 2~3 天才恢复正常。但在肝硬化患者，如同时有脾功能亢进，则白细胞计数可不升高。

4. 发热

上消化道大量出血后，多数患者在 24 小时内出现低热，但体温一般不超过38.5℃，持续3~5 天降至正常。

5. 氮质血症

在上消化道大量出血后，由于大量血液蛋白质的消化产物在肠道被吸收，血中尿素氮浓度可暂时增高，称为肠性氮质血症。一般于一次出血后数小时血尿素氮开始上升，24~48 小时可达高峰，大多不超出 14.3 mmol/L（40 mg/dL），3~4 日后降至正常。

血容量减少及低血压，导致肾血流量减少、肾小球滤过率下降，也可引起一过性氮质血症。对血尿素氮持续升高超过 3~4 天或明显升高超过 17.9 mmol/L（50 mg/dL）者，若活动性出血已停止，且血容量已基本纠正而尿量仍少，则应考虑由于休克时间过长或原有肾脏病变基础而发生肾功能衰竭。

二、辅助检查

1. 实验室检查

测定红细胞、白细胞和血小板计数，血红蛋白浓度、血细胞比容、肝功能、肾功能、大便潜血等，有助于估计失血量及动态观察有无活动性出血，判断治疗效果及协助病因诊断。

2. 胃镜检查

是目前诊断上消化道出血病因的首选检查方法。胃镜检查在直视下顺序观察食管、胃、十二指肠球部直至降段，从而判断出血病变的部位、病因及出血情况。多主张检查在出血后 24~48 小时内进行，称急诊胃镜检查。一般认为这可大大提高出血病因诊断的准确性，因为有些病变如急性糜烂出血性胃炎可在短短几天内愈合而不留痕迹；有些病变如血管异常在活动性出血或近期出血期间才易于发现；对同时存在两个或多个病变者可确定其出血所在。急诊胃镜检查还可根据病变的特征判断是否继续出血或估计再出血的危险性，同时进行内镜止血治疗。在急诊胃镜检查前需先纠正休克、补充血容量、改善贫血，如有大量活动性出血，可先插胃管抽吸胃内积血，并用生理盐水灌洗，以免积血影响观察。

3. X 线钡餐检查

X 线钡餐检查目前已多为胃镜检查所代替，故主要适用于有胃镜检查禁忌证或不愿进行胃镜检查者，但对经胃镜检查出血原因未明，怀疑病变在十二指肠降段以下小肠段，则有特殊诊断价值。检查一般在出血停止且病情基本稳定数日后进行。

4. 其他检查

选择性动脉造影、放射性核素^{99m}Tc 标记红细胞扫描、吞棉线试验及小肠镜检查等主要适用于不明原因的小肠出血。由于胃镜检查已能彻底搜寻十二指肠降段以上消化道病变，故上述检查很少应用于上消化道出血的诊断。但在某些特殊情况，如患者处于上消化道持续严重大量出血紧急状态，以致胃镜检查无法安全进行或因积血影响视野而无法判断出血灶，而患者又有手术禁忌，此时行选择性肠系膜动脉造影可能发现出血部位，并同时进行介入治疗。

三、治疗

上消化道大量出血病情急、变化快，严重者可危及生命，应采取积极措施进行抢救。抗休克、迅速补充血容量应放在一切医疗措施的首位。

1. 一般急救措施

患者应卧位休息，保持呼吸道通畅，避免呕血时血液吸入引起窒息，必要时吸氧，活动性出血期间禁食。

严密监测患者生命体征，如心率、血压、呼吸、尿量及神志变化。观察呕血与黑便情况。定期复查血红蛋白浓度、红细胞计数、血细胞比容与血尿素氮，必要时行中心静脉压测定。对老年患者根据情况进行心电监护。

2. 积极补充血容量

立即查血型和交叉配血，尽快建立有效的静脉输液通道，尽快补充血容量。在配血过程中，可先输平衡液或葡萄糖盐水。遇血源缺乏，可用右旋糖酐或其他血浆代用品暂时代替输血。改善急性失血性周围循环衰竭的关键是输足全血。

输血量视患者周围循环动力学及贫血改善情况而定，尿量是有价值的参考指标。应注意避免因输液、输血过快、过多而引起肺水肿，原有心脏病或老年患者必要时可根据中心静脉压调节输入量。肝硬化患者宜输入新鲜血。

3. 止血措施

（1）药物治疗：①对消化性溃疡疗效最好的药物是质子泵抑制剂奥美拉唑、H_2 受体拮抗剂西米替丁或雷尼替丁；对消化性溃疡和糜烂性胃炎出血，可用去甲肾上腺素 8 mg 加入冰盐水 100 mL 口服或作鼻胃管滴注，也可使用凝血酶口服应用；②食管、胃底静脉曲张破裂出血时，垂体后叶素是常用药物。

（2）三腔气囊管压迫止血：适用于食管、胃底静脉曲张破裂出血。如药物止血效果不佳，可考虑使用。该方法即时止血效果明显，但必须严格遵守技术操作规程以保证止血效果，并防止窒息、吸入性肺炎等并发症发生。

（3）内镜直视下止血：对于门静脉高压出血者，可采取如下措施。①急诊食管曲张静脉套扎术；②注射组织胶或硬化剂如乙氧硬化醇、鱼肝酸油钠等。对于非门静脉高压出血者，可采取：①局部注射 1/10 000 肾上腺素盐水；②APC 电凝止血；③血管夹（钛夹）止血。

（4）血管介入技术：对于食管—胃底静脉曲张破裂出血，经垂体后叶素或三腔气囊管压迫治疗失败的患者，可采用经颈静脉门体分流手术（TIPS）结合胃冠状静脉栓塞术。

（5）手术治疗：经上述处理后，大多数上消化道大出血可停止，如仍无效可考虑手术治疗。食管、胃底静脉曲张破裂可考虑口腔或脾肾静脉吻合等手术。胃、十二指肠溃疡大出血患者早期手术可降低死亡率，尤其是老年人不宜止血又易复发，更宜及早手术，如并发溃疡穿孔、幽门梗阻或怀疑有溃疡恶变宜及时手术。

四、护理措施

（一）生活护理

1. 休息与体位

大出血时患者应绝对卧床休息，保持安静，及时帮助患者清理被污染的床单，取平卧位并将下肢略抬高，以保证脑部供血。呕吐时头偏向一侧，保证呼吸道通畅，防止窒息或误吸；必要时用负压吸引器清除气道内的分泌物、血液或呕吐物，保持呼吸道通畅。遵医嘱给予吸氧。

2. 饮食护理

（1）出血活动期应禁食。禁食可避免因进食而刺激胃肠蠕动，使出血加重或再次出血，但出血量较少时不宜禁食。禁食时间不宜过长，因饥饿性胃肠蠕动也可引起再次出血。一般禁食 24～48 小时，门静脉高压、食管静脉曲张破裂出血的患者，禁食时间应长些。

（2）出血停止后。

1）消化性溃疡引起的出血，于出血停止 6 小时可进温凉、清淡无刺激性的流食，以后可改为半流食、软食，或营养丰富、易消化食物。开始需少量多餐，逐步过渡到正常饮食。忌食生冷、粗糙、坚硬、刺激性食物。

2）食管胃底静脉曲张破裂出血，出血停止后 1～2 日可进高热量、高维生素流食，限制钠和蛋白质摄入，避免诱发和加重腹水、肝性脑病。避免进食粗糙的硬食，应细嚼慢咽，防止损伤曲张静脉而再次出血。

（二）心理护理

突然大量的呕血，常使患者及其家属极度恐惧不安。反复长期消化道出血，则容易使患者产生恐惧、悲观、绝望的心理反应，对疾病的治疗失去信心。而患者的消极情绪，又可加重病情，不利于疾病的康复。应关心、安慰、陪伴患者，但避免在床边讨论病情。抢救工作应迅速、忙而不乱，以减轻患者的紧张情绪及恐惧心理。经常巡视，大出血时陪伴患者，使其有安全感。呕血或解黑便后及时清除血迹、污物，以减少对患者的恶性刺激。解释各项检查、治疗措施，听取并解答患者或其家属的提问，以减轻他们的疑虑。

（三）出血性休克期护理

大出血时严密监测患者的心率、血压、呼吸和神志变化，必要时进行心电监护。准确记录出入量，疑有休克时留置导尿管，测每小时尿量，应保持尿量 30 mL/h。注意症状、体征的观察，如患者烦躁不安、面色苍白、皮肤湿冷、四肢湿冷提示微循环血液灌注不足；而皮肤逐渐转暖、出汗停止则提示血液灌注好转。

（四）用药护理

立即建立静脉通道。遵医嘱迅速、准确地实施输血、输液、各种止血药物治疗等抢救措施，并观察治疗效果及不良反应。输液开始应快，必要时测定中心静脉压作为调整输液量和输液速度的依据。避免因输液、输血过多、过快而引起急性肺水肿，对老年患者和心肺功能不全者尤应注意。肝病患者忌用吗啡、巴比妥类药物；应输新鲜血，因库存血含氨量高，易诱发肝性脑病。血管升压素可引起腹痛、血压升高、心律失常、心肌缺血，甚至发生心肌梗死，故滴注速度应遵医嘱准确无误，并严密观察不良反应。患有冠心病的患者忌用血管升压素。

（五）三（四）腔气囊管的护理

熟练的操作和插管后的密切观察及细致护理是达到预期止血效果的关键。

留置三（四）腔气囊管流程护理如下。

（1）插管前仔细检查，确保食管引流管、胃管、食管囊管、胃囊管通畅，并分别做好标记，检查两气囊无漏气后抽尽囊内气体，备用。

（2）向患者解释，以消除恐惧，说明插管的目的，告知插管时配合方法，并给患者做深呼吸和吞咽示范动作。

（3）协助医师为患者做鼻腔、咽喉部局部麻醉，经鼻腔或口腔插管至胃内。经食管引流管、胃管连接负压吸引器或定时抽吸，观察出血是否停止，并记录引流液的性状、颜色及量。

（4）出血停止后，放松牵引，放出囊内气体，保留管道继续观察24小时未再出血可考虑拔管，对昏迷患者可继续留置管道用于注入流质食物和药液.

（5）拔管前口服石蜡油20～30 mL，润滑黏膜和管、囊外壁，抽尽囊内气体，以缓慢、轻巧的动作拔管。气囊压迫一般以3～4日为限，继续出血者可适当延长插管时间。

五、健康指导

1. 介绍病因

上消化道出血的临床过程及预后因引起出血的病因而异。

2. 介绍治疗

应帮助患者和其家属掌握有关疾病的预防、治疗和护理知识，以减少再度出血的危险。

3. 饮食指导

注意饮食卫生和规律，进食营养丰富、易消化的食物，避免过饥或暴饮暴食，避免粗糙、刺激性食物，或过冷、过热、产气多的食物、饮料等，合理饮食是避免诱发上消化道出血的重要环节。

4. 生活指导

加强口腔护理，保持皮肤清洁，预防并发症。生活起居要有规律，劳逸结合，保持乐观情绪，保证睡眠，减少外部刺激，重者需卧床休息并注意保暖。应戒烟、戒酒，在医师指导下用药。

5. 特殊交代

指导患者及其家属学会早期识别出血征象及应急措施，若出现呕血、黑便或头晕、心悸等不适，立即卧床休息，保持安静，减少身体活动；呕吐时取侧卧位以免误吸；立即送医院治疗。

6. 复查指导

有呕血、黑便、上腹不适应随时就诊。

（牛云凤）

第二节　消化性溃疡

消化性溃疡（PU）指胃肠道黏膜被自身消化而形成的溃疡，可发生于食管、胃、十二指肠、胃—空肠吻合口附近以及含有胃黏膜的 Meckel 憩室。胃溃疡（GU）和十二指肠溃疡（DU）最为常见。临床特点为慢性过程，周期性发作，节律性上腹部疼痛。PU 是全球常见病，约10％的人在其一生中患过本病。本病可发生于任何年龄，好发于男性，DU 多见于青壮年，GU 多见于中老年，后者的发病年龄比前者约推迟10年。临床上 DU 多于 GU。

一、病因与发病机制

PU 是一种多因素疾病，溃疡的发生是黏膜自身防御/修复因素与黏膜侵袭因素之间失去平衡的结果。黏膜自身防御/修复因素包括：黏液/碳酸氢盐屏障、黏膜屏障、丰富的黏膜血流、上皮细胞更新、前列腺素和表皮生长因子等。黏膜侵袭因素包括：幽门螺杆菌（Hp）感染、非甾体抗炎药（NSAIDs）、胃酸和胃蛋白酶的消化作用、胆盐及乙醇等。其中 Hp 感染是 PU 最主要的病因，胃酸在溃疡形成中起关键作用。其他尚有遗传、吸烟、应激和心理因素、胃十二指肠运动异常及不良的饮食行为习惯等因素。任何原因使黏膜自身防御/修复因素减弱及（或）侵袭因素增强，都会损害胃肠黏膜，导致溃疡发生。GU 和 DU 在发病机制上有不同之处，前者主要是防御/修复因素减弱，后者主要是侵袭因素增强。

二、临床表现与诊断

（一）临床表现

1. 症状

上腹痛是 PU 的主要症状，但部分患者可无症状，或以出血、穿孔等并发症为首发症状。典型的 PU 有如下临床特点。

（1）慢性过程：腹痛长期反复发作，病史可达数年至十数年。

（2）周期性发作：发作期与缓解期相交替，发作期可为数天、数周或数月，继以较长时间的缓解，以后又复发。发作常有季节性，多在秋冬或冬春之交发病。

（3）节律性上腹部疼痛：多数患者上腹部疼痛具有节律性，节律性的消失提示可能发生并发症。PU 疼痛特点见表3-1。

表3-1　GU 和 DU 疼痛特点的比较

鉴别项目	GU	DU
疼痛的部位	中上腹或剑突下偏左	中上腹或中上腹偏右
疼痛的时间	常在餐后约1小时发生，经1～2小时后逐渐缓解，较少发生夜间痛	常在两餐之间发生，至下次进餐后缓解，故又称空腹痛、饥饿痛，部分患者于午夜发生，称夜间痛
疼痛的性质	多呈灼痛、胀痛或饥饿样不适感	多呈灼痛、胀痛或饥饿样不适感
疼痛的节律性	进食—疼痛—缓解	疼痛—进食—缓解

此外，患者常伴反酸、嗳气、上腹胀、食欲减退等消化不良症状，还可有失眠、缓脉、

多汗等自主神经功能失调的表现。

2. 体征

溃疡活动期上腹部可有局限性轻压痛，缓解期无明显体征。

3. 并发症

（1）出血：出血是 PU 最常见的并发症，也是上消化道出血最常见的病因。出血引起的临床表现取决于出血的速度和量，轻者仅表现为黑便、呕血，重者可出现周围循环衰竭，甚至低血容量性休克。

（2）穿孔：溃疡病灶向深部发展穿透浆膜层则并发穿孔，临床上分为急性、亚急性和慢性 3 种类型，以急性最为常见。急性溃疡穿孔常位于十二指肠前壁或胃前壁，发生穿孔后胃肠道的内容物渗入腹腔而引起急性弥漫性腹膜炎，是 PU 最严重的并发症。主要表现为突发的剧烈腹痛，多自上腹开始迅速蔓延至全腹，腹肌强直，有明显压痛和反跳痛，肝浊音界缩小或消失，肠鸣音减弱或消失，部分患者出现休克。

（3）幽门梗阻：主要由 DU 或幽门管溃疡引起。急性梗阻多因炎症水肿和幽门部痉挛所致，梗阻为暂时性，随炎症好转而缓解；慢性梗阻主要由于溃疡愈合后瘢痕收缩而呈持久性。幽门梗阻使胃排空延缓，患者可感上腹饱胀不适，常在餐后加重，且有反复大量呕吐，呕吐物为含酸腐味的宿食，大量呕吐后症状可以缓解。严重频繁呕吐可致脱水和低钾低氯性碱中毒，常继发营养不良。清晨空腹时检查腹部有振水音、胃蠕动波以及空腹抽出胃液量 > 200 mL 是幽门梗阻的特征性表现。

（4）癌变：少数 GU 可癌变。对长期 GU 病史，年龄在 45 岁以上，经严格内科治疗 4 ~ 6 周症状无好转，大便潜血试验持续阳性者，应警惕癌变，需进一步检查和定期随访。

（二）辅助检查

1. 胃镜及胃黏膜活组织检查

是确诊 PU 首选检查方法，胃镜检查可直接观察溃疡的部位、病变大小及性质，并可在直视下取活组织作组织病理学检查和 Hp 检测。

2. X 线钡餐检查

适用于对胃镜检查有禁忌或不愿接受胃镜检查者。溃疡的 X 线直接征象是龛影，对溃疡诊断有确诊价值。

3. Hp 检测

是 PU 的常规检测项目。其结果可作为选择根除 Hp 治疗方案的依据。

4. 大便潜血检查

大便潜血试验阳性提示溃疡有活动性，如 GU 患者持续阳性，提示有癌变可能。

三、治疗

治疗原则是消除病因、缓解症状、促进溃疡愈合、防止复发和防治并发症。治疗药物包括降低胃酸的药物（包括抗酸药和抑制胃酸分泌的药物）、保护胃黏膜药物及根除 Hp 的药物。抗酸药常用碱性抗酸药，如氢氧化铝、铝碳酸镁及其复方制剂等；抑制胃酸分泌的药物有 H_2 受体拮抗药和质子泵抑制药；胃黏膜保护剂包括硫糖铝、枸橼酸铋钾和前列腺素类药物。根除 Hp 治疗目前推荐以质子泵抑制药或胶体铋为基础加上克拉霉素、阿莫西林、甲硝唑和呋喃唑酮等抗生素中的两种，组成三联治疗方案。对于大量出血经内科治疗无效、急性穿孔、瘢痕性幽门梗阻、GU 疑有癌变及正规内科治疗无效的顽固性溃疡可选择手术治疗。

四、护理措施

（一）一般护理

1. 休息与活动

溃疡活动期，症状较重或有并发症者，应卧床休息几天至 1~2 周，可使疼痛等症状缓解；溃疡缓解期，鼓励患者适当活动，劳逸结合，以不感到劳累和诱发疼痛为原则，避免餐后剧烈活动。

2. 饮食护理

（1）进餐方式：指导患者规律进食，在溃疡活动期，应做到少食多餐（每天进餐 4~5 次）、定时定量、细嚼慢咽，避免过饱，避免餐间零食和睡前进食。一旦症状得到控制，应尽快恢复正常的饮食规律。

（2）食物选择：①应选择营养丰富、易于消化的食物，如牛奶、鸡蛋及鱼等，在溃疡活动期，除并发出血或症状较重以外，一般无须规定特殊食谱；症状较重的患者以面食为主，不习惯面食者则以软饭、米粥替代；适量摄取脱脂牛奶，可中和胃酸，宜安排在两餐之间饮用，但牛奶中的钙质可刺激胃酸分泌，不宜多饮；脂肪摄取也应适量；②避免食用对胃黏膜有较强刺激的生、冷、硬食物及含粗纤维多的蔬菜、水果，如洋葱、芹菜及韭菜等，忌用强刺激胃酸分泌的食品和调味品如浓肉汤、油炸食物、浓咖啡、浓茶、醋及辣椒等。

（二）病情观察

注意观察疼痛的规律和特点，监测生命体征及腹部体征的变化，以及时发现并纠正并发症。若上腹部疼痛节律发生变化或加剧，或者出现呕血、黑便时，应立即就医。

（三）对症护理

患者出现腹痛，除按常规给予相应护理外，还应注意：①帮助患者认识和去除病因，对服用 NSAIDs 者，若病情允许，应立即停药；避免暴饮暴食和进食刺激性食物，以免加重对胃黏膜的损伤；对嗜烟酒者，应与患者共同制订切实可行的戒烟酒计划，并督促其执行；②指导患者缓解疼痛的方法，如 DU 表现为空腹痛或夜间痛时，应指导患者进食碱性食物（如苏打饼干），或遵医嘱服用制酸剂；也可采用局部热敷或针灸止痛等方法。

（四）用药护理

遵医嘱用药，注意观察疗效及药物的不良反应。

1. 降低胃酸药物

见表 3-2。

表 3-2　降低胃酸药的不良反应和注意事项

药物种类	常用药物	不良反应	注意事项
碱性抗酸药	氢氧化铝 铝碳酸镁	骨质疏松、食欲不振、软弱无力、便秘	餐后 1 小时和睡前服用，服用片剂时应嚼服，乳剂给药前应充分摇匀，避免与奶制品同服；避免与酸性食物及饮料同服

续表

药物种类	常用药物	不良反应	注意事项
H$_2$受体拮抗药	西咪替丁 雷尼替丁 法莫替丁 尼扎替丁	偶有精神异常、性功能紊乱、一过性肝损害、头痛、腹泻、皮疹等	餐中或餐后即刻服用，或将一日剂量在睡前服用，与抗酸药联用时，两药间隔1小时以上。静脉给药应控制速度，避免低血压和心律失常
质子泵抑制药	奥美拉唑	头晕	避免从事高度集中注意力的工作
	兰索拉唑	荨麻疹、皮疹、瘙痒及头痛等	发生较为严重不良反应时应及时停药
	泮托拉唑	偶有头痛和腹泻	

2. 保护胃黏膜药物

见表3-3。

表3-3　保护胃黏膜药的不良反应和注意事项

药物种类	常用药物	不良反应	注意事项
硫糖铝	硫糖铝	便秘、口干、皮疹、眩晕、嗜睡	宜在进餐前1小时服用，不能与多酶片同服，以免降低两者的效价
前列腺素类药物	米索前列醇	腹泻、子宫收缩	孕妇忌用
胶体铋	枸橼酸铋钾	舌苔发黑，便秘，大便呈黑色，神经毒性	餐前半小时口服，吸管直接吸入，不宜长期使用

3. 根治 Hp 治疗

阿莫西林服用前应询问患者有无青霉素过敏史，服用过程中注意有无迟发性过敏反应的出现，如皮疹；甲硝唑可引起恶心、呕吐等胃肠道反应，应在餐后半小时服用，可遵医嘱用甲氧氯普胺等拮抗胃肠道反应；呋喃唑酮可引起周围神经炎和溶血性贫血等不良反应，用药过程中应密切观察。

（五）并发症护理

当患者发生急性穿孔和瘢痕性幽门梗阻时，应立即遵医嘱做好各项术前准备。急性幽门梗阻时，注意观察患者呕吐物量、性质、气味，准确记录出入量，指导患者禁食水，行胃肠减压，保持口腔清洁，遵医嘱静脉输液，做好解痉药和抗生素的用药护理。

（六）心理护理

紧张、焦虑的心理可增加胃酸分泌，诱发和加重溃疡，所以要向患者及其家属说明，经过正规治疗，溃疡是可以痊愈的，帮助患者树立治疗信心；指导患者采取转移注意力、听轻音乐等放松技术，使其保持良好心态，缓解焦虑、急躁情绪。

五、健康教育

1. 疾病知识指导

向患者及其家属讲解引起和加重溃疡的相关因素。指导患者生活要有规律，工作宜劳逸结合，避免过度紧张和劳累，选择合适的锻炼方式，提高机体抵抗力。指导患者养成良好的饮食习惯及卫生习惯，戒除烟酒，避免摄入刺激性食物。

2. 用药指导

指导患者遵医嘱服药，学会观察药物疗效和不良反应，不随意停药或减量，避免复发。慎用或勿用阿司匹林、泼尼松、咖啡因等。

3. 病情监测

定期复诊，并指导患者了解 PU 及其并发症的相关知识和识别方法，若上腹疼痛节律发生变化或加剧，或出现呕血、黑便时，应立即就诊。

（牛云凤）

第三节　溃疡性结肠炎

溃疡性结肠炎（UC）的病变主要限于结肠黏膜层，是一种弥漫性、连续性和表浅性的炎症，多起始于直肠而累及远端结肠，也可向近端扩展，甚至遍及整个结肠。本病可见于任何年龄，但青壮年多见，男性稍多于女性。

一、病因

溃疡性结肠炎的病因尚不明，发病机制未完全阐明，目前的研究认为与遗传、免疫、感染和心理因素有关。

1. 遗传因素

UC 的发病呈明显种族差异和家族聚集性，但尚未发现明确的遗传方式。

2. 免疫因素

UC 患者的个人或家族史中常合并有结节性红斑、关节炎、眼葡萄膜炎与血管炎等病变，因此提示 UC 的发病机制中可能有免疫因素参与。

3. 感染因素

UC 时的肠道炎症反应与已知的微生物病原及其毒素所引起的肠道感染性疾病很类似。虽然未确切证明哪一种病原微生物与 UC 病因有关，但是仍认为微生物感染是 UC 的相关病因。

4. 心理因素

心理因素不一定对 UC 的起病有重要的作用，但心理因素在 UC 的发展过程中、病变严重性、对治疗措施的反应中具有重要影响。

二、临床表现

1. 腹泻

为主要症状，便中含血、脓和黏液。

2. 腹痛

多为阵发性下腹痛或下腹部疼挛性绞痛，痛后有便意，排便后疼痛可暂时缓解。

3. 里急后重

直肠炎症刺激所致，常伴有骶部不适。

4. 其他不适

可有上腹部饱胀不适、食欲缺乏、嗳气、低热、盗汗、乏力等，关节酸痛也较常见。重症者可出现高热、呕吐、心动过速、脱水及体重明显减轻。

5. 全身症状

低热、盗汗、乏力、关节酸痛较常见。病情越重，全身症状越明显，重症者可出现高热、呕吐、心动过速、脱水及体重明显减轻。

6. 体征

患者呈慢性面容，精神状态差，重症者呈消瘦贫血貌。轻症者下腹部有轻度压痛，重症者可有明显的腹部鼓肠、肌紧张、压痛、反跳痛等。

7. 并发症

如中毒性巨结肠、肠穿孔、大出血、息肉。

三、诊断

1. 结肠镜检查

是确诊该病的主要手段，还可以进行病理组织学检查。病变多从直肠开始，呈连续性、弥漫性分布。

2. 钡剂灌肠检查

（1）黏膜粗乱或颗粒样改变。

（2）多发性浅龛影或小的充盈缺损。

（3）肠管缩短，袋囊消失呈铅管样。

3. 黏膜活检

组织学检查为炎症反应，同时可见糜烂、溃疡、隐窝脓肿、腺体排列异常、杯状细胞减少及上皮变化。

4. 病变程度

分为轻、中、重三度。

四、治疗

活动期 UC 的治疗目标是尽快控制炎症，缓解症状；缓解期应继续维持治疗。

1. 活动期 UC 的处理

（1）轻度 UC 的处理：可选用柳氮磺胺吡啶（SASP）或用相当剂量的 5-氨基水杨酸（5-ASA）。也可用中药或氢化可的松琥珀酸钠保留灌肠。

（2）中度 UC 的处理：可用上述剂量水杨酸类制剂治疗，反应不佳者适当加量或改服皮质激素，常用泼尼松每日 30~40 mg，分次口服。

（3）重症 UC 的处理：①如患者尚未口服皮质激素，可口服泼尼松每日 40~60 mg，观察 7~10 天，也可直接静脉给药；②肠外应用广谱抗生素控制肠道继发感染，如氨苄西林、硝基咪唑及喹诺酮类制剂；③输液补充电解质，以防水电解质紊乱；④便血量大、血红蛋白 <90 g/L 和持续出血不止者应考虑输血；⑤营养不良、病情较重者，可用要素饮食，病情严重者应给予肠外营养；⑥静脉皮质激素使用 7~10 天后无效者可考虑环孢素每日 2~4 mg/kg 静脉滴注；由于药物的免疫抑制作用、肾脏毒性反应及其他不良反应，应严格检测

血药浓度；⑦如上述药物疗效不佳，应及时内、外科会诊，确定手术切除的时机及方法；⑧慎用解痉药及止泻药，以避免诱发中毒性巨结肠。

2. 缓解期 UC 的处理

症状缓解后，应继续维持治疗。SASP 的维持治疗剂量一般为口服每日 1～3 g，也可用相当剂量的新型 5-ASA 类药物。

五、护理措施

（一）腹痛的护理

（1）向患者解释疼痛的原因，使其减轻不良情绪，增强自信心，积极配合治疗。

（2）嘱患者疼痛发生时卧床休息，分散注意力，如听轻音乐、交谈等。

（3）严密观察腹痛的性质、部位及持续时间，对疼痛进行评估，如果疼痛性质突然改变应警惕是否并发出血或穿孔。严重腹痛时可酌情使用解痉药物，但注意大剂量偶有引起中毒性结肠扩张的危险。

（4）用药指导：①服用 SASP 应大量饮水，这是因为其磺胺成分由肾排泄；定期复查血常规及肝、肾功能；②皮质激素常见不良反应有类肾上腺皮质功能亢进征，表现为向心性肥胖、满月脸、痤疮、多毛、乏力、低血钾等，一般停药后可自行消失；诱发和加重消化性溃疡，同时使用胃黏膜保护剂及制酸剂可预防；行为与精神异常，应密切观察。

（二）腹泻的护理

（1）观察大便的颜色、性质、量。

（2）急性起病、全身症状明显者应卧床休息，注意腹部保暖，可适当热敷，减少排便次数。慢性轻症者可适当活动。

（3）饮食以少渣、易消化、富含维生素、有足够的热量为原则，避免生冷、高纤维素、刺激性食物。重者根据病情需禁食，以减少肠道的蠕动。

（4）根据医嘱予抗生素、十六角蒙脱石（思密达）等药物治疗，密切观察药物的疗效及不良反应。

（5）根据医嘱配制灌肠液进行保留灌肠，一般选择在排便后灌肠，可增加药液在肠腔内的保留时间。

（6）肛周皮肤轻度发红者，指导患者使用柔软的纸巾，擦拭大便时动作轻柔，也可使用湿纸巾。外涂鞣酸软膏以保护肛周皮肤。肛周有糜烂者，排便后应用温水清洗肛周，保持清洁干燥，外涂抗生素软膏或鞣酸软膏。

（三）休息与活动

（1）将患者常用的物品放在随手可及之处，送水、送饭、送便器到床边。鼓励患者进行日常生活自理活动，并给予协助。

（2）告知患者突然起身可能出现头晕、心悸等不适，故坐起时应动作缓慢，以免发生直立性低血压。

（四）饮食护理与体液补充

（1）按医嘱及时给予液体、电解质、营养物质的补充，以满足患者的生理需要量，补充额外丢失量，恢复和维持血容量。注意输液速度的调节，对老年患者尤应注意，因为老年人易因腹泻发生脱水，也易因输液速度过快引起循环衰竭。

（2）低蛋白血症者应给予人血白蛋白、血浆；贫血者必要时输血；静脉补充氨基酸、脂肪乳剂、维生素等；重症患者给予全肠道外营养支持治疗。

（3）密切观察患者的液体平衡状态，监测生命体征、神志、尿量的变化，有无口渴、皮肤干燥、皮肤弹性减低、尿量减少、神志淡漠等脱水表现；有无乏力、腹胀、肠鸣音减弱、心律失常等低钾血症的表现；监测血生化指标的变化。观察患者进食情况，测量患者的体重，观察血红蛋白、人血白蛋白的变化，了解营养改善状况。

六、健康教育

1. 心理指导

指导患者正确对待疾病，保持稳定的情绪，树立战胜疾病的信心，可减少复发的次数。

2. 饮食指导

（1）急性发作期的饮食指导：重症患者应禁食，可通过静脉补充营养。中度患者可给予流质，如米汤、藕粉等，避免产气食物，如牛奶、豆浆等。轻度患者可进少渣半流质饮食。

（2）缓解期的饮食指导：病情好转后，由营养充足、无刺激性、少渣半流质饮食，逐步过渡到少渣饮食，优质蛋白质、高维生素、高热量软食。以少量多餐为宜，忌冷食、牛乳及乳制品。食物要新鲜、卫生，以防肠道感染再次诱发症状。

3. 作息指导

轻度患者活动无限制，中、重度在能耐受的情况下，鼓励患者尽量生活自理。

4. 用药指导

（1）指导患者按时、按量服药，注意观察药物不良反应。

（2）泼尼松在症状控制后遵医嘱减至每日 10～15 mg，疗程半年。在服用过程中一定要遵医嘱逐渐停药，不得擅自减量或停药，以防出现反跳。

5. 定期门诊随访

如出现腹泻、腹痛加剧、便血等情况，应及时到医院就诊。病情反复发作者，应定期到医院行肠镜等检查，调整治疗方案。

（张丽杰）

第四章

泌尿系统疾病护理

第一节　尿路结石

一、临床诊断与治疗

（一）上尿路结石

1. 临床表现

（1）症状：与结石大小、活动度、有无梗阻和感染有关。

1）疼痛：结石的主要症状。一般是结石侧的肾区和上腹部隐痛或钝痛，少数可发生在对侧。当结石引起肾盂输尿管交界处嵌顿或输尿管嵌顿时，会产生绞痛。绞痛常突然发生，并向背部、下腹、会阴放射，同时伴恶心、呕吐。发作可持续几分钟至几小时不等。

2）血尿：血尿因结石损伤黏膜造成。多在绞痛发作时或发作后出现，多数为镜下血尿，有时可出现肉眼血尿。有20%～25%患者在疼痛发作时可以无血尿。

3）脓尿：并发感染时可出现脓尿。急性发作时可伴有寒战、发热、尿频、尿急、尿痛等。

4）尿闭：双侧肾结石引起的双侧尿路梗阻可出现尿闭，或一侧结石梗阻而对侧发生反射性痉挛致尿闭。

5）排石史：在疼痛和血尿发作时尿内可见沙粒或小结石排出，结石通过尿道时有尿液阻塞及尿道刺痛感，结石排出后尿流立即恢复通畅，患者有轻松感。

6）腰部包块：结石梗阻引发严重肾积水时，可在腰部或上腹部触及包块。

（2）体征。

1）全身检查：①肾功能不全，贫血、水肿，高血压，代谢性酸中毒等；②痛风，痛风结节、关节炎；③甲状旁腺功能亢进症，颈部肿块；④原发性高草酸尿，肾小管性酸中毒，佝偻病严重发育迟缓。

2）局部检查：①肾绞痛，肌肉痉挛，保护性肌紧张，脊肋角压痛叩击痛；②肾积水，肾区触及包块；③输尿管末端结石，直肠（阴道）指检触及包块。

2. 辅助检查

（1）血液及尿液分析：①血液分析，包括血清钙、甲状旁腺激素、血液 pH 等的检测（例如草酸钙容易在中性或弱酸性环境中形成；磷酸镁铵、碳酸磷灰石等磷酸盐结石易在碱性环境中形成；胱氨酸结石易在酸性环境中形成；尿酸结石易在酸性环境中形成，且属于 X 线片不显影的阴性结石）；②尿液分析，包括尿量及尿液中的钙、草酸、枸橼酸、尿酸、镁、磷酸、肌酐等的检测。

（2）结石分析：包括定量分析和定性分析，常见结石成分有含钙结石，包括草酸钙类结石、磷酸钙类结石；感染性结石，包括磷酸镁铵类结石、尿酸类结石、胱氨酸类结石等。

（3）24 小时尿液分析：是间接诊断结石成分的常用方法，结合空腹血钙、磷、尿酸值可推断结石的主要成分。

（3）B 超：可发现直径 2 mm 以上结石，并了解泌尿系统有无积水扩张，是常见检查方式。

（4）尿路 X 线片（KUB）：可发现 90% 左右的阳性结石，了解结石的大小、数目、形态、位置，并初步提示结石的化学性质。因此，可作为结石检查的常规方法，范围包括双肾、输尿管、膀胱、前列腺（女性尿道）、T_{11} 上缘至耻骨联合。两肾轮廓、腰大肌影清晰，脊柱骨纹理清楚，肠内积气少。读片：骨骼（肋、脊柱、骨盆），腰大肌阴影，致密影（结石 <0.3 cm 难显影，>0.3 cm 可显影）。

（5）静脉肾盂造影检查（IVP）：应该在尿路 X 线平片基础上进行，其价值在于了解尿路的解剖，确定结石位置，发现尿路 X 线平片上不能显示的阴性结石，鉴别 X 线平片上可疑的钙化灶。还可以了解两侧肾的功能，确定肾积水程度。

（6）CT 扫描：可了解结石全貌及尿路形态。增强 CT 可显示肾积水的程度和肾实质的厚度，并反映肾功能状况。

（7）其他：如磁共振水成像，放射性核素等。

3. 治疗

（1）非手术治疗：适用于结石 <1.0 cm、无尿路梗阻和感染、肾功能正常、多发或复发性小结石。但 >5.0 mm 的结石最好结合体外冲击波碎石（ESWL）或腔内技术取石。

1）自行排石：①大量饮水可降低尿内形成结石无机盐的浓度，减少沉淀成石的机会，也利于感染的引流排出，保持每日尿量 >2 000 mL；②适当运动，促进小结石的排出。

2）饮食和药物治疗：根据结石成分和生活习惯适当调节饮食。①含钙结石：少食牛奶、虾皮、猪脑等高钙食物。②草酸结石：少食菠菜、甜菜、榜桃、芦笋、巧克力、咖啡、红茶、草莓等。③磷酸结石：少食蛋黄和肉类等。维生素 C 可酸化尿液，氢氧化铝可减少磷在肠道的吸收。④尿酸结石和黄嘌呤结石：应少食动物内脏、咖啡、茶叶、各种肉类，小苏打及枸橼酸合剂可碱化尿液。对痛风或血尿酸高的患者对症治疗可用别嘌醇等。⑤胱氨酸结石：应碱化尿液。⑥中药排石：常用排石冲剂等。

3）肾绞痛治疗：阿托品、哌替啶、吲哚美辛（消炎痛）、黄体酮等均能解痉镇痛。

4）并发感染治疗：应同时治疗尿路感染。

（2）外科治疗：包括体外冲击波碎石术（ESWL）、腔内泌尿外科手术及开放性手术。

1）体外冲击波碎石（ESWL）：1980 年应用 ESWL 治疗肾结石以来，随着技术设备改进和经验的积累，ESWL 已较普遍用于泌尿系结石的治疗。

2）腔内泌尿外科手术：包括经皮肾镜及输尿管镜技术。

3）开放手术：适用于腔内手术治疗效果不佳或并发有严重尿路梗阻、感染、癌变的情况，包括肾盂切开取石术、肾实质切开取石术、肾切除术等。但由于腔内手术的开展，现已很少采用开放手术。

（二）下尿路结石

1. 临床表现

（1）膀胱刺激症状：如尿急、尿频、尿痛等症状。

（2）排尿中断与变换体位排尿：由结石活动阻塞尿道造成。

（3）血尿。

（4）癌变。

2. 辅助检查

（1）实验室检查：血液分析、尿液分析、结石分析、24小时尿液分析。

（2）影像学检查：B超、KUB平片、CT扫描、静脉肾盂造影检查等。

3. 治疗

原则：取出结石，治疗病因。

（1）体外冲击波碎石术。

（2）膀胱镜碎石术。

（3）耻骨上膀胱切开取石术。

二、护理措施

（一）心理护理

解除患者思想顾虑，注意了解患者的饮食、饮水习惯及特殊爱好等，以取得患者的信任。特别是年老体弱、反复发作者，容易对治疗失去信心，意志消沉，情绪低落，护士要经常与患者沟通，指导其正确对待疾病，增强信心，以愉快的心情接受治疗。

（二）手术前护理

按术前常规护理，术前1天沐浴，常规备皮，抗生素皮试，做好肠道准备。指导患者进行手术体位练习，完善术前常规检查，术前拍摄X线片定位，以确定结石位置。

（三）手术后护理

1. 麻醉后护理常规

嘱患者去枕平卧6小时，禁食水。

2. 生命体征的观察

定时测量体温、呼吸、脉搏、血压、血氧饱和度，并进行记录。

3. 肾实质切开取石

患者应遵医嘱绝对卧床，以减轻肾的损伤，防止再发出血。

4. 切口护理

观察切口或造瘘口渗血、渗液情况，如有异常，及时通知医生。保持切口或造瘘口清洁、干燥。

5. 引流管护理

（1）尿管及引流管长度要适宜，保持通畅，避免牵拉、扭曲、打折，尿袋及引流袋应固定在低于引流口的位置，防止反流。

（2）妥善固定肾造瘘管，严防脱落。

（3）每日进行尿道口护理，保持尿管及会阴清洁，防止尿路逆行性感染。

（4）置管期间每日观察尿液及引流液的颜色、性质、量，如有异常及时通知医生。

（5）置管期间应定时更换尿袋及引流袋，抗反流尿袋应每周更换 1 次，伤口引流袋应每日更换。

6. 疼痛护理

疼痛时可根据疼痛程度遵医嘱给予镇痛药物。

7. 饮食指导

非全身麻醉及开放手术，可在麻醉期后恢复正常饮食；全身麻醉及开放手术应在肠道排气后开始进食，先给予流食，逐步恢复为半流食、普食。

8. 其他护理

术后第 1 天拍 KUB，了解结石取出情况，嘱患者晨起禁食。

9. 术后并发症的护理

（1）出血：定时观察患者术后病情变化及引流液的颜色、性质、量，如出现四肢湿冷、脉搏加快、血压下降、血性引流液增加等，应及时通知医生给予处理。

（2）发热：术后常见并发症，应遵医嘱给予对症处理，并嘱患者多饮水，监测体温变化。

（3）漏尿：注意观察患者主诉及临床症状，如腹痛、压痛、板状腹等急腹症症状。

三、健康指导

1. 出院患者的指导

出院后遵医嘱定期复查，以便及时发现有无结石复发。如出现肾区胀痛（或绞痛）、尿频、尿急、尿痛、血尿、发热等症状应及时到医院就诊。

2. 饮食指导

泌尿系结石以预防为主，所以应向患者讲解饮食结构与结石的相互关系。

（1）高钙结石：不宜食用牛奶、奶制品、巧克力、坚果等。

（2）草酸结石：不宜食用浓茶、番茄、菠菜、芦笋，多食用含纤维丰富的食物。

（3）尿酸结石：不宜食用高嘌呤食物，如动物内脏，应食碱性食品。

（4）感染性结石：建议进食酸性食物，使尿液酸化。

3. 讲解饮水、运动的意义

每日饮水 2 500 ~ 3 000 mL，适当运动，尿量保持在 2 000 ~ 3 000 mL/d，使尿液稀释，促进尿中晶体物质排出，同时起到冲洗尿路、减少感染发生的作用。

4. 术后留置双 J 管的患者

部分患者会出现尿痛、腰痛、尿频、血尿等情况，多为双 J 管刺激所致。应注意多休息，避免剧烈活动。多饮水，不憋尿，如出现排尿困难、发热、尿中大量血块等及时就诊。

（王　佳）

第二节　慢性肾小球肾炎

慢性肾小球肾炎简称慢性肾炎，是以蛋白尿、血尿、水肿、高血压为基本临床表现，起病方式各不相同，病程迁延，进展缓慢，可有不同程度的肾功能减退，最终将发展为慢性肾衰竭的一组肾小球疾病。慢性肾小球肾炎可发生于任何年龄，但多见于青壮年，男性多于女性。

一、病因

多数患者病因不明，急性链球菌感染后肾炎迁延不愈，可转为慢性肾炎。大部分慢性肾炎与急性肾炎之间并无明确关系，可能是由于各种细菌、病毒、原虫、支原体、真菌、药物及毒物侵入体内后，通过免疫机制、炎症介质因子及非免疫机制等引起本病。目前乙型肝炎病毒感染所致的肾炎，已引起人们的重视。

二、临床表现

（一）健康史

详细询问患者有无急性肾小球肾炎及其他肾病史，就诊情况和治疗经过，家族中有无类似疾病患者等。

（二）症状与体征

慢性肾炎多发生于青壮年，出现症状时的年龄多为 20～40 岁。起病多隐匿，进展较缓慢（2～3 年至数十年不等）。大多数慢性肾炎患者无明显的急性肾炎史，小部分则是由急性肾炎迁延不愈而进入慢性阶段。由于慢性肾炎是一组病因和病理改变不完全相同的疾病，故临床表现有很大差异，现将慢性肾炎的共同表现归纳如下。

1. 尿液异常改变

尿异常几乎是慢性肾炎患者必有的症状。蛋白尿和血尿出现较早，多数为轻度蛋白尿和镜下血尿，部分患者可出现大量蛋白尿或肉眼血尿。多数患者由于蛋白尿因而排尿时泡沫明显增多且不易消失，尿蛋白含量不等，一般常在 1～3 g/d，也可呈大量蛋白尿（>3.5 g/d）。在尿沉渣中常有颗粒管型和透明管型，伴有轻度至中度血尿，偶有肉眼血尿。

2. 水肿

大多数患者有不同程度的水肿，轻者仅面部、眼睑和组织疏松部位轻至中度可凹性水肿，一般无体腔积液。水肿重时则遍及全身，并可有胸腔或腹腔积液，少数患者始终无水肿。

3. 高血压

大多数慢性肾炎患者迟早会出现高血压，有些患者以高血压为首发症状，多为中度血压增高，尤其以舒张压增高明显。血压可持续性升高，也可呈间歇性升高。有的患者因血压显著增高而出现头胀、头晕、头痛、失眠、记忆力减退。持续高血压数年之后，可使心肌肥厚，心脏增大，心律失常，甚至发生心力衰竭。患者可伴有慢性肾炎眼底改变，即眼底视网膜动脉变细、迂曲反光增强和动静脉交叉压迫现象，少数可见絮状渗出物和出血。

4. 肾功能损害

慢性肾炎的肾功能损害呈慢性进行性，早期主要表现为肾小球滤过率下降，多数患者在就诊时，未降到正常值的 50% 以下，因此，血清肌酐及尿素氮可在正常范围内，临床上不出现氮质血症等肾功能不全的症状。后期随着被损害的肾单位增多，肾小球滤过率下降至正常值的 50% 以下，若这时在应激状态（如外伤、出血、手术或药物损害等）下，加重肾脏的负担，则可发生尿毒症症状。进展快慢主要与病理类型相关，如系膜毛细血管性肾炎进展较快，膜性肾病进展较慢，但也与是否配合治疗、护理和有无加速病情发展的因素，如感染、劳累、血压增高及使用肾毒性药物等有关。

5. 贫血

慢性肾炎在水肿明显时，可有轻度贫血，这可能与血液稀释有关。如有中度以上贫血，多数是与肾内促红细胞生成素减少有关，表明肾单位损伤严重。

三、辅助检查

1. 尿液检查

尿蛋白为轻度至中度增加，定性为（＋）～（＋＋），定量常在 1~3 g/d，尿沉渣可见红细胞增多和管型。

2. 血液检查

早期血常规检查多呈正常或轻度贫血。晚期红细胞计数和血红蛋白明显下降。晚期肾功能检查显示血肌酐和尿毒氮增高，内生肌酐清除率下降。

3. B 超检查

晚期可见肾脏缩小，皮质变薄，肾脏表面不平，肾内结构紊乱。

4. 肾活检病理检查

检查有助于确诊本病，判明临床病理类型，指导治疗及预后。

四、护理措施

通过积极治疗与护理，患者食欲增加，营养状况得到改善，水肿等症状得到缓解，能遵医嘱按时、准确地服用药物并坚持合理饮食。在进行健康教育之后，能够积极参与自我护理。患者焦虑感或恐惧感减轻，情绪稳定。

（一）饮食护理

视患者水肿、高血压和肾功能情况控制盐、蛋白质和水的摄入。给予优质蛋白、低磷饮食，以减轻肾小球毛细血管高压力、高滤过状态，延缓肾小球硬化和肾功能减退。有明显水肿和高血压患者，需低盐饮食。

（二）用药护理

药物治疗的目的主要是保护肾功能，延缓或阻止肾功能的下降。

1. 利尿降压药物

积极控制高血压是防止本病恶化的重要环节，但降压不宜过低，以避免肾血流量骤减。有水钠潴留容量依赖性高血压患者，可选用噻嗪类利尿药，如氢氯噻嗪，一般剂量为12.5～50 mg，1 次或分次口服。对肾素依赖性高血压则首选血管紧张素转换酶抑制剂，如贝那普利 10～20 mg，每日 1 次。此外，常用钙拮抗剂，如氨氯地平 5～10 mg，每日 1 次。也可选用 β 受体阻断药，如阿替洛尔 12.5～25 mg，每日 2 次。高血压难控制时，可选用不同类型降压药联合应用。

近年研究证实，血管紧张素转换酶抑制剂延缓肾功能恶化的疗效，并不完全依赖于它的降全身高血压作用，已证实该类药对出球小动脉的扩张强于对入球小动脉的扩张，所以能直接降低肾小球内高压，减轻高滤过，抑制系膜细胞增生和细胞外基质的堆积，以减轻肾小球硬化，延缓肾衰竭，故此药可作为慢性肾炎患者控制高血压的首选药物。应用血管紧张素转换酶抑制剂时，应注意防止高钾血症，血肌酐大于 350 μmol/L 的非透析治疗患者不宜使用。

2. 血小板解聚药物

长期使用血小板解聚药可延缓肾功能减退，应用大剂量双嘧达莫或小剂量阿司匹林对系膜毛细血管性肾小球肾炎有一定疗效。

3. 糖皮质激素和细胞毒药物

一般不主张积极应用，但患者肾功能正常或仅轻度受损，肾体积正常，病理类型较轻，尿蛋白较多，如无禁忌可试用。

（三）活动与休息

慢性肾炎患者若无明显水肿、高血压、血尿、尿蛋白及肾功能不全表现，可以从事轻度的工作或学习，但不能从事重体力劳动，避免劳累、受寒，防止呼吸道感染等。有明显水肿、血尿、持续性高血压或有肾功能进行性减退者，均应卧床休息和积极治疗。若有发热或感染时，应尽快控制。

五、健康教育

（1）护士应告诉患者常见的诱发因素：慢性肾炎病因尚未明确，但反复发作常有明显的诱因，如感染、劳累、妊娠等。应向患者及其家属解释各种诱因均能导致慢性肾炎的急性发作，加重肾功能的恶化，必须尽量避免这些诱发因素。

（2）慎用或免用肾毒性及诱发肾损伤的药物：药物引起的肾损害有两种类型，一类是药物本身具有肾毒性，如氨基糖苷类抗生素（包括新霉素、庆大霉素、妥布霉素、阿米卡星和链霉素等）、先锋霉素、两性霉素、顺铂及造影剂也是具有肾毒性的药物；另一类是药物可引起过敏反应而导致肾损害，此类药物常见的有磺胺药、非类固醇类消炎药（如吲哚美辛、布洛芬、芬必得等）、利福平等。

（3）戒烟、戒酒，不要盲目相信甚至服用偏方、秘方药物。

（4）告诉患者一旦出现水肿或水肿加重、尿液泡沫增多、血压增高或有急性感染时，应及时到医院就诊。

（王　佳）

第三节　急性肾小球肾炎

急性肾小球肾炎，简称急性肾炎，是以急性肾炎综合征为主要临床表现的一组疾病。急性起病，以血尿、蛋白尿、水肿、高血压为特点，并可有一过性氮质血症。多见于链球菌感染后，少数患者由其他细菌、病毒及寄生虫感染引起。本节主要介绍链球菌感染后急性肾炎。

本病是一种常见的肾脏疾病。好发于儿童，男性多见，预后大多良好，常在数月内自愈。

一、病因

根据流行病学、临床表现、动物实验的研究，本病多由 β 溶血性链球菌致肾炎菌株感染所致。常在扁桃体炎、咽炎、猩红热、丹毒、化脓性皮肤病等链球菌感染后发病，患者血中抗溶血性链球菌溶血素"O"梯度增高。感染的严重程度与是否发生急性肾炎及其严重性之间不完全一致。

本病主要由感染所诱发的免疫反应引起。链球菌感染后导致机体免疫反应，可在肾小球内形成抗原—抗体免疫复合物。链球菌的细胞壁成分或某些分泌蛋白刺激机体产生抗体，形成循环免疫复合物沉积于肾小球，或原位免疫复合物种植于肾小球，最终发生免疫反应，引起双侧肾脏弥漫性炎症。

二、临床表现

（一）病史

询问患者有无近期感染，特别是皮肤及上呼吸道感染（如皮肤脓疱疮、咽炎、扁桃体炎等），有无近期外出或旅游接触病毒、细菌、真菌或寄生虫等情况。此外，近期患病、手术或侵入性检查也会造成感染的发生。

（二）症状与体征

1. 潜伏期

急性肾炎多发生于前驱感染后，常有一定的潜伏期，平均 10～14 天。这段时间相当于机体接触抗原后产生初次免疫应答所需时间。潜伏期的时间通常与前驱感染部位有关：咽炎一般 6～12 天，平均 10 天；皮肤感染一般 14～28 天，平均 20 天，由此可以看出，通常呼吸道感染潜伏期较皮肤感染短。

2. 尿液异常

（1）血尿：几乎全部患者都有肾小球源性血尿，30%～40% 的患者出现肉眼血尿，且常为第一症状，尿液呈浑浊红棕色，为洗肉水样或棕褐色酱油样。肉眼血尿持续 1～2 周后转为镜下血尿。镜下血尿持续时间较长，常 3～6 月甚至更久。

（2）蛋白尿：绝大多数患者有蛋白尿。蛋白尿一般不重，常为轻中度，仅不到20% 的病例呈大量蛋白尿（＞3.5 g/d）。尿沉渣中尚可见白细胞，并常有管型（颗粒管型、红细胞管型及白细胞管型等）。

3. 水肿

常为首发症状。见于 70%～90% 的患者，多表现为早起眼睑水肿，面部肿胀，呈现所谓的肾炎病容，并与平卧位置及组织疏松程度有关。严重时，出现全身水肿、胸腔积液、腹腔积液，指压可凹性不明显。

4. 高血压

70%～90% 的患者有不同程度的高血压，一般为轻度或中度的增高，成人血压多在(150～180)／(90～100) mmHg。少数出现严重高血压，甚至并发高血压脑病。患者可表现为头痛、头昏、失眠，甚至昏迷、抽搐。

5. 肾功能异常

部分患者在起病早期可因尿量减少而出现一过性氮质血症，常于 1～2 周后随尿量增加而恢复正常，仅极少数患者可出现急性肾衰竭。

6. 全身症状

除水肿、血尿外，患者常伴有腰酸腰痛、食欲减退、恶心呕吐、疲乏、精神不振、心悸、气急，部分患者有发热，体温一般在38℃左右。

（三）并发症

部分患者在急性期可发生较严重的并发症。

1. 急性充血性心力衰竭

多见于老年人。在小儿患者中，急性左心衰竭可成为急性肾炎首发症状，如不及时治疗，可迅速致死。此症常发生于肾炎起病后1~2周内，一般表现为少尿、水肿加重，渐有呼吸困难，不能平卧，肺底有水泡音或哮鸣音，心界扩大，心率加速，第一心音变钝，常有收缩期杂音，有时可出现奔马律，肝肿大，颈静脉怒张。患者病情危急，但经过积极抢救、利尿后，症状常迅速好转。急性肾炎并发急性心力衰竭的原因主要是肾小球滤过率降低及一系列内分泌因素引起水钠潴留，循环血容量急骤增加。

2. 高血压脑病

常见症状是剧烈头痛及呕吐，继之出现视力障碍、意识改变、嗜睡，并可发生阵发性惊厥或癫痫样发作。本症是在全身高血压的基础上，脑内阻力小血管自身调节紊乱，血压急剧升高，脑血管痉挛，引起脑缺血和脑水肿所致。

3. 急性肾衰竭

随着近年来对急性充血性心力衰竭和高血压脑病及时、有效的防治，这两类并发症的死亡率已明显下降，因此急性肾炎的主要致死并发症为急性肾衰竭。链球菌感染后、急性肾炎并发急性肾衰竭预后较其他病因所致者为佳，少尿或无尿一般持续3~5天后，肾小球滤过功能改善，尿量增加，肾功能逐渐恢复。

三、辅助检查

1. 尿液检查

显微镜检查显示，尿中80%以上的红细胞是外形扭曲、变形的多形性红细胞。尿沉渣中红细胞管型具有诊断价值，也可见到少量白细胞、上皮细胞、透明管型及颗粒管型。尿蛋白一般不重，定量通常为1~2 g/d，只有大约不到20%的病例可呈大量蛋白尿（>3.5 g/d）。

2. 血常规检查

常见轻度贫血，呈轻度正色素、正红细胞性贫血，此与血容量增大、血液稀释有关。白细胞计数大多正常，但当感染病灶未愈时，白细胞总数及中性粒细胞占比常增高。

3. 血生化检查

血清补体C_3及总补体在起病时下降，8周内逐渐恢复至正常，血清抗链球菌溶血素"O"（ASO）抗体升高（大于1∶400），循环免疫复合物及血清冷球蛋白可呈阳性。红细胞沉降率常增快，一般为30~60 mm/h（魏氏法）。

四、护理措施

通过治疗与护理，患者的水、电解质保持平衡，水肿减轻，无体液潴留症状。患者体重维持在正常范围内，无营养不良的表现。护士能及时发现并发症，并能及时给予处理。

（一）观察病情

注意观察水肿的部位、程度及消长情况，记录 24 小时出入量，监测尿量变化。密切观察血压及体重改变的情况。观察有无急性左心衰竭和高血压脑病的表现。监测实验室检查指标，如尿常规、肾功能、血电解质等结果。

（二）活动与休息

急性期患者应绝对卧床休息，症状比较明显者，卧床休息 4~6 周，直至肉眼血尿消失、水肿消退及血压恢复正常后，逐步增加活动，可从事轻体力活动，1~2 年内避免重体力活动和劳累。

（三）饮食护理

（1）根据水肿、高血压及肾功能损害程度确定饮食原则。一般认为，肾功能正常者蛋白质入量保持正常，按 1 g/（kg·d）供给。出现氮质血症及明显少尿阶段时，应限制蛋白质的摄入，按 0.5 g/（kg·d）供给，且优质蛋白，即富含必需氨基酸的动物蛋白，如牛奶、鸡蛋、瘦肉等所占的比例在 50% 以上。

（2）热能的供给：25~30 kcal/（kg·d），为每日 1 600~2 000 kcal。热能的主要来源是碳水化合物及脂肪，其中脂肪以植物性脂肪为主。

（3）在水肿及高血压时，每日食盐以 1~2 g 为宜。如果患者出现少尿或高钾血症，应限制富含钾的食物，如海带、紫菜、菠菜、山药、香蕉、枣、坚果、浓肉汤、菜汤等。

（4）根据患者的尿量适当控制液体摄入，一般计算方法是前一天患者尿量 +500 mL。严重水肿、少尿或无尿者，液体入量应低于 1 000 mL/d。

（四）用药护理

急性肾炎主要的病理、生理改变是水钠潴留，细胞外液容量增大，发生水肿、高血压，直至循环过度负荷、心功能不全，故利尿降压是对症治疗的重点。

1. 利尿剂

高度水肿者使用利尿剂，达到消肿、降压，预防心、脑并发症的目的。常用噻嗪类利尿剂，如使用氢氯噻嗪 25 mg，每日 2~3 次口服。必要时，给予袢利尿剂，如呋塞米 20~60 mg/d，注射或分次口服。一般不用保钾利尿剂。长期使用利尿剂可以发生电解质紊乱（如低血钾等）、低氯性代谢性碱中毒、继发性高尿酸血症、高血糖及高脂蛋白血症等，护士应严密观察患者有无不良反应。

2. 降压药物

积极而稳步地控制血压可增加肾血流量，改善肾功能，预防心、脑并发症。常用的药物为普萘洛尔 20~30 mg，每日 3 次口服。还可使用钙通道阻滞剂，如硝苯地平 20~40 mg/d，分次口服，或者使用血管扩张药，如肼屈嗪 25 mg，每日 2 次。

3. 抗炎药物

有上呼吸道或皮肤感染者，应选用无肾毒性抗生素治疗，如青霉素、头孢霉素等，一般不主张长期预防性使用抗生素。反复发作的慢性扁桃体炎，待肾炎病情稳定后（尿蛋白少于 +，尿沉渣红细胞少于 10 个/高倍视野）可做扁桃体摘除。术前、术后两周注射青霉素。

4. 中药

本病多属实证，根据辨证可分为风寒、风热、湿热，因此可分别予以宣肺利尿、凉血解毒等疗法。但应注意，目前有文献报道防己、厚朴和马兜铃等中药可引起肾间质炎症和纤维化，应避免应用上述中药。

（五）透析治疗的护理

少数患者发生急性肾衰竭而有透析指征时，应及时给予透析（血液透析或腹膜透析均可）。特别是下列两种情况。

（1）出现急性肾衰竭，特别是发生高血钾时。

（2）严重水钠潴留，引起急性左心衰竭者。由于本病具有自愈倾向，肾功能多可逐渐恢复，一般不需要长期维持透析。

五、健康教育

（1）指导患者积极锻炼身体，增强体质，改善身体防御功能，减少感冒的发生，改善环境卫生，注意个人清洁卫生，避免或减少上呼吸道及皮肤感染，可降低急性肾炎的发病率。嘱患者及其家属一旦发生感染，应及时使用抗菌药物，重视慢性疾病治疗，如慢性扁桃体炎、咽炎、龋齿、鼻窦炎及中耳炎。在链球菌流行时，可短期使用抗菌药物，以减少发病。

（2）指导患者避免有害于肾的因素，如劳累、妊娠及应用肾毒性药物，如氨基糖苷类抗生素。

（3）教会患者及其家属计算出入量、测量体重和血压的方法。

（4）指导患者及其家属有关药物的药理作用、剂量、不良反应及服用时的注意事项。

（5）嘱患者病情变化时及时就医，不可耽误。

（6）病情预后。患者可于1~4周内出现利尿、消肿、降压。仅6%~18%的患者，遗留尿异常和高血压而转成慢性肾炎，只有不到1%的患者，可因急性肾衰竭救治不当而死亡。

（杨　婧）

第五章

传染科疾病护理

第一节　病毒性肝炎

病毒性肝炎是由几种不同的嗜肝病毒（肝炎病毒）引起的以肝脏炎症和坏死病变为主的一组感染性疾病。它是法定乙类传染病，具有传染性较强、传播途径复杂、流行面广泛、发病率高等特点。目前已确定的有甲型、乙型、丙型、丁型及戊型病毒性肝炎5种类型，部分乙型、丙型和丁型肝炎患者可演变成慢性，并可发展为肝硬化和原发性肝细胞癌，对人民健康危害甚大。

一、病原学

甲型肝炎病毒（HAV）属于小RNA病毒科的嗜肝病毒属，感染后在肝细胞内复制，随胆汁经肠道排出，对外界抵抗力较强，能耐受56℃30分钟或室温1周。在干燥粪便中25℃能存活30天，在贝壳类动物、污水、淡水、海水、泥土中能存活数月。这种稳定性对HAV通过水和食物传播十分有利。高压蒸汽（121℃，20分钟）、煮沸5分钟、紫外线照射1小时可灭活，70%乙醇25℃3分钟也可有效灭活HAV。

乙型肝炎病毒（HBV）属于嗜肝DNA病毒科，在肝细胞内合成后释放入血，还可存在于唾液、精液、阴道分泌物等各种体液中。完整的HBV病毒分包膜和核心两部分，包膜含乙肝表面抗原（HBsAg），核心部分含有环状双股DNA、DNA聚合酶（DNAP）、核心抗原（HBcAg）和e抗原（HBeAg），是病毒复制的主体，具有传染性。HBV抵抗力很强，对高温、低温、干燥、紫外线及一般浓度的消毒剂均能耐受，但煮沸10分钟、高压蒸汽消毒、2%戊二醛、5%过氧乙酸等可使之灭活。

丙型肝炎病毒（HCV）属于黄病毒科，为单股正链RNA病毒，易发生变异，不易被机体清除，但对有机溶剂敏感，煮沸5分钟、氯仿（10%~20%）、甲醛（1∶1 000）6小时、高压蒸汽和紫外线等可使之灭活。

丁型肝炎病毒（HDV）为一种缺陷的RNA病毒，位于细胞核内，其生物周期的完成要依赖于乙型肝炎病毒的帮助，因此丁型肝炎不能单独存在，必须在HBV存在的条件下才能感染和引起疾病，以HBsAg作为病毒外壳，与HBV共存时才能复制、表达。

戊型肝炎病毒（HEV）属萼状病毒科，为单股正链RNA病毒，感染后在肝细胞内复制，经胆管随粪便排出，发病早期可在感染者的粪便和血液中存在，碱性环境下较稳定，对热、氯仿敏感。

二、流行病学

1. 传染源

（1）甲型和戊型肝炎：为急性期患者和亚临床感染者在发病前 2 周至起病后 1 周传染性最强。

（2）乙型、丙型和丁型肝炎为急、慢性患者，亚临床感染者和病毒携带者，其中慢性患者和病毒携带者是主要传染源。乙型肝炎有家庭聚集现象。

2. 传播途径

（1）粪—口传播：为甲型和戊型肝炎的主要传播途径。

（2）血液传播、体液传播：是乙型、丙型和丁型肝炎的主要传播途径。

（3）母婴传播：是乙型肝炎感染的一种重要传播途径。

3. 人群易感性

普遍易感，各型肝炎之间无交叉免疫力。

（1）甲型肝炎：成人抗-HAV IgG 阳性率达 80%，感染后免疫力可持续终身。

（2）乙型肝炎：我国成人抗-HBs 阳性率达 50%。

（3）丙型肝炎：抗 HCV 并非保护性抗体。

（4）丁型肝炎：目前仍未发现对 HDV 的保护性抗体。

（5）戊型肝炎：普遍易感，尤以孕妇易感性较高。感染后免疫力不持久。

4. 流行特征

甲型肝炎以秋、冬季为发病高峰，戊型肝炎多发生于雨季，其他型肝炎无明显的季节性。我国是乙型肝炎的高发区，一般人群无症状携带者占 10%~15%；丁型肝炎以南美洲、中东为高发区，我国以西南地区感染率最高；戊型肝炎主要流行于亚洲和非洲。

三、临床表现

重点询问有无家人患病史及与肝炎患者密切接触史，近期有无进食过污染的水和食物（如水生贝类）；近期有无血液和血制品应用史、血液透析、有创性检查治疗等，有无静脉药物依赖、意外针刺伤、不安全性接触等，是否接种过疫苗。

（一）症状

甲型和戊型肝炎主要表现为急性肝炎。乙型、丙型和丁型肝炎除表现为急性肝炎外，慢性肝炎更常见。

1. 急性肝炎

急性肝炎又分为急性黄疸型肝炎和急性无黄疸型肝炎。

（1）急性黄疸型肝炎典型的表现分为三期。①黄疸前期：平均 5~7 天，甲型、戊型肝炎起病较急，乙型、丙型、丁型肝炎起病较缓慢，表现为畏寒、发热、疲乏、全身不适等病毒血症和食欲减退、厌油、恶心、呕吐、腹胀、腹痛、腹泻等消化系统症状，本期快结束时可出现尿黄。②黄疸期：可持续 2~6 周，黄疸前期的症状逐渐好转，但尿色加深如浓茶样，巩膜和皮肤黄染，约 2 周达到高峰。部分患者伴有粪便颜色变浅、皮肤瘙痒、心动过缓等肝内阻塞性黄疸的表现。③恢复期：平均持续 4 周，症状逐渐消失，黄疸逐渐减退，肝脾回缩，肝功能逐渐恢复正常。

（2）急性无黄疸型肝炎：较黄疸型肝炎多见，症状也较轻，主要表现为消化道症状，常不易被发现而成为重要的传染源。

2. 慢性肝炎

病程超过半年者，称为慢性肝炎，见于乙型、丙型和丁型肝炎。部分患者发病日期不确定或无急性肝炎病史，但临床有慢性肝炎表现，即反复出现疲乏、厌食、恶心、肝区不适等症状，晚期可出现肝硬化和肝外器官损害的表现。

3. 重型肝炎

重型肝炎是肝炎最严重的一种类型。各型肝炎均可引起，常因劳累、感染、饮酒、服用肝损药物、妊娠等诱发。预后差，病死率高。

（1）急性重型肝炎：又称暴发性肝炎。起病急，初期表现似急性黄疸型肝炎，10 天内病情迅速进展，出现肝功能衰竭，主要表现为黄疸迅速加深、肝脏进行性缩小、肝臭、出血倾向、腹腔积液、中毒性鼓肠、肝性脑病和肝肾综合征。病程一般不超过 3 周，常因肝性脑病、继发感染、出血、肝肾综合征等并发症而死亡。

（2）亚急性重型肝炎：又称亚急性肝坏死。发病 10 天后出现上述表现，易转化为肝硬化。病程多为 3 周至数月。出现肝肾综合征者，提示预后不良。

（3）慢性重型肝炎：在慢性肝炎或肝硬化的基础上发生的重型肝炎，同时具有慢性肝病和重型肝炎的表现。预后差，病死率高。

4. 淤胆型肝炎

是以肝内胆汁淤积为主要表现的一种特殊类型的肝炎，又称为毛细胆管型肝炎。临床表现类似于急性黄疸型肝炎，有黄疸深、消化道症状轻，同时伴全身皮肤瘙痒、粪便颜色变浅等梗阻性特征。病程较长，可达 2~4 个月或较长时间。

5. 肝炎后肝硬化

在肝炎基础上发展为肝硬化，表现为肝功能异常及门静脉高压症。

（二）体征

1. 急性肝炎

黄疸，肝肿大、质地软、轻度压痛和叩击痛，部分患者有轻度脾肿大。

2. 慢性肝炎

肝病面容，肝肿大、质地中等，伴有蜘蛛痣、肝掌、毛细血管扩张和进行性脾肿大。

3. 重型肝炎

肝脏缩小、肝臭、腹腔积液等。

四、辅助检查

1. 肝功能检查

（1）血清酶检测：谷氨酸氨基转移酶（ALT）是判定肝细胞损害的重要标志，急性黄疸型肝炎常明显升高，慢性肝炎可持续或反复升高，重型肝炎时因大量肝细胞坏死，ALT 随黄疸加深反而迅速下降，称为胆—酶分离。此外，部分肝炎患者天门冬氨酸氨基转移酶（AST）、碱性磷酸酶（ALP）、谷氨酰转肽酶（γ-GT）也升高。

（2）血清蛋白检测：慢性肝病可出现清蛋白下降，球蛋白升高和清/球比值下降。

（3）血清和尿胆红素检测：黄疸型肝炎时，血清直接胆红素和非结合胆红素均升高，尿胆原和胆红素明显增加；淤胆型肝炎时，血清结合胆红素升高，尿胆红素增加，尿胆原减少或阴性。

（4）凝血酶原活动度（PTA）检查：PTA 与肝损害程度成反比，重型肝炎 PTA 常 < 40%，PTA 越低，预后越差。

2. 肝炎病毒病原学（标志物）检测

（1）甲型肝炎：血清抗 HAV IgM 阳性提示近期有 HAV 感染，是确诊甲型肝炎最主要的标记物；血清抗 HAV IgG 是保护性抗体，见于甲型肝炎疫苗接种后或既往感染 HAV 的患者。

（2）乙型肝炎。

1）血清病毒标志物的临床意义。①乙型肝炎表面抗原（HBsAg）：阳性提示为 HBV 感染者，急性感染可自限，慢性感染者 HBsAg 阳性可持续多年，若无临床表现而 HBsAg 阳性持续 6 个月以上为慢性乙型肝炎病毒携带者。HBsAg 本身不具有传染性，但因其常与 HBV 同时存在，常作为传染性标志之一。②乙型肝炎表面抗体（抗-HBs）：此为保护性抗体，阳性表示对 HBV 有免疫力，见于乙型肝炎恢复期，乙肝疫苗接种后或既往感染者。③乙型肝炎 e 抗原（HBeAg）：阳性提示 HBV 复制活跃，表明乙型肝炎处于活动期，传染性强，持续阳性则易转为慢性，如转为阴性表示病毒停止复制。④乙型肝炎 e 抗体（抗-HBe）：阳性提示 HBV 大部分被消除，复制减少，传染性减低，如急性期即出现阳性则易进展为慢性肝炎，慢性活动性肝炎出现阳性者则可进展为肝硬化。⑤乙型肝炎核心抗体（抗 HBc）：抗-HBc IgG 阳性提示过去感染或近期低水平感染，抗-HBc IgM 阳性提示目前有活动性复制。

2）HBV-DNA 和 DNA 聚合酶检测阳性提示体内有 HBV 复制，传染性强。

（3）丙型肝炎：HCV-RNA 阳性提示有 HCV 病毒感染。抗-HCV 为非保护性抗体，其阳性是 HCV 感染的标志，抗 HCV IgM 阳性提示丙型肝炎急性期，高效价的抗-HCV IgG 常提示 HCV 现症感染，而低效价的抗-HCV IgG 提示丙型肝炎恢复期。

（4）丁型肝炎：血清或肝组织中的 HDVAg 和 HDV RNA 阳性有确诊意义，抗-HDV IgG 是现症感染的标志，效价增高提示丁型肝炎慢性化。

（5）戊型肝炎：抗-HEV IgM 和抗-IIEV IgG 阳性可作为近期 HEV 感染的标志。

五、治疗

肝炎目前尚无特效治疗方法，治疗原则为综合治疗，以休息、营养为主，辅以适当的药物进行治疗，避免使用损害肝脏的药物。

1. 急性肝炎

以一般治疗和对症、支持治疗为主，强调早期卧床休息，辅以适当的护肝药物，除急性丙型肝炎的早期可使用干扰素外，一般不主张抗病毒治疗。

2. 慢性肝炎

除了适当休息和营养外，还需要保肝、抗病毒、对症及防治肝纤维化等综合治疗。常用护肝药物有维生素类药物（如 B 族维生素及维生素 C、维生素 E、维生素 K 等）、促进解毒功能的药物（如葡醛内酯、维丙胺等）、促进能量代谢的药物（如肌苷、ATP、辅酶 A 等）、促进蛋白代谢的药物（如肝安）等；抗病毒药物有干扰素、核苷类药物（如拉米夫定、阿德福韦、恩替卡韦等）。

3. 重型肝炎

以支持、对症治疗为基础，促进肝细胞再生，预防和治疗并发症，有条件者可采用人工肝支持系统，争取肝移植。

六、护理措施

（一）一般护理

1. 隔离

甲型、戊型肝炎患者自发病之日起实行消化道隔离3周，急性乙型肝炎实行血液（体液）隔离至 HBsAg 转阴，慢性乙型和丙型肝炎按病原携带者管理。

2. 休息与活动

急性肝炎、慢性肝炎活动期、重型肝炎均应卧床休息，待症状好转、黄疸减轻、肝功能改善后，逐渐增加活动量，以不感到疲劳为度。

3. 饮食护理

急性期患者应进食清淡、易消化、富含维生素的流质饮食，多食蔬菜和水果，保证足够热量，糖类250~400 g/d，适量蛋白质（动物蛋白为主）1.0~1.5 g/（kg·d），适当限制脂肪的摄入，腹胀时应减少牛奶、豆制品等产气食品的摄入，食欲差时可遵医嘱静脉补充葡萄糖、脂肪乳和维生素，食欲好转后应少食多餐，避免暴饮暴食。慢性肝炎患者宜进食适当高蛋白、高热量、高维生素、易消化的食物，蛋白质（优质蛋白为主）1.5~2.0 g/（kg·d），但应避免长期摄入高糖、高热量饮食和饮酒。重型肝炎患者宜进食低盐、低脂高热量、高维生素饮食，有肝性脑病倾向者应限制或禁止蛋白质摄入。

（二）病情观察

观察患者消化道症状、黄疸、腹腔积液等的变化和程度，观察患者的生命体征和神志变化，有无并发症的早期表现和危险因素。一旦发现病情变化及时报告医生，积极配合处理。

（三）用药护理

遵医嘱用药，注意观察药物疗效和不良反应。使用干扰素前应向患者及其家属解释使用干扰素治疗的目的和不良反应，嘱患者一定要按医嘱用药，不可自行停药或加量。常见的不良反应如下。

（1）发热：一般在最初3~5次注射时发生，以第1次注射后的2~3小时最明显，可伴有头痛、肌肉、骨骼酸痛、疲倦无力等，随治疗次数增加反而不断减轻。发热时应嘱患者多饮水，卧床休息，必要时对症处理。

（2）脱发：1/3~1/2患者在疗程后期出现脱发，停药后可恢复。

（3）骨髓抑制：患者会出现白细胞计数减少，若白细胞计数 $>3 \times 10^9$/L 应坚持治疗，可遵医嘱给予升白细胞药物；若白细胞计数 $<3 \times 10^9$/L，或血小板计数 $<40 \times 10^9$/L 可减少干扰素的剂量甚至停药。此外，部分患者会出现胃肠道症状、肝功能损害和神经精神症状，一般对症处理，严重者应停药。

（四）心理护理

护士应向患者及其家属解释疾病的特点、隔离的意义和预后，鼓励患者多与医务人员、家属、病友等交谈，说出自己心中的感受，给予患者精神上的安慰和支持，对患者所关心的问题耐心解答。此外，还需与患者家属取得联系，使其消除对肝炎患者和肝炎传染性的恐惧，安排探视时日，给患者家庭的温暖和支持，同时积极协助患者取得社会支持。

七、健康指导

1. 疾病知识指导

应向患者及其家属宣传病毒性肝炎的家庭护理和自我保健知识，特别是慢性患者和无症状携带者。

（1）正确对待疾病，保持乐观情绪。生活规律，劳逸结合，恢复期患者可参加散步、体操等轻体力活动，肝功能正常 1~3 个月后可恢复日常活动及工作，但应避免过度劳累和重体力劳动。

（2）加强营养，适当增加蛋白质摄入，但要避免长期高热量、高脂肪饮食，戒烟酒。

（3）不滥用保肝药物和其他损害肝脏的药物，如吗啡、苯巴比妥、磺胺药、氯丙嗪等，以免加重肝损害。

（4）实施适当的家庭隔离，患者的食具用品、洗漱用品、美容美发用品、剃须刀等应专用，患者的排泄物、分泌物可用 3% 漂白粉消毒后弃去，防止污染环境。家中密切接触者应进行预防接种。

（5）出院后定期复查，HBsAg、HBeAg、HBV DNA 和 HCV RNA 阳性者应禁止献血和从事托幼、餐饮业工作。

2. 疾病预防指导

甲型和戊型肝炎应预防消化道传播，重点加强粪便管理，保护水源，饮用水严格消毒，加强食品卫生和食具消毒。乙型、丙型、丁型肝炎重点防止血液和体液传播，做好血源监测，凡接受输血、应用血制品、进行大手术等的人，定期检测肝功能及肝炎病毒标记物，推广应用一次性注射用具，重复使用的医疗器械要严格消毒，个人生活用具应专用，接触患者后用肥皂和流动水洗手。

3. 易感人群指导

甲型肝炎易感者可接种甲型肝炎疫苗，接触者可在 10 天内注射人血清免疫球蛋白以防止发病。HBsAg 阳性患者的配偶、医护人员、血液透析者等和抗 HBs 均阴性的易感人群及未受 HBV 感染的对象可接种乙型肝炎疫苗。HBsAg 阳性母亲的新生儿应在出生后立即注射乙肝免疫球蛋白，2 周后接种乙肝疫苗。乙肝疫苗需接种 3 次（0、1 个月、6 个月），接种后若抗 -HBs > 10 IU/L，显示已有保护作用，保护期为 3~5 年。

（章安梅）

第二节　流行性腮腺炎

流行性腮腺炎是由腮腺炎病毒所引起的急性呼吸道传染病，常见于春季，主要发生在儿童和青少年，主要表现为腮腺的非化脓性炎症性肿胀、疼痛、发热，腮腺炎病毒除侵犯腮腺外，尚能引起脑膜炎、脑膜脑炎、睾丸炎、卵巢炎和胰腺炎等。本病为自限性疾病，大多预后良好，极少死亡。

一、病原学

腮腺炎病毒属于副黏病毒科，副黏病毒属的单股 RNA 病毒。人是腮腺炎病毒唯一的宿主。在体外腮腺炎病毒能在许多哺乳类动物细胞系中和鸡胚中培养生长。

腮腺炎病毒抵抗力低，不耐热，在 55～60℃ 10 分钟就能使病毒感染力消失，对乙醚、氯仿及紫外线敏感。4℃ 时能存活数天，一般室温下经 2～3 天其传染性即可消失。病毒能在多种细胞上培养及使猴及鸡胚感染。

二、流行病学

1. 感染源

早期患者及隐性感染者均为感染源。患者腮腺肿大前 7 天至肿大后 9 天，能从唾液中分离出病毒。有脑膜炎表现者能从脑脊液中分离出病毒，无腮腺肿大的其他器官感染者也能从唾液和尿中排出病毒。

2. 传播途径

通过飞沫传播。

3. 易感人群

普遍易感，感染后一般可获得持久免疫力。患者主要为儿童，1 岁以下婴儿从母体获得特异性抗体而很少发病。无免疫力的成年人也可发病。

4. 流行情况

本病为世界性疾病，全年均可发病，但以冬、春季为主。

三、临床表现

流行性腮腺炎潜伏期 14～25 天，平均 18 天。

部分患者有发热、头痛、无力、食欲缺乏等前驱症状。发病 1～2 天或以后出现颧骨弓或耳部疼痛，然后出现唾液腺肿大，体温上升可达 40℃ 以上。腮腺最常受累，通常一侧腮腺肿大后 2～4 天又累及对侧。双侧腮腺肿大者约占 75%。腮腺肿大是以耳垂为中心，向前、向后、向下发展，使下颌骨边缘不清。覆盖于腮腺上的皮下软组织，由于水肿使局部皮肤发亮但不红，皮温增高，疼痛明显。腮腺管口早期常有红肿，按压无脓性分泌物。因腮腺导管阻塞，当咀嚼或进食酸性食物时可促使唾液分泌增加，疼痛加剧。腮腺肿大 2～3 天达高峰，持续 4～5 天或以后逐渐消退。颌下腺或舌下腺可以单独或同时受累，颌下腺肿大时，下颌处明显肿胀，可触及椭圆形腺体。舌下腺肿大时，可见舌下及颈前下颌部肿胀，并出现吞咽困难。

有症状的脑膜炎发生率为 15% 左右。患者出现头痛、嗜睡和脑膜刺激征。一般发生在腮腺炎发病后 4～5 天，有的患者脑膜炎先于腮腺炎。一般症状在 1 周内消失。脑脊液主要是淋巴细胞增高，白细胞计数在 $25 \times 10^6/L$ 左右。少数患者脑脊液中糖降低。预后一般良好。脑膜脑炎或脑炎患者，常有高热、谵妄、抽搐、昏迷，重症者可致死亡，可遗留耳聋等后遗症。

睾丸炎常见于腮腺肿大开始消退时，患者又出现发热，睾丸明显肿胀和疼痛，可并发附睾炎、鞘膜积液和阴囊水肿。睾丸炎多为单侧，约 1/3 的病例为双侧受累。急性症状持续

3~5天，10天内逐渐好转。部分患者睾丸炎后发生不同程度的睾丸萎缩，这是腮腺炎病毒引起睾丸细胞破坏所致，但很少引起不育症。

卵巢炎发生于5%的成年妇女，可出现下腹疼痛。右侧卵巢炎患者可酷似阑尾炎，有时可触及肿大的卵巢。一般不影响生育能力。

胰腺炎常于腮腺肿大数日后发生，可有恶心、呕吐和中上腹疼痛和压痛。由于单纯腮腺炎即可引起血、尿淀粉酶增高，因此需做脂肪酶检查，若升高则有助于胰腺炎诊断。腮腺炎合并胰腺炎的发病率低于10%。

其他心肌炎、乳腺炎和甲状腺炎等也可在腮腺炎发生前后发生。

四、辅助检查

1. 常规检查

白细胞计数和尿常规一般正常，有睾丸炎者白细胞计数可以增高。有肾损害时，尿中可出现蛋白和管型。

2. 血清和尿液中淀粉酶检查

90%患者发病早期有血清和尿淀粉酶增高。无腮腺肿大的脑膜炎患者，血和尿中淀粉酶也可升高，故测定淀粉酶可与其他原因引起的腮腺肿大或其他病毒性脑膜炎相鉴别。血脂肪酶增高，有助于胰腺炎的诊断。

3. 脑脊液检查

有腮腺炎而无脑膜炎症状和体征的患者，约半数脑脊液中白细胞计数轻度升高，且能从脑脊中分离出腮腺病毒。

4. 血清学检查

（1）抗体检查：ELISA法检测血清中NP的IgM抗体可做近期感染的诊断。有报告认为，此法用于患者唾液检查阳性率也很高。

（2）抗原检查：近年来有应用特异性抗体或单克隆抗体来检测腮腺炎病毒抗原，可做早期诊断。应用PCR技术检测腮腺炎病毒RNA，可大大提高可疑患者的诊断。

5. 病毒分离

应用早期患者的唾液、尿液或脑膜炎患者的脑脊液，接种于原代猴肾Vero细胞或Hela细胞分离腮腺炎病毒，3~6天组织培养细胞可出现细胞病变，形成多核巨细胞。

五、诊断

主要根据有发热和以耳垂为中心的腮腺肿大，结合流行情况和发病前2~3周与感染源有接触史，诊断一般不困难。没有腮腺肿大的脑膜脑炎、脑膜炎和睾丸炎等，确诊需依靠血清学检查和病毒分离。

六、治疗

目前尚无特效治疗，主要是对症治疗和支持疗法。

1. 一般治疗

卧床休息，给予流质饮食，避免进食酸性饮料。注意口腔卫生，餐后用生理盐水漱口。

2. 抗病毒治疗

发病早期可用利巴韦林,也有报道应用干扰素治疗成年人腮腺炎合并睾丸炎,症状较快消失。

3. 对症治疗

高热者可给予物理降温。头痛和腮腺胀痛可应用镇痛药。睾丸胀痛明显者,除口服泼尼松外,可用 0.25% 普鲁卡因 20 mL 于精索周围封闭,同时用丁字带托起固定睾丸。

4. 应用肾上腺皮质激素

对重症或并发脑膜脑炎、心肌炎患者,可应用地塞米松。

5. 颅内压升高处理

若出现剧烈头痛、呕吐疑为颅内压升高的患者,可应用 20% 甘露醇 1~2 g/kg 静脉推注,4~6 小时 1 次,直至症状好转。

6. 预防睾丸炎

男性成年患者,为预防睾丸炎的发生,早期可应用乙菧酚口服。

7. 其他治疗

局部肿痛明显者可用醋调如意金黄散外敷,或将鲜仙人掌除皮洗净捣烂、鲜鱼腥草捣烂敷肿胀处。

七、护理措施

(一)隔离

在标准预防的基础上,还应采用飞沫传播的隔离与预防。

(二)急性期

卧床休息。

(三)减少食物对腮腺的刺激

给予清淡易消化、含维生素丰富的流质、半流质饮食,如米汁、豆浆、牛奶、稀饭等,保证营养及液体的摄入。避免酸、辣、硬的刺激性食物,多饮水。

(四)病情观察

1. 神经系统病变

观察有无头痛、嗜睡和脑膜刺激征。

2. 消化系统病变

观察有无恶心、呕吐和中上腹疼痛和压痛等症状。

3. 口腔黏膜病变

观察腮腺导管开口有无红肿及分泌物,及时清除口腔内残留食物,每次进餐后用温盐水漱口。

4. 睾丸病变

观察睾丸有无明显肿胀和疼痛。

5. 体温变化

定时监测体温变化,如体温下降后又升高,更应注意警惕脑膜脑炎、睾丸炎、急性胰腺炎等并发症的发生。

（五）对症护理

1. 降温

体温 >38.5℃者，降温效果不好时遵医嘱药物降温，可给小剂量激素。出汗较多时，及时更换衣裤及被服，以免受凉。降温后及时观察降温效果，并做好记录。

2. 减轻疼痛

（1）腮腺肿痛可行局部冷敷，也可用如意金黄散调茶水或食醋敷于患处；不吃酸性食物，减少腮腺的分泌。

（2）头痛时可将床头抬高30°，取头正卧位，限制头部活动，有利于头部静脉回流，必要时遵医嘱应用脱水药，降低颅内压。

（3）睾丸胀痛可用棉花垫和丁字带托起，疼痛较重时可在阴囊处间隙冷敷。

（4）剧烈腹痛时可暂禁食水。

3. 保持口腔清洁

坚持早晚刷牙，经常用温盐水漱口，不会漱口的幼儿应帮助其多饮水。

（章安梅）

第三节　麻疹

麻疹是由麻疹病毒引起的呼吸道传染病，临床以发热、结膜炎、流涕、咳嗽及口腔黏膜斑和皮肤出现斑丘疹为特征，可引起肺炎、喉炎和脑炎等严重并发症。本病传染性强，易造成流行。

一、病原学

麻疹病毒属副黏液病毒科，电镜下呈球形或丝状，中心为RNA病毒，麻疹病毒抗原性稳定，只有一个血清型。病毒在人或猴来源的细胞中易增殖，麻疹病毒除灵长类动物外，一般动物都不易感。病毒侵入细胞后增殖可引起细胞融合，形成多核巨细胞病变，且在胞质或核内形成嗜酸性包涵体。

麻疹病毒对外界抵抗力不强，在流通的空气中或阳光下半小时即失去活力。紫外线能很快使病毒灭活，对一般消毒剂敏感。病毒耐寒、耐干燥，在 −15 ～ −70℃ 可保存数月至数年。

二、流行病学

1. 感染源

患者是本病唯一的感染源。于发病前2天至出疹后5天内患者的眼结膜分泌物，鼻、咽、气管的分泌物都含有病毒，具有较强传染性，但恢复期不携带病毒。

2. 传播途径

经呼吸道飞沫传播。密切接触者也可经污染病毒的手传播。

3. 易感人群

人对麻疹普遍易感。凡未患过麻疹又未接受麻疹疫苗者，接触感染者的90%以上会发病。病后可获得持久免疫。

4. 流行病学特征

本病以 6 个月至 5 岁小儿发病率最高。由于麻疹疫苗的普遍接种，麻疹流行强度减弱，而发病年龄也有逐渐增大的趋势。本病常年均可发生，但以冬春季为最多。

三、临床表现

潜伏期为 8～12 天，平均为 10 天，应用被动或主动免疫者可延长至 3～4 周，潜伏期内可有体温轻度上升。

（一）典型麻疹

临床经过可分为 3 期。

1. 前驱期（卡他期）

此期为发病早期，一般持续 1～7 天，平均为 3～4 天。①发热：几乎所有病例均存在，多为中度以上发热。②上呼吸道炎及眼结膜炎症状：表现为咳嗽、流涕、喷嚏，眼结膜充血，流泪，畏光和眼睑水肿等。③随着体温增高可出现全身毒血症状：如食欲缺乏、乏力、全身不适、腹泻和呕吐等。④麻疹黏膜斑：此期具有早期诊断意义的是在病后 2～3 天，90% 患者在口腔双侧第 1 臼齿颊黏膜上出现针尖大小的灰白色小点，周围绕以红晕，逐渐增多，小点互相融合，此即麻疹黏膜斑，到皮疹出现后 2～3 天即消失，而免疫注射者可不出现此黏膜斑。少数患者也可在牙龈、口唇、内眦、结膜、鼻黏膜与阴道发现同样斑点，有早期诊断价值。

2. 出疹期

发热 3～5 天后，体温可突然升高至 40～40.5℃时出疹，皮疹始于耳后发际，渐及额、面及颈部，后迅速自上而下蔓延至胸、背、腹及四肢，到出疹后第 4 天，在手心、足底等处出现皮疹，为麻疹出齐的标志。皮疹多为淡红色斑丘疹，大小不等，直径为 2～4 mm，高出皮肤，可逐渐融合呈鲜红色。皮疹多呈充血性，压之可退色，少数也可为出血性。疹间皮肤一般正常。出疹时患者的全身中毒症状进一步加重，伴嗜睡、精神萎靡，重者有谵妄和抽搐，结膜红肿，畏光，眼睑水肿和声音嘶哑等。全身浅表淋巴结和肝脾轻度肿大。X 线胸片可有轻重不等的肺纹理增多。此期为 3～5 天。

3. 恢复期

出疹 3～5 天或后皮疹出齐时，皮疹开始消退，消退顺序和出疹时相同，在无并发症发生的情况下，其中毒症状减轻、体温开始下降，呼吸道症状减轻及眼结膜炎症迅速消失。皮疹消退后有糠麸样脱屑及棕褐色素沉着，历时 2～3 周才全部消退。

（二）非典型麻疹

根据侵入麻疹病毒毒力强弱、侵入数量、患者年龄和免疫状况不同等因素，除典型麻疹外，还可有其他非典型的临床表现。

1. 轻型麻疹

多见于在潜伏期内接受过丙种球蛋白或 <8 个月的体内尚有母亲抗体的婴儿。发热轻，上呼吸道症状较轻，麻疹黏膜斑不明显，皮疹稀疏，病程约 1 周，无并发症。

2. 重型麻疹

多见于营养不良、免疫力低下或继发细菌感染等并发症使麻疹病情加重，发热，体温高达 40℃以上，中毒症状重，伴惊厥、昏迷。皮疹融合呈紫蓝色者，常有黏膜出血。

3. 非典型麻疹综合征

又称异型麻疹，表现为前驱期高热、头痛、肌肉酸痛、乏力、口腔黏膜斑，2～3 天后从四肢末端开始出疹，遍及躯干及面部，皮疹呈多型性，有斑丘疹、疱疹、紫癜或荨麻疹，常并发水肿及肺炎、胸腔积液，血中嗜酸性粒细胞增多。

4. 新生儿麻疹

出生的新生儿由于生前几日母亲患麻疹而发生。常无发热及上呼吸道卡他症状，皮疹较多。

5. 成年人麻疹

由于麻疹疫苗的应用，成年人麻疹发病率逐渐增加，全身症状较儿童为重，麻疹黏膜斑与皮疹同时或迟于皮疹出现。皮疹较多，并发症较少，而孕妇患麻疹可发生死胎。

6. 无皮疹型麻疹

患者可表现为发热等全身毒血症状，但无皮疹及麻疹黏膜斑，往往需根据流行病学及血清学检查、病毒分离而诊断。

（三）并发症

1. 支气管肺炎

为麻疹最常见的并发症，多见于 5 岁以下特别是 2 岁以下小儿。早期胸部 X 线表现为肺纹理增粗，当继发细菌、其他病毒感染或混合感染时症状加重，表现为高热不退、气急、鼻翼扇动及唇指发绀，肺部可闻及干湿啰音。X 线检查为大片融合病灶。麻疹并发肺炎为麻疹最主要的死亡原因，约占死亡病例的 90%。

2. 喉炎

麻疹本身可有轻度喉炎，症状轻且预后良好。重型喉炎多合并细菌或其他病毒感染，有声音嘶哑、咳嗽犬吠样、缺氧、吸气性呼吸困难。出现三凹征时若抢救不及时，常因喉梗阻引起窒息而死亡。

3. 心肌炎、心功能不全

多见于 2 岁以下幼儿，尤其是营养不良的小儿及合并肺炎时。表现为气急、烦躁、面色苍白、发绀、四肢厥冷、脉搏细速及心音低钝等，皮疹突然隐退或疹发不透，短期内肝急剧增大等心力衰竭症状。

4. 脑炎及亚急性硬化性全脑炎

麻疹脑炎多见于儿童，发生率为 0.01%～0.5%，可发生于出疹后 3 周内，与麻疹病情轻重无关。临床表现与其他病毒性脑炎相似。病死率约 15%，多数经 1～5 周恢复。部分患者有智力减退、强直性瘫痪、癫痫等后遗症。

亚急性硬化性全脑炎是麻疹病毒所致远期并发症，属亚急性进行性脑炎，少见，发病率为（1～4）/100 万。患者多患过麻疹，其潜伏期为 2～17 年。表现为进行性智力减退，性格改变，肌痉挛，视听障碍，脑脊液麻疹抗体持续强阳性。病情发展，最后因昏迷、强直性瘫痪而死亡。

5. 结核病灶播散

麻疹过程中机体抵抗力下降，可使原有潜伏的结核病灶恶化甚至血行播散，形成粟粒结核或结核性脑膜炎。对于麻疹患者出现体温持续不退，或有不规则发热及咳嗽、盗汗、食欲缺乏、日益消瘦，应及时做 X 线胸片及结核抗体、结核病原学检查。

6. 其他

肝功能损害、口腔炎、中耳炎、乳突炎等并发症也不少见。

四、辅助检查

1. 血常规检查

白细胞总数降低，淋巴细胞相对增加。若白细胞增多常提示继发细菌感染；若淋巴细胞严重减少，常提示预后不良。

2. 血清抗体检查

采用 ELISA 或免疫荧光法检测患者血清中麻疹 IgM 抗体，出疹后 3 天 IgM 多呈阳性，2周时 IgM 达高峰。该法敏感性、特异性好，可作为早期诊断方法。

3. 麻疹巨核细胞检查

将眼、鼻、咽分泌物或痰标本涂于玻片上，自然干燥后，用赖特染色，在显微镜下观察可发现多核巨细胞，多核巨细胞在出疹前后 1～2 天即可阳性，比麻疹黏膜斑出现早，阳性率可达 90%，对早期诊断有一定价值。

4. 病原学检查

取前驱期或出疹初期患者的眼、鼻、咽分泌物，血液和尿液接种原代人胚肾或羊膜细胞，分离麻疹病毒；或通过间接免疫荧光法检测涂片中细胞内麻疹病毒抗原；也可采用标记的麻疹病毒 cDNA 探针，用核酸杂交方法测定患者细胞内麻疹病毒 RNA，后者的特异性及敏感性高。

五、诊断

典型麻疹诊断不难。接触过麻疹患者的易感者，出现急性发热，伴上呼吸道卡他症状，结膜充血、畏光，早期口腔内有麻疹黏膜斑等即可诊断。非典型患者难以确诊者可分离病毒及测定病毒抗原或血清特异性抗体。

六、治疗

主要为对症治疗，防治并发症。

1. 一般治疗和对症治疗

卧床休息，保持室内安静，通风，温度适宜。眼、鼻、口腔保持清洁，鼓励多饮水，给易消化和营养丰富的饮食。高热者可酌情使用小剂量解热药，应避免急骤解热致虚脱。咳嗽用祛痰止咳药。

2. 并发症治疗

（1）支气管肺炎：主要为抗菌治疗，根据药敏结果选用抗菌药物。常先用青霉素 G 治疗，肌内注射或静脉滴注，再参考痰培养致病菌种类及药敏结果选用抗生素。待体温正常后5 天，肺部啰音消失后停药。高热等中毒症状严重者可短期用氢化可的松，疗程 2～3 天。

（2）急性喉炎：应尽量使患者安静，烦躁不安时尽早使用镇静药。有痰阻塞症状时，给予雾化吸入，选用抗生素，重症者用肾上腺皮质激素以缓解喉部水肿。出现喉梗阻者应及早行气管切开术或气管插管。

（3）心血管功能不全：有心力衰竭时应及早给予快速洋地黄类药物，可用毒毛花苷或毛花苷 C。心力衰竭时常并发肺炎，故应同时积极治疗肺炎。极重症者用肾上腺皮质激素保护心肌。有循环衰竭按感染性休克处理。注意补液总量和电解质平衡。

3. 中医中药治疗

高热期应驱邪外出，宜"辛凉透发"，可服银翘散或宣毒发表汤，在出疹期宜清热解毒透疹，可服桑菊饮加透疹药，在恢复期宜养阴清热、调理脾胃，用沙参麦冬汤。

七、护理措施

（一）隔离

在标准预防的基础上，还应采用接触传播、空气传播及飞沫传播的隔离与预防。

（二）休息

绝对卧床休息至皮疹消退，体温正常；病室通风每日 3 次，每次 30 分钟或采用持续空气过滤器消毒；室内光线要柔和，可遮以有色窗帘，以防止强光对患者眼睛的刺激，引起不适。

（三）保证营养供给

给予清淡易消化、富含维生素的流质和半流质饮食，特别要补充维生素 A，有研究表明维生素 A 可显著降低并发症及死亡率。出疹前期及出疹期鼓励多饮水，禁食刺激性食物及鱼虾等海产品。

（四）病情观察

1. 观察体温、脉搏

麻疹的发热与出疹有一定关系。出疹高峰时体温骤降，或发热不出疹等，若脉搏超过160 次/分，提示可能有并发症发生。

2. 观察皮疹

观察出疹是否顺利，皮疹分布及色泽如何。发热 3～5 天或以后，仍不出疹；或出疹先后无序，分布不均匀；疹色紫黯等提示病情危重。

3. 观察咳嗽、呼吸情况

若咳嗽频繁、呼吸急促，或伴有鼻翼扇动、口唇发绀等缺氧现象，应给予持续低流量吸氧。

（五）对症护理

1. 降温

定时监测体温，体温不超过 39℃ 不需要处理，以免影响出疹。①如果体温 > 39.5℃，给予温水擦浴，缓慢降温，体温不能骤降。②不能用乙醇擦浴、冷敷。③避免凉风直吹患者。

2. 保持皮肤清洁

待皮疹出齐后每日用温水轻擦皮肤，勤换内衣，剪短指甲，患儿可戴手套，以免抓破皮肤继发感染。恢复期皮肤干燥伴糠麸样脱屑者可涂搽润肤液。

3. 保持眼、鼻、口腔清洁

及时清除眼、鼻部分泌物；每天用温生理盐水清洗双眼 2～3 次，再滴入眼药水；每日早晚刷牙或口腔护理清洁口腔，每次进食后用温生理盐水或碳酸氢钠漱口液进行含漱。

4. 保持呼吸道通畅

指导患者经常深呼吸并进行有效咳嗽，先进行 5~6 次深呼吸，在吸气后张口，然后咳嗽一下将痰咳至咽部，再迅速将痰咳出；定时翻身叩背协助排痰，若痰液黏稠，可给予雾化吸入每日 4 次，有利于痰液稀释和排出。

5. 保暖

给予热敷改善末梢循环，保证四肢温暖，有利于麻疹的透疹。

（张　莉）

第六章

妇科疾病护理

第一节 外阴部炎症

一、外阴炎

外阴炎主要指外阴部的皮肤与黏膜炎症。

（一）病因

（1）体液的长期刺激，局部潮湿。

（2）内衣过紧，经期使用卫生巾造成会阴部通透性差。

（二）临床表现

1. 症状

外阴瘙痒、疼痛、红肿、烧灼感，严重者可出现外阴溃疡。

2. 体征

外阴部充血、肿胀、糜烂，有抓痕，重者有溃疡或湿疹；慢性患者外阴皮肤或黏膜增厚、粗糙、皲裂。

（三）辅助检查

（1）阴道分泌物检查：在阴道分泌物中寻找病原体，必要时做细菌培养。

（2）必要时检查血糖，以及除外蛲虫病。

（四）治疗

1. 病因治疗

消除局部刺激来源。

2. 局部治疗

使用 1 : 5 000 高锰酸钾液坐浴，有溃疡者局部可涂抹抗生素软膏。

（五）护理措施

1. 一般护理

（1）针对病因指导患者消除刺激来源。

（2）患病期间减少辛辣食物摄入。

（3）局部不使用刺激性的药物或清洗液清洗，避免搔抓。

2. 疾病护理

（1）治疗指导：教会患者坐浴方法及注意事项。

1）局部使用 1 ∶ 5 000 高锰酸钾溶液坐浴，水温在 40℃ 左右，每次 15 ~ 30 分钟，每日 2 ~ 3 次，若有溃疡可用抗生素软膏涂抹。

2）坐浴时应将会阴部浸没于药液中。

3）月经期间禁止坐浴。

（2）指导患者做好外阴部的护理：减少局部摩擦和混合感染的发生。

（六）健康教育

（1）讲解引起外阴炎症的原因及预防护理的相关知识。

（2）指导患者保持外阴清洁、干燥，注意经期、孕期、产褥期卫生。

（3）指导患者纠正不正确的饮食及生活习惯。

二、前庭大腺炎

前庭大腺炎是前庭大腺的炎症，包括前庭大腺脓肿和前庭大腺囊肿。

（一）病因

1. 病原体

常为葡萄球菌、大肠埃希菌、链球菌、肠球菌、淋病奈瑟菌及厌氧菌的混合感染。

2. 急性炎症发作时

细菌先侵犯腺管，管口因炎症肿胀阻塞，渗出物不能外流，积存而形成脓肿。

3. 急性炎症消退后

腺管口粘连闭塞，分泌物不能排出，脓液逐渐转为清液而形成前庭大腺囊肿。

（二）临床表现

1. 症状

局部皮肤红肿、疼痛、灼热感，行走不便，可出现发热等全身症状。

2. 体征

局部皮肤红肿、发热、压痛明显，当脓肿形成时，表面皮肤发红、变薄，可触及波动感，周围组织水肿。

（三）治疗

1. 急性期

卧床休息，给予抗生素治疗，局部使用 1 ∶ 5 000 高锰酸钾液坐浴或热敷。

2. 手术治疗

脓肿形成后切开引流并行前庭大腺造口术。

（四）护理措施

1. 一般护理

（1）急性期嘱卧床休息，减少局部压迫和摩擦。

（2）指导患者做好会阴部的护理，保持外阴部干燥、清洁。

2. 疾病护理

（1）教会患者坐浴的方法及注意事项。

（2）按医嘱给予抗生素及镇痛药。

（3）注意体温变化，协助医师进行检查、治疗。

（4）切开术后，局部用引流条引流，引流条需每日更换，保持外阴清洁。

（五）健康教育

（1）讲解引起前庭大腺炎的原因及预防护理的相关知识。

（2）指导患者保持外阴清洁、干燥。

（3）指导患者做好外阴部的护理，减少局部压迫和摩擦。

（4）教育患者遵医嘱合理使用抗生素，避免阴道炎的发生。

（付　博）

第二节　盆腔炎

盆腔炎是女性内生殖器及其周围结缔组织、盆腔腹膜发生的炎症。盆腔炎多发生在性活跃期及未绝经的妇女。炎症可局限于1个部位，也可累及多个部位，分为急性和慢性两类。急性盆腔炎治疗不及时可引起弥漫性腹膜炎、败血症、感染性休克，甚至危及生命；慢性盆腔炎可反复发作，久治不愈，导致不孕、异位妊娠、慢性盆腔痛，严重影响患者的身心健康和生活质量。

一、病因

导致盆腔炎的病原体有两个来源，一个是来自原寄生在阴道的菌群，另一个是来自外界的病原体。当机体抵抗力下降、内分泌失调或组织损伤，性交等外来因素，破坏了阴道正常的生态平衡时，寄生在阴道的菌群上行，成为致病菌引起感染。急性盆腔炎常见于产后感染、宫腔内手术操作后感染、性生活不洁或过频、经期不注意卫生、邻近器官炎症蔓延等。慢性盆腔炎常见于急性盆腔炎治疗不彻底或机体抵抗力低下，病程迁延不愈以及慢性输卵管、卵巢、盆腔组织的炎症而形成瘢痕粘连、盆腔充血。

二、感染途径

1. 沿着生殖道黏膜上行蔓延

是非妊娠期和非产褥期盆腔炎的主要感染途径，淋病奈瑟菌及葡萄球菌常沿此途径扩散。

2. 经淋巴系统蔓延

是产褥感染、产后感染及宫内节育器放置后感染的主要途径，厌氧菌、大肠埃希菌、链球菌多沿此途径蔓延。

3. 经血行传播

病原体首先侵入身体其他系统，然后经血液循环感染生殖器官，是结核菌的主要感染途径。

4. 直接蔓延

腹腔内的其他脏器感染后，炎症直接蔓延到内生殖器，如阑尾炎可直接感染右输卵管引起输卵管炎。

三、临床表现

（一）急性盆腔炎临床表现

1. 症状

下腹痛伴发热，严重者可出现高热、寒战，消化系统症状（腹膜炎时），膀胱刺激症状或直肠刺激症状。

2. 体征

患者呈急性病容，体温升高，心率加快，下腹有压痛、反跳痛，宫颈充血有举痛，子宫体增大，有压痛，活动受限，双侧附件压痛明显。

（二）慢性盆腔炎临床表现

1. 症状

下腹坠痛、腰骶部酸痛、月经前后加重；月经量增多，可伴有不孕。

2. 体征

子宫及双侧附件有轻度压痛，子宫一侧或双侧有增厚，压痛，宫骶韧带增粗、变硬，有触痛。

四、辅助检查

1. 宫颈或阴道分泌物检查

有淋病奈瑟菌或（和）结核菌感染。

2. 血液检查

红细胞沉降率增快，白细胞增高，C 反应蛋白增高。

3. 影像学检查

有盆腔或输卵管积液、输卵管卵巢肿物。

五、治疗

1. 支持疗法

卧床休息，取半坐卧位以利于脓液积聚于直肠子宫陷凹，给予高热量、高蛋白、高维生素流食，高热者给予物理降温。

2. 抗生素治疗

及时正确的抗生素治疗可清除病原菌，改善症状及体征，减少后遗症。

3. 手术治疗

主要用于治疗抗生素控制不满意的输卵管卵巢脓肿或盆腔脓肿。手术方式可选择开腹手术或腹腔镜手术。手术范围的原则以切除病灶为主，但应根据病变范围、患者年龄、一般情况等全面考虑。

4. 中医中药治疗

主要应用活血化瘀、清热解毒药物。

5. 物理治疗

改善局部血液循环，促进炎症的吸收和消退。

六、护理措施

1. 急性盆腔炎的护理措施

（1）做好生活护理，保证患者充分休息。避免着凉。

（2）给予高蛋白、高热量、高维生素、易消化的饮食。

（3）勤换衣裤，保持内衣清洁干燥。

（4）注意患者病情变化，及时给予心理支持。

（5）严格执行无菌操作，防止医源性感染。

（6）患病期间协助患者保持半坐卧位，以促进脓液局限，减少炎症扩散。

（7）遵医嘱静脉给予足量抗生素，注意观察输液反应，及时发现电解质紊乱及酸碱平衡失调。

（8）对高热患者给予物理降温，注意观察体温变化及不适。

（9）观察患者疼痛的改变，及早发现病情恶化，给予积极处理。

（10）对腹胀严重的患者给予胃肠减压，注意保持减压管通畅。

（11）预防炎症扩散，禁止阴道冲洗，尽量避免阴道检查。

（12）为需要手术的患者做好术前准备、术后护理。

2. 慢性盆腔炎的护理措施

（1）为患者提供心理支持，减轻患者心理压力，增强战胜疾病的细心。

（2）指导患者遵医嘱用药，不中途停药，确保疗效。

（3）减轻患者不适，遵医嘱给予镇静、镇痛药，注意观察用药后反应。

（4）为需手术治疗的患者提供手术前后护理。

七、健康教育

（1）教育患者保持良好的卫生习惯，注意劳逸结合，增强机体抵抗力，预防慢性盆腔炎急性发作。

（2）做好经期、孕期、产褥期的卫生教育及性卫生指导，避免不洁的性生活，控制性传播疾病，禁止经期性行为。

（3）为患者讲解盆腔炎发病原因及预防复发的相关知识。

（4）做好心理疏导，减轻患者心理压力，取得患者的配合。

（5）指导患者连续彻底用药，防止转为慢性盆腔炎。

（付　博）

第三节　子宫内膜异位症

一、病因

当具有生长功能的子宫内膜组织出现在子宫腔被覆黏膜以外的身体其他部位时，称为子宫内膜异位症。本病多发生于 25~45 岁妇女。异位的子宫内膜可出现在身体不同部位，但以侵犯卵巢最为多见（约占 80%），其次可在子宫骶韧带、直肠子宫陷凹及盆腔腹膜，也可累及宫颈、阴道、外阴，个别可出现在脐、膀胱、输尿管、肺、乳房及四肢等处。目前其发病原因尚未完全明了。

二、临床表现

1. 健康史

详细询问患者的月经史，尤其要询问是否有痛经及痛经发生的时间、痛经的程度和特点，月经周期是否有改变，详细询问孕产史。

2. 痛经

进行性加重的痛经是子宫内膜异位症的典型症状。疼痛常于月经前 1~2 天开始，表现为下腹部和腰骶部坠痛，常可放射至会阴、肛门或大腿部。经期第一天最重，以后逐渐减轻，至月经干净时消失。疼痛的程度与病变部位有关，一般直肠子宫陷凹表面的病灶引起的痛经最严重。在晚期患者中，由于盆腔广泛粘连，疼痛可持续存在。

3. 月经失调

表现月经过多、经期延长或月经前点滴出血。月经失调可能与卵巢实质被异位的内膜破坏或卵巢被粘连包裹，导致功能紊乱有关。

4. 不孕

有 30%~40% 的不孕症患者有不同程度的子宫内膜异位症。其原因主要与盆腔内广泛粘连、输卵管和卵巢功能异常等有关。

5. 性交痛

当子宫直肠陷凹有异位病灶或因病变导致子宫后倾固定的患者常有性交不适、性交痛，尤以经前性交痛更为明显。

妇科检查发现子宫多为后倾固定，子宫后壁、直肠子宫陷凹、子宫骶骨韧带处可触及大小、形态不规则的韧性结节，触痛明显。子宫一侧或双侧附件处扪及与子宫相连的不活动囊性包块，有压痛。有时在阴道后穹隆部有紫褐色结节。

三、辅助检查

1. B 超检查

显示囊肿壁较厚，且粗糙不平，与周围脏器粘连较紧。囊内容物可分为囊性、混合性和实性 3 种，以囊性最为多见。

2. CA125 值测定

CA125 值可升高，它的变化还可用于监测该病的疗效。

3. 腹腔镜检查

是目前诊断子宫内膜异位症的最佳方法。在腹腔镜下对病变组织活检，可达到确诊的目的。

四、治疗

去除病灶，减轻症状，促进妊娠，预防复发。在总的治疗原则下，还要强调治疗的个体化，需考虑到患者的年龄、症状、部位、浸润深度以及生育状况、生育需求。

五、护理措施

1. 预防措施

（1）对有严重子宫后倾、阴道闭锁、宫颈狭窄的患者应尽早治疗，以免经血逆流入盆腔引起子宫内膜的异位种植。

（2）指导患者在行经期尽量避免过度或过强活动，以防止剧烈的体位和腹压变化引起的经血倒流。

（3）医护人员应避免在经期进行宫腔内操作，指导患者避免月经期及月经刚净时同房，以免将脱落的子宫内膜经输卵管送入盆腔，减少发病因素。

（4）鼓励产后尽早做产后体操，以防子宫后倾。

2. 病情监测

（1）观察痛经时有无肛门坠胀，有无进行性加重。

（2）巧克力囊肿在剧烈运动或过度充盈时会发生扭转或破裂，因此要密切观察有无巧克力囊肿扭转或破裂的征象，做好急诊手术的准备。

（3）观察药物疗效，月经紊乱情况。

（4）对非手术治疗的患者，观察痛经有无减轻，有无药物不良反应出现。

（5）对手术治疗患者，观察术后伤口是否愈合，症状是否减轻，是否怀孕。

3. 心理护理

子宫内膜异位症虽然是良性疾病，但患者身心痛苦，影响生活和工作，而且广泛转移，易复发，治疗比较复杂，每个患者都有不同的治疗方案，因此，护士要鼓励患者充分了解自己的疾病，对治疗充满信心，共同寻求最佳的治疗方案。

4. 治疗配合

（1）非手术疗法：适用于症状轻、要求生育的年轻患者。①孕激素：常用药物有炔诺酮（妇康片）、甲羟孕酮（安宫黄体酮）、甲地孕酮（妇宁片）或异炔诺酮。自月经周期第 6～25 天服药，每日口服上述一种药 5～10 mg，可连续服用 3～6 个周期。此法可抑制排卵，并使异位内膜退化。有人主张用大剂量合成孕激素 3～10 个月，辅以小剂量雌激素防止突破性出血，以造成类似妊娠的人工闭经，称为假孕疗法。②雄激素：常用甲睾酮 5 mg，每日 2 次，舌下含服，或丙酸睾酮 25 mg，每周 2 次，肌内注射，连用 6～8 周为一疗程，两疗程之间停药 4 周，可试用 2 个疗程观察效果。③丹那唑：常用量为每日 400～800 mg，分 2～4 次口服。当出现闭经后，剂量逐渐减少至每日 200 mg，为维持量。一般从月经第 5 天开始服药，连续治疗 6 个月，在停药后 30～45 天即能恢复排卵，并可提高受孕率。此药具有轻度雄激素和类孕激素作用。它可通过丘脑下部抑制排卵前 LH 高峰的出现，并能直接作用于子宫内膜雌激素受体，以抑制内膜生长，使痛经症状迅速消失。目前普遍认为丹那唑是治疗子宫内膜异位症较为理想的激素类药物。由于其对肝肾功能有不良影响，用药期间应注意肝肾功能。④内美通（孕三烯酮）：是一种合成的类固醇激素，具有较强的抗雌激素、孕激素和抗促性腺激素作用，其治疗效果类似丹那唑。用法简单，从月经周期第 1 天开始服 2.5 mg，每周 2 次，连服 6 个月。⑤三苯氧胺（TMX）：是一种非甾体抗雌激素药物，与雌激素竞争雌激素受体，具有雌激素和抗雌激素双重效应。用法：10 mg，每日 2 次，连用 3～6 个月。

⑥促性腺激素释放激素激动剂（GnRH-a）：连续应用后消耗垂体的 GnRH，导致促性腺激素分泌减少，卵巢分泌的性激素下降，造成药物性卵巢切除。如戈舍瑞林（诺雷德）是一种长效制剂，月经第一天皮下注射 3.6 mg，每隔 28 天注射一针，共 3~6 次。

（2）手术治疗：适用于药物治疗后症状不缓解，局部病变加剧，生育功能仍未恢复者；或卵巢子宫内膜异位囊肿直径超过 5~6 cm，特别是迫切希望生育者。可剖腹或在腹腔镜下行病灶切除。手术方式有 3 种：保留生育功能手术（仅将异位灶取净，保留子宫、双侧卵巢、一侧卵巢或部分卵巢），适用于病情较轻、希望保留生育功能的年轻妇女；保留卵巢功能手术（切除子宫及盆腔病灶，保留一侧或部分卵巢，以维持卵巢的内分泌功能），适用于年龄在 35 岁以下但无生育要求的妇女；根治性手术（行全子宫、双附件及盆腔内病灶切除），适用于近绝经期或病情严重的年轻妇女。

手术方式选用根据患者年龄、病情及有无生育要求选择。一般术后可给 3~6 个月孕激素治疗，从而提高手术疗效。

5. 一般护理

向患者解释痛经的原因，指导患者在月经期注意休息，保暖，保持心情愉快，疼痛时可用热水袋热敷下腹部。

六、健康指导

（1）指导患者加强营养，注意劳逸结合，保持心情舒畅。

（2）做好宣教工作，让患者了解疾病及手术的相关知识。对用药患者告知假绝经疗法原理，出现闭经是正常现象，可能疗效会更好，不能因此停药，否则可能出现子宫出血，造成月经紊乱，并影响疗效；对实施保留生育功能手术的患者，应指导其术后半年到一年内受孕；增强患者对病情及治疗的认识，指导其手术伤口的护理；进行性生活的指导，强调按时复诊的重要性。

（杨艳丽）

第四节　闭经

一、病因

闭经是妇科疾病中的常见症状，通常分为原发性闭经和继发性闭经两类。原发性闭经是指年龄超过 16 岁、第二性征已发育，或年龄超过 14 岁、第二性征尚未发育，无月经来潮者；继发性闭经指曾建立正常月经，后月经停止 6 个月以上者，或按自身原来月经周期计算停经 3 个周期以上者。根据闭经的原因，又分为生理性闭经和病理性闭经两大类。青春期前、妊娠期、哺乳期及绝经后的月经不来潮均属生理现象，本节不讨论。

正常月经的建立和维持有赖于下丘脑—垂体—卵巢轴的神经内分泌调节以及靶器官子宫内膜对性激素的周期性反应，其中任何一个环节发生障碍都会出现月经失调，甚至导致闭经。根据闭经的常见原因和病变部位闭经可分为以下 4 种。

1. 子宫性闭经

闭经的原因在子宫，而月经调节功能正常，第二性征发育也可正常，但子宫内膜受到破坏或对卵巢激素不能产生正常的反应，如先天性无子宫、子宫内膜损伤、宫腔粘连、子宫内膜炎、子宫内膜结核、子宫切除后或子宫腔放疗后，从而引起闭经。

2. 卵巢性闭经

闭经的原因在卵巢。因卵巢性激素水平低落，子宫内膜不发生周期性变化，如先天性卵巢发育不全或缺如（单纯性腺发育不全、特纳综合征）、卵巢功能早衰、卵巢已切除或放疗后、卵巢功能性肿瘤和多囊卵巢综合征等而导致闭经。

3. 垂体性闭经

闭经的原因在垂体。腺垂体器质性病变或功能失调，如垂体肿瘤、垂体梗死（如 Sheehan 综合征）、原发性垂体促性腺功能低下，可影响促性腺激素的分泌，继而影响卵巢功能而引起闭经。

4. 下丘脑性闭经

是最常见的一类闭经。中枢神经系统-下丘脑功能失调可影响垂体，进而影响卵巢而引起闭经。其病因最复杂。

（1）精神性因素：精神压抑、紧张、恐惧、创伤、环境改变、盼子心切或畏惧妊娠等精神因素可使机体处于紧张的应激状态，扰乱内分泌的调节功能而发生闭经。闭经多为一时性，通常很快自行恢复，也有持续时间较长者。

（2）体重下降和营养缺乏：神经性厌食者通常由于内在情感的剧烈矛盾或为保持体形而强迫节食，当体重下降到标准体重的 85% 以下时，即可引起下丘脑功能失调，使促性腺激素释放激素、促性腺激素和雌激素水平均低下而发生闭经。

（3）剧烈运动：如长跑、芭蕾舞、现代舞等训练易致闭经。初潮发生和月经的维持有赖于一定比例（17%~20%）的机体脂肪，若运动员的肌肉/脂肪的比率增加或总体脂肪减少，可使月经异常。因为脂肪是合成甾体激素的原料，同时运动加剧后促性腺激素释放激素（GnRH）释放受到抑制，也可引起闭经。

（4）药物：除垂体腺瘤可引起闭经溢乳综合征外，长期服用甾体类避孕药，某些药物如吩噻嗪及其衍生物（奋乃静、氯丙嗪）、利血平等，偶尔也可出现闭经和异常乳汁分泌。药物所致的闭经常常是可逆的，一般在停药后 3~6 个月月经自然恢复。

（5）颅咽管瘤：是较罕见的原因，当瘤体增大压迫下丘脑和垂体柄时，可引起闭经、生殖器官萎缩、肥胖、颅内压增高、视力障碍等，又称为肥胖生殖无能营养不良症。

（6）特发性因素：是闭经中最常见的原因之一。其确切机制不明，但表现为促性腺激素释放激素的脉冲式分泌异常，这种改变与中枢神经系统的神经传递或下丘脑功能障碍有关。

5. 其他内分泌功能异常引起的闭经

肾上腺、甲状腺、胰腺等功能异常也可引起闭经。常见的疾病如甲状腺功能减退或亢进、肾上腺皮质功能亢进、肾上腺皮质肿瘤、糖尿病等均可通过下丘脑影响垂体功能而造成闭经。

二、辅助检查

1. 诊断性刮宫

适用于已婚妇女。了解子宫大小、宫颈管或宫腔有无粘连。刮取子宫内膜做病理检查，了解子宫内膜对卵巢激素的反应，确定子宫内膜结核的诊断，刮出物可同时做结核菌培养。

2. 子宫输卵管碘油造影

了解宫腔形态、大小及输卵管情况，诊断生殖系统发育不良、畸形、结核及宫腔粘连等病变。

3. 子宫镜检查

在子宫镜直视下观察子宫腔及内膜有无粘连、可疑结核病变，常规取材送病理学检查。

4. 孕激素试验

用以评估内源性雌激素水平。黄体酮每天 20 mg 肌内注射，连用 5 天，停药 3～7 天后出现撤药性出血（阳性反应），提示子宫内膜已受一定水平雌激素的影响，无排卵，为Ⅰ度闭经。如孕激素试验无撤药性出血（阴性反应），说明患者体内雌激素水平低下，对孕激素无反应，应进一步做雌、孕激素序贯试验。

5. 雌、孕激素序贯试验

每天服用己烯雌酚 1 mg，连续 20 天，最后 10 天加用甲羟孕酮，每天口服 10 mg，停药后 3～7 天发生撤药性出血为阳性，提示子宫内膜功能正常，闭经是由于患者体内雌激素水平低落所致，为Ⅱ度闭经，应进一步寻找原因。如无撤药性出血为阴性，可再重复试验一次，若两次试验均阴性，提示子宫内膜有缺陷或被破坏，可诊断为子宫性闭经。

6. 垂体兴奋试验

又称 Gn-RH 刺激试验，用以了解垂体功能减退是否起因于垂体或下丘脑。静脉注射 LHRH 100 μg，15～60 分钟后黄体生成素（LH）较注射前高 2～4 倍以上，说明垂体功能正常，病变在下丘脑；若经多次重复试验，LH 值仍无升高或增高不显著，提示引起闭经的病变在垂体。

7. 激素测定

（1）血雌二醇、黄体酮及睾酮的放射免疫测定，若雌、孕激素浓度低，提示卵巢功能不正常或衰竭；若睾酮值高，提示有多囊卵巢综合征、卵巢男性化肿瘤或睾丸女性化等疾病的可能。

（2）血催乳激素（PRL）、促卵泡素（FSH）、黄体生成素（LH）放射免疫测定，PRL > 25 μg/L 时称高催乳激素血症，PRL > 100 μg/L 时应进一步做头颅 X 线摄片或 CT 检查，以排除垂体肿瘤；FSH > 40 U/L 提示卵巢功能衰竭；LH > 25 U/L，高度怀疑多囊卵巢；FSH、LH 均 < 5 U/L，提示垂体功能减退，病变可能在垂体或下丘脑。

8. 影像学检查

（1）疑有垂体肿瘤时，应做蝶鞍 X 线摄片，阴性时需再做 CT 或 MRI 检查。

（2）B 超检查：可发现子宫畸形、多囊卵巢、肾上腺皮质增生或肿瘤，也可动态监测卵泡发育及排卵情况。

9. 其他检查

可相应做染色体核型分析及分带检查，测定 T_3、T_4、尿 17-酮、17-羟类固醇或血皮质醇。

三、治疗

处理原则为纠正全身健康情况，进行心理和病因治疗。因某种疾病或因素引起的下丘脑—垂体—卵巢轴功能紊乱者，可用性激素替代治疗。

四、护理措施

（一）一般护理

单纯性营养不良需要增加营养，保持标准体重；体重过重而肥胖的妇女闭经，需进低热量饮食，但饮食需富含维生素和矿物质。此外，要鼓励患者加强锻炼，经常进行适当的体力劳动，增强体质，保证睡眠。

（二）治疗配合

1. 配合医生对患者进行全身治疗

急性或慢性疾病引起的闭经首先考虑全身性治疗，闭经若由器质性病变引起，应针对病因治疗。如宫颈、宫腔粘连者，可行宫腔镜宫颈—宫腔粘连分离，然后放置避孕环。先天性畸形如处女膜闭锁、阴道横隔或阴道闭锁均可手术切开或行成形术，使经血畅流。结核性子宫内膜炎者应积极抗结核治疗。卵巢或垂体肿瘤者应制订相应治疗方案。

2. 性激素替代疗法

常用雌激素替代疗法，雌、孕激素序贯疗法和雌、孕激素合并疗法。雌激素可促进或维持生殖器官和第二性征的发育，并对下丘脑和垂体产生反馈作用。用雌、孕激素作人工周期，模仿自然月经周期进行治疗。雌、孕激素合并治疗可抑制垂体分泌促性腺激素，停药后可能出现反跳作用，使月经恢复及排卵。

3. 诱发排卵

下丘脑垂体性闭经而卵巢功能存在且要求生育者，可根据临床情况选用促排卵药，如氯米芬（CC）、人绝经期促性腺激素（HMG）、人绒毛膜促性腺激素（hCG）、溴隐亭治疗。

（三）心理护理

在闭经治疗中占重要位置，如精神性闭经应行精神心理疏导疗法，神经性厌食症者应进行精神心理方面的治疗。护理人员要与患者建立良好的护患关系，鼓励患者表达自己的感情，对健康问题、治疗和预后提出问题。向患者提供诊疗信息，帮助其澄清一些观念，解除患者担心疾病及其影响的心理压力。

五、健康指导

鼓励患者与同伴、亲人交往，参与力所能及的社会活动，保持心情舒畅，正确对待疾病。要告知患者闭经的原因很多，诊断时间较长，要耐心地按规定接受有关检查，得到正确结果，取得满意治疗效果。

（杨艳丽）

第五节　痛经

凡在月经来潮前后或月经期出现下腹疼痛、坠胀、腰酸或并发头痛、乏力、头晕、恶心等其他不适，影响生活和工作质量者称为痛经。痛经分为原发性和继发性两类。原发性痛经是指生殖器官无器质性病变的痛经；继发性痛经是指由于盆腔器质性病变，如子宫内膜异位症、盆腔炎或宫颈狭窄等引起的痛经。本节只叙述原发性痛经。

一、病因

原发性痛经多见于青少年时期，其疼痛的原因与子宫肌肉活动增强所导致的子宫张力增加和过度痉挛性收缩有关。痛经患者子宫内膜和月经血中前列腺素（PG）含量较正常妇女明显升高，前列腺素诱发子宫平滑肌收缩，使下腹痉挛性绞痛。子宫平滑肌的过度收缩，又造成子宫供血不足，引起子宫缺血，而发生痛经。原发性痛经的发生也可能受内分泌、遗传、免疫、精神、神经因素等影响。痛经常发生在有排卵的月经周期，无排卵的月经周期一般不伴有腹痛。

二、辅助检查

为排除盆腔病变，可选择超声检查、腹腔镜检查、子宫输卵管造影、宫腔镜检查，用于排除子宫内膜异位症、子宫肌瘤、盆腔粘连、感染、盆腔瘀血综合征等疾病。腹腔镜检查是最有价值的辅助诊断方法。

三、治疗

处理原则以对症治疗为主，疼痛不能忍受时使用镇痛、镇静、解痉药，口服避孕药有治疗痛经的作用，未婚少女可行雌、孕激素序贯疗法减轻症状，还可配合中医中药治疗。

四、护理措施

（一）一般护理

注意休息，避免紧张；腹部热敷和进食热的饮料如热汤或热茶。

（二）治疗配合

遵医嘱服用止痛药。如每一次经期都习惯性服用止痛药，则应防止产生药物依赖和成瘾。疼痛不能忍受时，可适当应用镇痛、镇静、解痉药。对于要求避孕的痛经妇女，可口服避孕药。未婚少女可行雌—孕激素序贯疗法，或经前 7~10 天口服醋酸甲羟孕酮减轻症状。吲哚美辛（消炎痛）25 mg，月经来潮即开始服药，连续 2~3 天，疗效迅速而安全。

（三）用药护理

有两种药物可以有效地治疗原发性痛经，即口服避孕药和前列腺素合成酶抑制剂。避孕药适用于要求避孕的痛经妇女，用药后可抑制子宫内膜生长，使月经量减少；药物抑制排卵，使黄体缺乏，无内源性黄体酮产生，而黄体酮刺激为子宫内膜合成前列腺素所必需，从而使月经血中前列腺素浓度降低。前列腺素合成酶抑制剂可抑制环氧合酶系统而减少前列腺素的产生。

（四）生物反馈法

增加患者的自我控制感，使身体放松，以解除痛经。

（五）心理护理

重视精神心理护理，关心并理解患者的不适和恐惧心理，阐明月经期可能有一些生理反应，如小腹坠胀和轻度腰酸，讲解有关痛经的生理知识。患者疼痛不能忍受时，要为其提供非麻醉性镇痛药治疗。

五、健康教育

进行月经期保健的教育工作，包括注意经期清洁卫生，经期禁止性生活，加强经期保护，预防感冒，注意合理休息和充足睡眠，加强营养。

（杨　柳）

第七章

产科疾病护理

第一节　妊娠期呕吐

呕吐是位于延髓的呕吐中枢接受来自大脑皮质、消化道、内耳前庭、冠状动脉以及化学感受器触发带等的传入冲动，反射性将胃及肠内容物从口腔强力驱出的动作。呕吐是人体一种重要的保护性防御本能，可把胃内有害物质排出。但频繁而剧烈的呕吐不仅妨碍正常进食和消化活动，甚至引起体液大量丢失、电解质紊乱（以低氯血症、低钾血症、低钠血症为主）及酮血症，持续时间过久可危及患者生命。

呕吐全过程可分为恶心、干呕与呕吐3个阶段。第一阶段为恶心，是由于胃的张力和胃的蠕动减弱，十二指肠的张力增强，伴有或不伴有十二指肠液的反流，致使患者自觉欲吐而又无食物能够呕出，属于呕吐的最前奏。恶心的临床表现为上腹部及心前区不适感，常伴有皮肤苍白、出汗、流涎、脉搏缓慢、血压下降等迷走神经兴奋症状。第二阶段为干呕，是由于胃上部放松而胃窦部的短暂收缩，致使患者有恶心及呕吐的动作，但无胃内容物吐出，是呕吐的前奏。第三阶段为呕吐，是由于胃窦部持续收缩和贲门持续开放，再加上腹肌收缩使腹压增加，胃内容物和部分小肠内容物迅即从胃经食管、口腔反流排出于体外的一种复杂的反射动作。

一、病因

1. 早孕反应

呕吐与孕妇体内人绒毛膜促性腺激素（hCG）明显升高、胃酸分泌减少以及胃排空时间延长有关。主要发生在妊娠5~6周。

2. 妊娠剧吐

呕吐与孕妇体内人绒毛膜促性腺激素（hCG）显著升高、孕妇精神过度紧张及情绪不稳定有关。主要发生在妊娠6~8周。

3. 妊娠合并外科疾病

多见妊娠合并肠梗阻、急性阑尾炎、急性胆囊炎，以及胃炎、胃溃疡或胃癌引起的幽门梗阻。

4. 妊娠合并感染

多见妊娠合并急性肾盂肾炎或全身严重感染等。

5. 妊娠合并妇科急症

多见输卵管妊娠破裂、妊娠子宫扭转、妊娠合并子宫肌瘤红色变性或卵巢肿瘤蒂扭转等。

二、临床表现

询问病史，首先要确认妊娠无误，然后重点放在妊娠周数，明确是初孕妇或经产妇。了解呕吐发生时间，与妊娠周数的相关性，呕吐物数量、性质，每天发生的次数，既往有无相似的呕吐史。询问有无诱发呕吐因素，包括进食、精神刺激、应用药物、饮酒等，还应询问呕吐有无食欲缺乏、发热、腹痛、腹泻等伴随症状。了解患者既往有无子宫肌瘤、卵巢肿瘤、肝炎或胃溃疡等疾病以及诊治经过，以及有无腹部或颅脑手术史、外伤史等。了解患者每日进食、排泄、睡眠等情况。

妊娠期呕吐轻者多无明显阳性体征，重者可出现生命体征的改变，如体温升高、血压下降、脉搏增快，病情进一步发展可出现黄疸、意识模糊，甚至昏迷。妊娠合并肠梗阻患者腹部检查时，可见胃肠蠕动波及肠型，妊娠合并外科疾病或妇科急症患者腹部触诊有压痛、反跳痛及肌紧张，胆囊炎患者 Murphy 征阳性，部分患者可触及腹部肿块，腹腔内出血患者移动性浊音阳性，急性肾盂肾炎患者有肾区叩痛，听诊时肠梗阻患者肠鸣音亢进，呈高调金属音，可闻及气过水声，有腹部振水音。有指征时，应行神经系统检查、前庭功能检查、眼底检查及眼压测定等。

三、辅助检查

1. 血常规及血生化检查

有助于了解血液有无浓缩，肝肾功能、电解质，有无感染等情况。

2. 血气分析

判断是否存在酸碱失衡。

3. 血 β-hCG 测定

有助于妊娠的诊断。

4. 尿常规检查

有助于了解肾脏功能及泌尿系统感染，尿酮体含量有助于判断呕吐的严重程度。

5. B 超检查

妇科 B 超检查有助于妊娠、妊娠周数、子宫肌瘤和卵巢肿瘤的诊断。腹部 B 超检查有助于了解腹腔脏器情况以及有无腹腔内出血等。

6. 心电图检查

低钾血症患者早期出现 T 波降低、变平或倒置，随后出现 ST 段降低、QT 间期延长及 U 波，高钾血症患者早期出现 T 波高而尖、P 波波幅下降，随后出现 QRS 波增宽。

7. 胃镜检查

有助于胃炎、胃溃疡以及胃癌引起的幽门梗阻的诊断。

8. 眼压测定及眼底检查

检查有无青光眼、视网膜出血及视神经炎。

9. 脑电图及磁共振成像检查

有助于颅内占位性病变、癫痫、颅脑外伤、脑血管病、颅内炎症和脑瘤的诊断。

四、治疗

早孕反应轻者不需治疗，重者可适当休息及饮食调理。妊娠剧吐患者应卧床休息，补充营养，纠正脱水、酸碱失衡及电解质紊乱，防治并发症；必要时应终止妊娠。

五、护理措施

1. 一般护理

保持病房干净、整齐，室内空气新鲜，避免噪声刺激，以免引发恶心、呕吐；尽量安排妊娠剧吐患者住于小房间，以免引发同病房内其他患者呕吐。妊娠剧吐患者应卧床休息，宜侧卧位，平卧时应尽量将头偏向一侧，避免将呕吐物吸入引起窒息或肺炎。清晨起床应缓慢。宜进食清淡爽口、富含营养、易消化的食物，避免辛辣、坚硬、刺激性及油炸或高脂肪的食物，可选择孕妇喜爱的食物以增强食欲；少量多餐；进食后不宜马上卧床，以免胃酸逆流出现恶心等症状。

2. 缓解症状，增进舒适

（1）呕吐剧烈的患者身体虚弱，护士应陪伴患者床旁，备好盛装呕吐物的清洁器皿及温开水，患者恶心欲呕吐时，将其轻轻扶起，轻拍其背部，呕吐后，嘱其用温开水漱口。及时更换呕吐物污染的床单、被褥及衣物等。

（2）呕吐停止后可尝试进食流质食物，协助患者取舒适体位进食，播放愉快舒缓的音乐，减轻进食时的不舒适感和恐惧感。每次进食后短时间内不要躺卧，进食前后和呕吐后应让患者及时漱口，保持口腔卫生。

（3）对严重失水及电解质紊乱的患者，应遵医嘱给予输液；营养不良患者应静脉补充营养。由于输液量大、时间长，患者输液过程中常因呕吐而体位频繁改变，易引起注射部位针头移位、液体外溢。护理人员应经常巡视，注意观察输液管是否通畅、有无扭曲或受压、针头是否脱出血管、注射部位有无液体外溢及疼痛等，必要时使用留置针。观察并记录每日液体出入量。

3. 围术期患者的护理

对于妊娠合并幽门梗阻需要手术或妊娠剧吐经治疗无效需行人工流产术终止妊娠的患者，护理人员应做好术前准备及术后护理。妊娠剧吐患者人工流产术后，呕吐症状迅速消失。

4. 心理护理

为患者热情、详细地介绍病房环境，尽快消除陌生感，增强其归属感及安全感。体贴患者，向其解释情绪对呕吐及剧烈呕吐对胎儿发育的影响，帮助其树立战胜疾病的信心。鼓励家属积极配合，多给患者精神安慰，分散其对恶心、呕吐的注意力，尽可能增加欢乐气氛，使其保持良好的精神状态。在护理过程中切不可流露出厌烦表情，以免增加患者心理负担。对终止妊娠的患者，应表示同情，理解并允许其宣泄悲哀的情绪，尽可能为患者及其家属提供帮助，以缓解其忧伤。

5. 出院指导

向患者及其家属介绍抑制呕吐的应对措施，如恶心欲呕吐时，做深呼吸和吞咽动作。保证充足睡眠，适当运动；保持愉快的心情；改善饮食结构，多样化饮食，增进食欲，注意补充维生素、钙、磷、铁等。

（林树玉）

第二节　妊娠期腹痛

在正常妊娠期间，当子宫增大而圆韧带被牵拉、较明显的胎动和临产前不规律宫缩时，孕妇偶感腹部轻微疼痛或隐痛，属于生理范畴，不在本节讨论范围。妊娠期腹痛是指在妊娠期间出现的病理性腹痛，可由妊娠本身及妊娠合并疾病引起。妊娠本身所致的腹痛，多见于流产、早产、葡萄胎、输卵管妊娠流产或破裂、先兆子宫破裂、子宫破裂等，参见妊娠期阴道流血；妊娠合并疾病所致的腹痛常见于急性阑尾炎、胆囊炎和胆石症、消化性溃疡、肠梗阻、慢性胰腺炎、急性细菌性痢疾等。根据起病缓急，分为妊娠期急性腹痛与妊娠期慢性腹痛。妊娠期腹痛病因复杂，由于子宫增大，腹腔内脏器位置发生一定改变，腹痛体征不典型，护理人员应认真开展护理评估，配合医师及早做出正确诊断，以免延误病情，危及母儿生命。

一、妊娠期急性腹痛

妊娠期急性腹痛主要见于以下几种情况：①腹腔内脏器破裂或穿孔，如输卵管妊娠破裂、子宫破裂、消化性溃疡穿孔等，参见妊娠期阴道流血伴腹痛；②病理妊娠，如Ⅱ度或Ⅲ度胎盘早剥、自然流产、早产等，参见妊娠期阴道流血伴腹痛；③妊娠合并腹腔内肿瘤扭转、变性，如卵巢囊肿蒂扭转、子宫肌瘤红色变性等；④腹腔内脏器炎症、梗阻或结石，如急性肾盂肾炎、急性阑尾炎、胆囊炎和胆石症、肠梗阻、急性细菌性痢疾等。急性肾盂肾炎、急性阑尾炎、胆囊炎和胆石症是妊娠期的常见疾病，本节重点讨论妊娠合并肠梗阻和急性细菌性痢疾。

（一）病因与临床表现

1. 妊娠合并肠梗阻

较少见，主要以肠粘连和肠扭曲所致的机械性肠梗阻为主，60%~70%肠梗阻与既往手术粘连有关；动力性肠梗阻或血运性肠梗阻极少见。肠梗阻好发于妊娠晚期，特别是近妊娠足月胎头入盆时，约占44%；其次为妊娠中期子宫升入腹腔时，约占27%。妊娠期发生肠梗阻可能与妊娠期增大的子宫挤压肠管，特别是乙状结肠，同时牵拉已粘连的肠管而致使其扭曲或闭塞有关。此外，妊娠期孕激素水平升高，使肠管平滑肌张力降低，肠蠕动减弱，甚至发生肠麻痹。妊娠合并肠梗阻的临床表现，与梗阻发生部位、持续时间、肠腔内压力增高程度及肠管壁血运有无障碍有关。妊娠合并肠梗阻常缺乏典型的症状和体征，容易误诊而增加母儿死亡率。妊娠合并机械性肠梗阻的主要症状为阵发性腹部绞痛，伴恶心、呕吐、腹胀及排气或排便停止，梗阻部位越高，呕吐发生越早越频繁，呕吐物初为胃或十二指肠内容物，后为发酵、腐败呈粪样的肠内容物；低位梗阻时呕吐出现晚，呕吐物为血性或棕褐色的粪样的肠内容物。高位肠梗阻早期可有排气及少量排便，完全性肠梗阻则无排气或排便。呕吐频繁患者，查体可见患者眼窝深陷、口唇干燥、皮肤弹性减退等脱水表现，腹部查体可见肠型及蠕动波，腹部有压痛，绞窄性肠梗阻常有固定性压痛、反跳痛和腹肌紧张。听诊肠鸣音亢进，呈高调金属音或气过水声，叩诊呈鼓音。重症患者可出现持续性腹部绞痛、血压下降、脉搏细速、心率增快等休克征象。

2. 妊娠合并急性细菌性痢疾

急性细菌性痢疾是志贺菌属引起的急性肠道传染病，其基本病理变化为结肠黏膜化脓性、溃疡性炎症。好发于夏、秋两季。临床分为3型，即普通型、轻型和中毒型，以普通型居多。妊娠期发生急性细菌性痢疾容易导致流产、早产或胎儿窘迫。主要临床表现为孕妇突然出现寒战、高热、全身不适、恶心、呕吐、腹痛、腹泻。腹痛常于排便前加重，便后暂时缓解；排便次数增多，每日可达10余次或更多，甚至出现排便失禁，有里急后重感，腹泻初期为稀便，后转为黏液脓血便。查体可见患者眼窝深陷、口唇干燥、皮肤弹性减退等脱水表现，左下腹压痛明显，妊娠中晚期患者可触及子宫收缩，听诊肠鸣音亢进，胎心率异常。

3. 异位妊娠

异位妊娠是指受精卵在子宫体腔外着床发育，习称宫外孕。受精卵可种植于输卵管、宫颈、卵巢、阔韧带、腹腔等，其中以输卵管妊娠最常见，约占异位妊娠的95%，输卵管妊娠中75%~80%发生于壶腹部，其次为峡部和伞部，间质部妊娠少见。输卵管妊娠流产或破裂可引起腹腔内出血，如不及时处理可危及孕妇及胎儿生命，是妇产科常见的急腹症之一，其疾病特点参见妊娠期阴道流血伴腹痛。

（二）治疗

妊娠合并肠梗阻，轻者可采取胃肠减压等保守治疗，严重者应行手术及抗休克等综合治疗。妊娠合并急性细菌性痢疾以保守治疗为主。输卵管妊娠破裂应采取手术治疗。

（三）护理措施

1. 一般护理

安排患者卧床休息，妊娠合并肠梗阻患者应禁食水，梗阻解除后12小时可进少量流食（不含糖和牛奶，因产气），48小时后试进半流质饮食。避免突然改变体位。妊娠合并急性细菌性痢疾患者可进流质或半流质饮食，忌食多渣、多油或刺激性食物，少进牛乳、豆制品等易产气而增加腹胀的饮食。严格按肠道传染病隔离，污染物应消毒处理。

2. 病情观察

观察孕妇的精神状态，定时测量和记录生命体征，观察腹痛、胎心率、胎动的变化，注意有无宫缩及阴道流血。对妊娠合并肠梗阻患者，应观察记录胃肠减压引流物的数量与性质、尿量、排气或排便情况等。对妊娠合并细菌性痢疾患者，应观察记录每日体温、排便次数、排泄物数量与性状、里急后重感是否缓解等。对胃肠减压的患者，注意观察负压引流器有无漏气，经常检查胃管有无折叠和堵塞。对放置腹腔引流管的患者，保持引流管引流通畅，记录引流量及性状，及时更换引流袋。若发现引流量突然增加或性状发生改变，应立即报告医师。

3. 诊疗配合

遵医嘱按时、足量给药及输液，应选择对孕妇及胎儿影响较小的抗生素，密切观察用药期间患者临床体征变化及有无药物不良反应等，做好急诊手术准备，手术患者的护理参见妇产科围术期患者的护理。若有早产征象，应做好接产及新生儿抢救的准备。做好胃肠减压的护理，胃管与负压吸引器连接好后，缓慢打开开关，避免负压突然增大吸住胃黏膜而导致胃黏膜损伤；胃肠减压期间每日用生理盐水冲洗 2 次胃管，保持其通畅；每日早、晚各 1 次口腔护理，同时配合雾化吸入，避免口腔感染和肺部并发症。对放置腹腔引流管的患者，妥善固定，防止滑脱，每日 1 次清洁引流管及其周围组织。

4. 增进舒适

及时为患者更换被污染的床单及衣裤。当患者呕吐时，协助其坐起或将头侧向一边，以免误吸引起吸入性肺炎或窒息；及时漱口，保持口腔清洁。患者咳嗽时，应帮助其按住腹部伤口以减轻疼痛。

5. 心理护理

针对患者的焦虑与恐惧心理，护理人员应给予理解和同情，取得患者及其家属的信任，使患者有安全感，以良好的心态配合治疗。需要手术治疗的患者，应向其耐心解释病情及手术必要性及目的，缓解其恐惧心理。应特别关心、同情与安慰失去胎儿的患者及其家属，鼓励其面对现实，提供相关生育咨询信息，使其树立信心。

（四）健康教育

应宣传定期开展孕期保健，以预防为主。孕妇在妊娠期间应避免暴饮暴食，不吃生冷、变质或不洁食物；多吃蔬菜、水果，保持大便通畅；餐后不做剧烈活动；注意个人卫生，养成饭前、便后洗手的良好习惯。出现恶心、呕吐、腹胀、腹泻或腹痛等症状时，应及时就诊。对细菌性痢疾的预防，应采取控制传染源、切断传播途径的措施。

二、妊娠期慢性腹痛

妊娠期慢性腹痛常见于妊娠合并消化性溃疡及妊娠合并慢性胰腺炎，起病缓慢，病程长，多数患者妊娠前有长期慢性腹痛或诊断患有消化性溃疡或慢性胰腺炎。

（一）病因与临床表现

1. 妊娠合并消化性溃疡

妊娠合并消化性溃疡是指妊娠期间合并胃和十二指肠球部慢性溃疡。由于妊娠期间雌激素和孕激素水平升高，胃酸及消化酶水平降低，因此，妊娠期间发生消化性溃疡比较少见，多数是妊娠前患有消化性溃疡的孕妇，妊娠期间的症状也均有改善，少数患者在妊娠晚期症状加重，偶可发生穿孔及消化道出血。临床主要表现为患者出现周期性、节律性上腹部疼痛及夜间疼痛，服用抗溃疡药物或食物可缓解，腹痛常伴有反酸、嗳气及恶心、呕吐等症状。查体上腹部压痛，若发生溃疡穿孔，根据穿孔大小及进入腹腔内容物多少，可出现局部或全腹压痛、反跳痛及肌紧张等急腹症体征。妊娠前诊断有消化性溃疡的患者，产后 3 个月内约半数出现症状，几乎所有患者产后 2 年内均复发。

2. 妊娠合并慢性胰腺炎

妊娠期孕妇营养需求增加及新陈代谢的变化，可能影响胰腺功能。胆石症是引起胰腺炎最常见的原因，高脂血症、高钙血症及遗传因素等也与胰腺炎的发生关系密切，炎症反复发作，形成慢性胰腺炎。主要临床表现为上腹部隐痛，向背部、肩胛部放射，常伴有恶心、呕吐、排便次数增加、腹泻等症状，饱餐后、饮酒或进食高脂肪餐后疼痛加剧，疼痛多呈间歇性发作，少数可呈持续性，发作次数、持续时间依病情严重程度而异。由于胰腺内分泌功能降低，约20%患者出现多饮、多食、多尿、体重减轻等糖尿病症状。查体上腹部压痛，可扪及表面光滑、有触痛的肿块（胰腺假性囊肿），若囊肿较大，压迫胆总管下端，可出现皮肤黏膜黄染。

（二）治疗

妊娠合并消化性溃疡及慢性胰腺炎，以保守治疗为主，若发生溃疡穿孔或较大胰腺假性囊肿者应采取手术治疗。

（三）护理措施

告知患者抗酸药物是常用的治疗消化性溃疡药物，能中和胃酸，缓解疼痛，促进溃疡愈合。为避免抗酸药对胎儿的影响，妊娠早期尽量不应用，妊娠中、晚期可遵医嘱应用含铝、镁或钙的抗酸药。对胰腺炎所致疼痛，应遵医嘱给予镇痛药物。

（四）健康教育

（1）嘱患者保证充分的休息，避免摄入过热、过冷、过量、油炸及辛辣食物，选择低脂肪、高蛋白、高维生素及易消化食物，如鱼、虾、瘦肉、鸡、豆制品等；可采取少食多餐形式进食；戒除吸烟、喝酒等不良嗜好。

（2）保持心情舒畅，避免情绪波动。

（林树玉）

第三节　妊娠期阴道流血

妊娠期阴道流血是产科的常见症状，多见于自然流产、输卵管妊娠流产型或破裂型、葡萄胎、早产、前置胎盘及胎盘早剥等。阴道流血可发生在妊娠早期、中期或晚期，以妊娠早期和晚期多见，伴有或不伴有腹痛，阴道流血量因疾病而异，疾病的严重程度不一定与阴道流血量成正比，如输卵管妊娠破裂患者阴道流血量少，但腹腔内出血可能很多，导致失血性休克，危及生命。因此，有停经史的育龄妇女发生阴道流血，应特别注意是否与妊娠有关，已诊断妊娠的妇女发生阴道流血，应及时就医，以免延误诊断。

一、妊娠期阴道流血伴腹痛

妊娠期阴道流血伴腹痛根据流血发生的时限而分为妊娠早期阴道流血与妊娠晚期阴道流血。妊娠早期阴道流血是指妊娠13周末前发生阴道流血，妊娠早期阴道流血伴腹痛多见于自然流产、输卵管妊娠破裂及葡萄胎；妊娠晚期阴道流血是指妊娠28周及以后发生阴道流血，妊娠晚期阴道流血伴腹痛多见于早产、Ⅱ度或Ⅲ度胎盘早剥及子宫破裂。

（一）病因与临床表现

1. 自然流产

妊娠不足28周、胎儿体重不足1 000 g而终止者，称流产。流产分为自然流产和人工流产，自然流产占妊娠总数10%～15%，其中妊娠12周前终止的早期流产多见，约占80%以上，妊娠12周至不足28周终止的晚期流产较少。流产的发生与胎儿、母体及环境等因素有关。妊娠早期流产的主要临床表现为停经后阴道流血，伴腹痛。根据流产发展的不同阶段，分为以下 4 种。

（1）先兆流产：阴道流血量少，多为黯红色或血性白带，下腹痛呈阵发性，妇科检查可见宫颈口关闭、子宫大小与孕周相符。休息或治疗后症状可消失，可继续妊娠；若症状进一步加重，可发展为难免流产。

（2）难免流产：阴道流血量增多，可有血块，阵发性下腹痛加剧，妇科检查可见宫颈口松弛或扩张，子宫大小与孕周相符或略小。休息或治疗也不可避免流产。

（3）不全流产：并非妊娠物全部排出宫腔，部分妊娠物残留在宫腔内或嵌顿于宫颈口处，造成不全流产。由于影响子宫收缩，导致患者阴道流血时间较长，流血量多，易发生休克及宫腔感染。妇科检查可见宫颈口扩张、有物堵塞，血液持续性流出，子宫小于孕周。

（4）完全流产：妊娠物全部排出宫腔，阴道流血及腹痛症状逐渐消失，妇科检查可见宫颈口关闭、子宫正常大小。妊娠晚期流产先有腹痛，后出现阴道流血。

2. 输卵管妊娠破裂

78% 输卵管妊娠发生在壶腹部，其次为峡部，伞部与间质部较少见。输卵管内的胚泡不断生长，绒毛侵蚀而穿透肌层及浆膜，导致输卵管壁破裂，妊娠物进入腹腔或阔韧带内。输卵管壶腹部或峡部妊娠多在停经 6~8 周出现不规则阴道流血，量不多，呈黯红色或深褐色；腹痛是最常见的症状，输卵管妊娠未破裂时，由于输卵管膨胀、痉挛及逆蠕动而出现患侧下腹隐痛或胀痛，破裂时，患者下腹部可出现持续性或阵发性撕裂样疼痛伴恶心、呕吐，继而发展为全腹痛，血液积聚在子宫直肠陷凹刺激产生里急后重感，血液刺激横膈而出现肩胛部放射痛，即 Danforth 征；出血量多的患者可出现头晕、心悸、四肢厥冷等休克症状，休克程度与阴道流血量不成正比。查体发现下腹部或全腹有压痛、反跳痛及肌紧张，移动性浊音阳性，部分患者可于下腹部触及有触痛的实性包块。妇科检查可见阴道少量黯红色血液，后穹隆饱满、有触痛，宫颈有举痛，子宫正常大小或略增大、有漂浮感，于子宫一侧或其后方可触及边界不清的包块，有触痛。出血量大的患者可出现面色苍白、心率增快、血压下降等休克征象。

3. 葡萄胎

妊娠后胎盘绒毛滋养细胞增生、间质水肿，形成大小不一的水疱，水疱间借蒂相连成串，形如葡萄，也称水疱状胎块。根据病理组织学，将葡萄胎分为完全性葡萄胎和部分性葡萄胎，完全性葡萄胎的染色体核型为二倍体，均来自父系，其中 90% 为 46，XX；90% 以上部分性葡萄胎为三倍体，最常见的核型为 69，XXY，临床上完全性葡萄胎多见。葡萄胎的病因尚不明确。患者有闭经与妊娠反应，但妊娠反应比正常妊娠出现早且重，停经 8~12 周左右出现不规则阴道流血是最常见的症状，最初流血量不多，逐渐增加，出血断断续续、反复发作，血液中可混有透明的葡萄样物。阴道流血前多有阵发性下腹痛，约 10% 患者出现头痛、头晕、视物模糊、水肿等高血压症状，约 7% 患者出现心动过速、皮肤潮湿和震颤等甲状腺功能亢进征象。少数患者发生大出血，出现休克征象。妇科检查子宫异常增大，质软，无胎动和胎心，一侧或双侧附件区可触及有压痛的囊性肿块，表面光滑，活动性好。B 超可见宫腔内有"落雪状"或"蜂窝状"回声，有助于诊断。

4. 早产

早产是指妊娠满 28 周至不满 37 足周内分娩者。我国早产占分娩总数的 5%~15%，早产儿体重不足 2 500 g，各器官发育不成熟，容易发生呼吸窘迫综合征、坏死性小肠炎、脑出血、视网膜病变等，是围生儿死亡的重要原因之一。病因复杂，可能与胎膜早破、感染、妊娠并发症与合并症、子宫及胎盘异常等因素有关。临床表现为妊娠满 28 周至不满 37 足周间出现规律宫缩，患者感到腹痛，可伴有少量阴道流血。肛门指诊或阴道检查宫颈管消失、宫口扩张。

5. 胎盘早剥

妊娠 20 周以后或分娩期，正常位置的胎盘在胎儿娩出前部分或全部从子宫壁剥离，称胎盘早剥。我国胎盘早剥发病率为 0.46%~2.1%，病因尚不十分清楚，可能与孕妇血管病变、外伤等机械性因素、子宫静脉压突然升高、宫腔内压力骤减等有关，其他高危因素有孕妇吸烟、代谢异常、子宫肌瘤等。胎盘早剥的主要病理改变是底蜕膜出血并形成胎盘后血肿，使胎盘自附着处与子宫壁分离。根据病理改变，胎盘剥离分为显性剥离、隐性剥离及混合性剥离 3 类。若胎盘后血肿不断增大，剥离的胎盘部位离胎盘边缘较近时，血液经胎盘边缘并沿胎膜与宫壁间通过宫颈口而流出，称显性出血或显性剥离；若胎盘边缘仍附着于子宫壁，血液积聚于胎盘与子宫壁之间，称为隐性出血或隐性剥离；部分患者胎盘后血肿逐渐增大，子宫底随之逐渐升高，当出血达到一定程度，血液冲破胎盘边缘及胎膜而向外流出，称为混合性出血或混合性剥离。少数患者胎盘后血肿形成后，压力不断增大，使血液侵入子宫肌层，导致子宫肌纤维分离、断裂、变性，当血液达到子宫浆膜层时，子宫表面呈紫蓝色瘀斑，称库弗莱尔子宫，也称子宫胎盘卒中。胎盘早剥的临床表现与病情严重程度密切相关，根据严重程度，将胎盘早剥分为 3 度。

（1）Ⅰ度：胎盘剥离面积小，出血量不多，患者常无腹痛或有轻微腹痛，贫血体征不明显，查体发现子宫软，大小与妊娠周数相符，胎位清楚，胎心正常，分娩后检查胎盘母体面有凝血块及压迹。

（2）Ⅱ度：胎盘剥离面积达 1/3，患者突发持续性腹痛或腰背酸痛，阴道流血不多或无，贫血体征与阴道流血量不成比例，查体发现子宫底升高，子宫大于妊娠周数，胎位清楚，胎儿存活，子宫于宫缩间歇期能松弛。

（3）Ⅲ度：胎盘剥离面积超过胎盘面积的 1/2，阴道流血量多少不等。患者腹痛剧烈，可出现恶心、呕吐、心悸等休克症状，休克程度与阴道流血量多不成正比。查体患者面色苍白，血压下降，脉搏细数，子宫板状硬，宫缩间歇也不能松弛，胎位不清楚，胎心消失。部分患者可出现皮肤、黏膜及注射部位出血，阴道流血不凝，甚至出现血尿、呕血或咯血等 DIC 征象。胎盘早剥处理不及时，严重危及母儿生命，孕妇常因 DIC、急性肾功能衰竭、羊水栓塞、产后出血而死亡，围生儿死亡率约 11.9%。

6. 子宫破裂

分娩期或妊娠晚期子宫体部或下段发生破裂，称为子宫破裂。引起子宫破裂最常见的原因是梗阻性难产，其他原因有瘢痕子宫、子宫收缩药物应用不当、产科手术损伤等。根据子宫破裂部位而分为子宫体部破裂和子宫下段破裂，根据破裂程度而分为完全性破裂和不完全性破裂。子宫破裂常有先兆子宫破裂阶段，渐进发展为子宫破裂阶段。

（1）先兆子宫破裂：患者烦躁不安，呼吸加快，下腹部疼痛难忍，有少量阴道流血、排尿困难及血尿，查体心率增快，子宫呈强直性或痉挛性收缩，子宫体部与下段之间形成环状凹陷，称病理缩复环，可与脐平或达脐上，压痛明显，胎位不清，胎心率异常或听不清。

（2）子宫破裂分类：根据子宫浆膜层是否完整，将子宫破裂分为完全性子宫破裂与不完全性子宫破裂。不完全性子宫破裂是指子宫肌层部分或全层破裂，但浆膜层完整，胎儿及其附属物仍在宫腔内，患者有明显腹痛，查体破裂处压痛明显，胎位不清，胎心率异常。完全性子宫破裂是指子宫肌壁全层破裂，胎儿及其附属物进入腹腔，患者突发下腹部撕裂样疼痛，短暂缓解后，又出现全腹持续性疼痛，伴呼吸急促、面色苍白等休克征象。查体血压下降，脉搏细数，全腹压痛、反跳痛、肌紧张明显，子宫缩小，于子宫一侧可扪及胎体，胎心消失，妇科检查宫颈口缩小，可见鲜血流出。

（二）治疗

根据流产的不同阶段确定治疗原则，先兆流产可休息、保胎治疗；难免流产或不全流产应尽快清宫，预防感染；完全流产经超声检查证实无残留物，且临床无感染征象，则不需特殊处理。输卵管妊娠破裂者应采取手术治疗。葡萄胎患者应及时清宫。早产胎膜未破者，若胎儿存活，无胎儿窘迫及严重妊娠合并症或并发症，应尽可能延长孕周；早产胎膜已破、早产不可避免者，应尽可能提高早产儿存活率。胎盘早剥患者应及时终止妊娠，纠正休克，防治并发症。

（三）护理措施

1. 密切观察病情

（1）准确定时测量并记录产妇神志、呼吸、心率、血压、脉搏等生命体征。胎盘早剥患者应密切观察血压变化，监测子痫前驱症状，注意询问患者有无头痛、头晕、眼花、胸闷等主诉。输卵管妊娠破裂患者注意血压急剧下降而发生出血性休克。

（2）严密观察腹痛及阴道流血。观察阴道流血或血流数量、性状，有无血块或葡萄状物，腹痛的部位及程度，腹痛与子宫收缩的关系，宫缩程度，有无间歇期，频率如何，有无病理缩复环及宫底高度变化等。

（3）加强产程及胎儿监测。观察产程进展，监测宫颈口扩张、胎膜破裂、胎先露下降、胎动、胎心及胎位等情况。若发现羊水性状发生改变或胎心异常，应及时报告医生。

（4）观察液体出入量及实验室检查。准确记录每日液体出入量，观察有无排尿困难及血尿，遵医嘱及时送检血常规、尿常规等。

2. 做好抢救及终止妊娠准备

重症患者应迅速建立静脉通路，遵医嘱给予输液、药物及吸氧，迅速完成血常规、出凝血时间等实验室检查，配备新鲜血，积极配合医生纠正休克，做好术前准备，备好新生儿抢救药物及物品。

3. 产后护理

应注意观察胎盘早剥、早产患者产后的生命体征，子宫收缩强度，阴道流血情况，皮肤及注射部位有无出血，有无血尿、咯血等。协助医生仔细检查胎盘及胎膜完整性、有无血块压迹，若新生儿及产妇健康状况允许，应帮助新生儿与产妇尽早接触，新生儿吸吮乳头可促进母体子宫收缩。

4. 心理护理

护理人员应理解并同情妊娠期阴道流血患者担心失去胎儿或已失去胎儿的痛苦，特别是重症患者可能面对胎儿死亡、子宫切除、未来不能生育的身心痛苦，应鼓励患者及其家属勇敢地说出自己的感受，宣泄内心的痛苦，帮助其树立面对现实及战胜病痛的信心。

（四）健康教育

（1）加强预防。孕期注意休息，保持外阴清洁，妊娠早期与晚期应避免性交。告知孕妇按时进行产前检查，对高危孕妇进行早期监测，提前入院待产。积极防治妊娠期高血压、慢性肾炎、糖尿病及生殖道炎症等疾病，减少胎盘早剥、早产及输卵管妊娠等的发生。对于连续发生 2 次或 2 次以上自然流产的复发流产患者，孕前夫妇应进行遗传咨询。

（2）增强营养。术后或产后患者体质较弱，应加强休息，补充足够的营养，增加抵抗力。

（3）遵医嘱按时随访。

二、妊娠期阴道流血不伴腹痛

妊娠早期阴道流血不伴腹痛的疾病常见于妊娠合并阴道及宫颈较大的尖锐湿疣，妊娠合并外生型宫颈癌也可发生妊娠早期阴道流血，通常是宫颈癌发生在妊娠前，于妊娠早期性交后出现阴道流血，由于妊娠合并宫颈癌很少见，本节不做介绍。妊娠晚期阴道流血不伴腹痛多见于前置胎盘。

（一）病因与临床表现

1. 妊娠合并阴道及宫颈尖锐湿疣

尖锐湿疣是常见的性传播疾病。妊娠期由于甾体激素水平增多，免疫功能下降，局部血液循环丰富，尖锐湿疣生长迅速，质脆易出血，性交后常发生阴道流血，多发生于妊娠早期。妇科检查可见外阴、阴道及宫颈处有多个粉白色的簇状乳头状疣或融合呈菜花状或鸡冠状，数目多，形态各异，触之易出血。

2. 前置胎盘

前置胎盘是指妊娠 28 周后，胎盘附着于子宫下段，其下缘达到或覆盖宫颈内口，位置低于胎儿先露部，是妊娠期的严重并发症，发病率为 0.24%～1.57%。病因不清，可能与子宫内膜病变或损伤、胎盘异常、受精卵滋养层发育迟缓等因素有关，此外年龄 >35 岁高龄初产妇、经产妇或多产妇、吸烟或吸毒妇女为高危人群。根据胎盘下缘与宫颈内口的关系，前置胎盘分为 3 类。

（1）完全性前置胎盘：宫颈内口处全部被胎盘组织所覆盖，也称中央性前置胎盘。

（2）部分性前置胎盘：宫颈内口部分被胎盘组织所覆盖。

（3）边缘性前置胎盘：胎盘附着于子宫下段，其下缘达到宫颈内口，但宫颈内口未被覆盖。若胎盘下缘接近但未达到宫颈内口，称为低置胎盘。前置胎盘的主要症状是妊娠晚期或临产时出现无诱因、无痛性阴道流血，可反复发作。多数患者初次出血量不多，逐渐增多，阴道流血发生时间、发作次数、流血量与前置胎盘类型有关。完全性前置胎盘发生阴道流血时间比较早，出血量多，边缘性前置胎盘出血时间晚，多在妊娠晚期或临产后，出血量少，部分性前置胎盘介于两者之间。查体发现子宫软，无压痛，子宫大小与妊娠周数相符，有规律宫缩，胎先露多高浮，胎心率异常。若胎盘附着于子宫前壁，可于耻骨联合上方闻及胎盘杂音。若发生大量出血时，患者可出现面色苍白、脉搏细数、血压下降等休克征象。

（二）治疗

妊娠合并较大的阴道及宫颈尖锐湿疣应采取疣体切除，局部药物治疗为主。前置胎盘患者治疗应以抑制宫缩、止血、纠正贫血和预防感染为主,对于孕妇一般状况良好、妊娠<34周、胎儿存活且体重低于 2 000 g、阴道流血量不多者,应尽可能延长孕周;对于妊娠 36 周以上、胎儿已成熟者,可适时终止妊娠。

(三)护理措施

1. 一般护理

建议前置胎盘患者住院治疗,告知绝对卧床休息和禁止性生活的重要性,应取左侧卧位。保持安静及充足的睡眠,必要时遵医嘱应用镇静药。禁止阴道检查及肛诊检查,各项操作应轻柔。提供富含营养并易消化食物,防止便秘,教会患者及其家属床上便器的使用方法,帮助患者更换衣裤、卫生护垫,每日擦洗外阴 1~2 次,保持外阴清洁。

2. 诊疗配合

(1)对于前置胎盘患者,应每日 3 次、每次 1 小时定时间断地给予吸氧,以提高胎儿血氧含量;遵医嘱应用抑制宫缩、促胎肺成熟的药物;遵医嘱给予输液及输血,以纠正严重贫血;应告知有以下情形的前置胎盘患者及家属,需要终止妊娠:①反复发生多量阴道流血,甚至休克;②妊娠达 36 周及以上;③胎儿成熟度检查提示胎儿肺成熟;④妊娠小于 36 周,出现胎儿窘迫征象或胎儿电子监护发现胎心异常;⑤阴道流血量大危及胎儿;⑥胎儿死亡或为难以存活的畸形儿。终止妊娠可采用阴道试产及剖宫产,由于术中、产后易发生大出血及新生儿窒息,护理人员应备好大量液体、血液及急救药品,做好抢救产妇及新生儿的准备。若无医疗条件处理需转送上级医院治疗时,应协助医师严格按照无菌操作规程,用无菌纱布行阴道填塞,腹部加压包扎止血,给予输液输血,专人护送紧急前往附近有条件的医院治疗。

(2)对于妊娠合并阴道及宫颈尖锐湿疣患者,妊娠早期时可行病灶切除,治疗前应行局部麻醉,以减轻疼痛。妊娠晚期,告知合并较大的阴道及宫颈尖锐湿疣孕妇及其家属,为避免阴道分娩时发生软产道裂伤而引起大出血,应行剖宫产。

3. 监测病情

严密观察并评估阴道流血量、性状,有无血块,有无宫缩及强度等。记录呼吸、血压、心率、脉搏等生命体征。注意与感染相关的体征,如体温升高、脉搏增快、子宫压痛、阴道分泌物有臭味等。加强产程及胎儿监测,监测宫颈口扩张、胎膜破裂、胎先露下降、胎动、胎心及胎位等情况。若发现羊水性状发生改变或胎心异常,应及时报告医生。

4. 加强预防

做好计划生育宣传教育工作,积极推广避孕,鼓励育龄妇女及性伴侣采取有效的避孕措施,减少人工流产或引产。提倡健康的性生活方式,避免多个性伴侣及不洁性生活,减少性传播疾病发生。加强围生期保健,指导妇女妊娠前应戒烟、戒毒,避免被动吸烟,孕期应坚持良好的生活习惯,接受定期的产前检查及指导,及早发现前置胎盘及生殖道尖锐湿疣,早期处理。

(翟慧晶)

第四节　妊娠并发贫血

贫血是妊娠期最常见的一种并发症。由于妊娠期血容量增加,其中血浆量的增加多于红细胞数目的增加，因此血液出现稀释，称为"生理性贫血"，不会影响胎儿。孕妇贫血的诊断标准较非孕妇低，国内外对其诊断有一定的差别，WHO规定孕妇外周血血红蛋白 < 110 g/L及血细胞比容小于 0.33 为妊娠期贫血。而我国的诊断标准为红细胞计数 < 3.5 × 10^{12}/L、血红蛋白 < 100 g/L 或血细胞比容 < 0.30。资料表明，50%以上的孕妇合并贫血，以缺铁性贫血为主，巨幼细胞性贫血较少见，再生障碍性贫血更少见。贫血在妊娠各期对母儿均可造成一定危害，在某些贫血较严重的国家和地区，是孕产妇死亡的重要原因之一。妊娠期贫血的程度一般可分为 4 度。

轻度：RBC（3.0~3.5）× 10^{12}/L，Hb 81~100 g/L。

中度：RBC（2.0~3.0）× 10^{12}/L，Hb 61~80 g/L。

重度：RBC（1.0~2.0）× 10^{12}/L，Hb 31~60 g/L。

极重度：RBC ≤ 1.0 × 10^{12}/L，Hb ≤ 30 g/L。

一、缺铁性贫血

缺铁性贫血是由于妊娠期胎儿生长发育及妊娠期血容量增加，对铁的需要量增加，尤其在妊娠后半期，孕妇对铁摄取不足或吸收不良所致的贫血。它是妊娠期最常见的贫血，占妊娠期贫血95%。

（一）病因

铁的需要量增加是孕妇缺铁的主要原因。正常人体内含铁量男性约为 3 g，女性约为 2 g，其中65%为血红蛋白，其余35%以铁蛋白、肌蛋白以及过氧化酶、细胞色素等形式存在，可利用的储备铁约为20%，孕期可利用的储备铁约为 100 mg，而血容量增加了约 1 300 mL，以每毫升血液含铁 0.5 mg 计算，妊娠期因血容量增加而需铁650~750 mg，胎儿生长发育需铁 250~350 mg。两者共需铁 1 000 mg 左右。每日饮食中含铁 10~15 mg，吸收利用率仅为10%，约 1~1.5 mg，而孕妇每日需铁约 4 mg。妊娠后半期，虽然铁的最大吸收率可达40%，但一般食物仍不能满足需要，致使孕妇易患缺铁性贫血。

（二）缺铁性贫血对妊娠的影响

1. 对孕妇的影响

贫血孕妇的抵抗力低下，对分娩、手术和麻醉的耐受力降低，即使是轻度或中度贫血，孕妇在妊娠和分娩期间的风险也会增加。重度贫血可因心肌缺氧导致贫血性心脏病；胎盘缺氧易发生妊娠期高血压；严重贫血对失血耐受力降低，易发生失血性休克。另外，由于贫血降低产妇抵抗力，易并发产褥感染。

2. 对胎儿的影响

孕妇和胎儿在竞争摄取孕妇血清铁的过程中，胎儿占优势。铁通过胎盘由母体运至胎儿是单向运输，不能逆向转运。因此，一般情况下，胎儿缺铁程度较轻。但当孕妇患重度贫血时，经过胎盘供氧和营养物质不能满足胎儿生长所需，容易造成胎儿生长受限、胎儿窘迫、早产或死胎。

（三）临床表现

询问孕妇有无营养不良史，了解是否摄入铁太少，询问有无慢性失血性疾病，尤其是消化道慢性失血或月经过多。评估孕妇的贫血程度，皮肤黏膜情况，有无疲倦感，评估胎儿宫内发育情况。评估孕妇对妊娠合并贫血的了解程度，对妊娠合并贫血的注意事项的了解程度以及对药物的用法、作用和不良反应的了解程度。

1. 症状

孕妇面色略显苍白，轻者无明显症状，重者可有头晕、头痛、乏力、易疲劳、心悸、食欲缺乏、腹胀、腹泻等表现。贫血时，孕妇机体抵抗力降低，容易患感染性疾病。严重贫血还可因胎盘供氧和营养不足导致胎儿宫内生长迟缓、早产、胎死宫内、胎儿宫内窘迫、围生儿死亡率升高。此外，严重贫血可引起贫血性心脏病甚至心力衰竭。

2. 体征

皮肤黏膜苍白，毛发干燥、脱发，指甲扁平、无光泽，并可有口腔炎、舌炎等，部分患者指甲呈勺状（反甲）或脾脏轻度肿大。

（四）辅助检查

1. 血常规检查

可见典型的小红细胞、低血红蛋白性的外周血象。血红蛋白低于 100 g/L 可诊断为妊娠期贫血。如孕期血红蛋白在 100～110 g/L，则为血液稀释所致的生理性贫血。

2. 血清铁测定

血清铁的测定，更能灵敏地反映缺铁情况，正常成年妇女血清铁为 8.95～26.9 μmol/L，若孕妇血清铁 <5.37 μmol/L，可诊断为缺铁性贫血。血清铁下降可出现在血红蛋白下降以前，是缺铁性贫血的早期表现。

3. 骨髓检查

骨髓穿刺在诊断困难时应用，骨髓象显示红细胞系统造血呈轻度或中度活跃、以中晚幼红细胞增生为主，骨髓铁染色可见细胞内外铁均减少，尤以细胞外铁减少为主。

（五）治疗

治疗原则是补充铁剂和去除导致缺铁性贫血的原因。一般性治疗包括增加营养和食用含铁丰富的饮食，对胃肠道功能紊乱和消化不良给予对症处理等。

1. 补充铁剂

以口服为主。若缺铁严重或不能口服铁剂或不良反应严重者，可给予铁剂注射。应用注射铁剂时，当贫血纠正应立即停用。

2. 输血

血红蛋白值 <60 g/L、接近预产期或短期内需行剖宫产者，可少量多次输血以迅速纠正贫血。输血不可过多过快，以免加重心脏负荷引起急性心力衰竭。有条件者输浓缩红细胞。

3. 其他治疗

提供适当的产时及产后处理。

（六）护理措施

1. 孕前指导

孕前应积极预防贫血，治疗易引起贫血的疾病，如月经过多、消化道慢性失血性疾病等，增加铁的贮备。适当增加营养，必要时给予铁剂补充。

2. 妊娠期指导

（1）饮食指导：指导孕妇从饮食中摄取所需的铁。食物品种应多样化，纠正偏食，多食富含铁的食物，如瘦肉、家禽、动物肝脏、蛋类等。蔬菜、谷类、茶叶中的磷酸盐、植酸、丹宁酸等可影响铁的吸收。因此食物的组成将影响机体对铁的摄入。

（2）适当休息：贫血孕妇应适当减轻工作量，血红蛋白在 70 g/L 以下者应全休，以减轻机体对氧的消耗，同时应注意安全，避免因头晕、乏力晕倒而发生意外。

（3）补充铁剂：铁剂的补充以口服制剂为首选。一般主张妊娠 4 个月后，每日按医嘱服用 100~200 mg 二价铁，可达到预防贫血的目的。

血红蛋白在 60 g/L 以上的贫血者，按医嘱选用不良反应小、利用率高的口服铁剂，如硫酸亚铁、琥珀酸亚铁、富马酸亚铁、硫酸甘油铁、葡萄糖酸亚铁等。这些铁剂的吸收和利用率都较好。应用剂量一般为每日二价铁 200~600 mg，同时服 10% 稀盐酸 0.5~2 mL 或维生素 C 300 mg，每日 3 次，促进铁的吸收。铁剂对胃黏膜有刺激性，常见有恶心、呕吐等不良反应，因此应饭后服用。服药后大便呈黑色是正常现象，应向孕妇解释。

如口服疗效差或对口服铁剂不能耐受或病情较重者，可用注射法补充铁剂。如右旋糖酐铁，首次剂量 50 mg，深部肌内注射，如无不良反应，第 2 日可增至 100 mg，每日 1 次。注射时铁的利用率可达 90%~100%。但因铁的刺激性较强，注射时应行深部肌内注射。

（4）定期产前检查：常规检查血常规，尤其是在妊娠晚期，以便早期发现、早期治疗。积极预防孕期并发症，注意胎儿生长发育情况，预防上呼吸道感染、消化系统及泌尿系统感染。

3. 分娩期指导

（1）临产前按医嘱给维生素 K_1、卡巴克络（安络血）及维生素 C 等药物，并配新鲜血备用。

（2）密切观察产程进展情况，为产妇提供心理护理。

（3）注意缩短第二产程，必要时给予阴道助产，减少孕妇体力消耗。

（4）胎肩娩出时，按医嘱应用宫缩剂（缩宫素 10 U 或麦角新碱 0.2 mg）以防止宫缩乏力及产后出血，出血量大时应及时输血。

（5）产程中严格执行无菌操作原则，产后按医嘱给予广谱抗生素预防感染。

4. 产褥期指导

（1）按医嘱应用广谱抗生素预防和控制感染。

（2）观察子宫收缩及恶露情况，预防产后出血，按医嘱补充铁剂，纠正贫血。

（3）严重贫血者不宜母乳喂养。向产妇及其家属讲解不能母乳喂养的原因，使其理解和配合，并教会其人工喂养常识及方法。产妇退乳可口服生麦芽冲剂或用芒硝外敷乳房。

（4）产妇应保证足够的休息及营养，避免疲劳。并注意避孕，以免再次怀孕，影响身体健康。

（七）健康指导

嘱孕妇加强孕期营养，多食新鲜蔬菜、水果、瓜豆类、肉类、动物肝脏等食物。产前检查时，孕妇必须定期检测血常规，尤其在妊娠后期。妊娠 4 个月起应常规补充铁剂，每日口服硫酸亚铁 0.3 g，同时补充维生素 C，有利于铁的吸收。出院后注意休息，保证充足睡眠，合理安排饮食，预防感冒，少去公共场所，避免交叉感染，预防各种出血。按医嘱服药，切勿乱用药物，定期门诊复查血象。

二、巨幼红细胞性贫血

巨幼红细胞性贫血是由叶酸和（或）维生素 B_{12} 缺乏引起的贫血，其特点是外周血呈大红细胞性贫血，骨髓内出现巨幼红细胞系列。另外，还会有血红蛋白偏低，血小板、白细胞数减少等现象。国外报道本病发生率为 0.5% ~2.6%，国内报道为 0.7%。

（一）病因

妊娠期本病95%由于叶酸缺乏，单纯因维生素 B_{12} 缺乏而发病者很少。叶酸和维生素 B_{12} 均为 DNA 合成过程中的重要辅酶。当叶酸和（或）维生素 B_{12} 缺乏，可引起脱氧核糖核酸合成障碍，导致红细胞核发育停滞，细胞质中核糖核酸因不能转变成脱氧核糖核酸而大量聚积，故细胞增大，而红细胞核发育处于幼稚状态，形成巨幼红细胞。因其寿命较正常红细胞短，过早死亡而发生贫血。引起叶酸与维生素 B_{12} 缺乏的原因有以下 3 种。

1. 妊娠期叶酸的需要量增加

非孕妇女每日需叶酸 50 ~ 100 μg，妊娠期间增加至 300 ~ 400 μg，多胎妊娠时需要量更多。

2. 妊娠期叶酸吸收减少

妊娠期间胃酸分泌减少，肠蠕动减弱，影响叶酸吸收，若新鲜蔬菜及动物蛋白摄入不足，更易缺乏。

3. 妊娠期叶酸从肾脏排泄增加

妊娠期间肾血流量增加，肾小管重吸收减少，使尿中叶酸的排泄量增多，若并发感染或其他妊娠并发症，更易发生巨幼红细胞性贫血。

（二）巨幼红细胞性贫血对孕妇及胎儿的影响

重症贫血可导致贫血性心脏病、妊娠期高血压、胎盘早剥、产褥感染等。叶酸缺乏可导致胎儿神经管缺陷等多种畸形。流产、早产、胎儿生长受限或死胎的发生率也大大增加。

（三）临床表现

询问是否有饮食不当、吸收不良或代谢性障碍的病史。评估孕妇的贫血程度（头晕、疲倦感、皮肤黏膜情况、血象和骨髓象）。评估胎儿宫内发育情况。评估孕妇对妊娠合并贫血的了解程度，对妊娠合并贫血的注意事项的了解程度和对所用药物的方法、作用和不良反应的了解程度。

叶酸和（或）维生素 B_{12} 缺乏的临床症状、骨髓象及血象的改变均相似，但维生素 B_{12} 缺乏可引起神经系统症状，而叶酸缺乏无神经系统症状。

本病多发生于妊娠后半期，起病较急，贫血多为中度、重度。患者呈贫血貌，皮肤、黏膜苍白，舌炎、舌乳头萎缩，水肿，脾肿大，表情淡漠等。患者常感乏力、头晕、心悸、气短，有消化不良、呕吐、腹泻等消化系统症状，也可能有周围神经变性导致的肢端麻木、针刺、冰冷等感觉异常以及行走困难等神经系统症状。

（四）辅助检查

1. 外周血象检查

呈大红细胞、高血红蛋白性贫血，网织红细胞大多减少，中性粒细胞核分叶过多，通常有血小板减少。

2. 骨髓象检查

红细胞系统呈巨幼细胞增多，核染色质疏松，可见核分裂象。

3. 叶酸和维生素 B_{12} 的测定

若血清叶酸 < 6.8 mmol/L、红细胞叶酸 < 227 nmol/L，提示叶酸缺乏。若叶酸正常，应测孕妇血清维生素 B_{12}，若 < 74 pmol/L 提示维生素 B_{12} 缺乏。

（五）治疗

（1）妊娠期加强营养，多吃新鲜蔬菜。

（2）叶酸 10 ~ 20 mg，每日 3 次口服，或肌注叶酸 15 mg，每日 1 次，直至症状消失、贫血纠正。若治疗效果不显著，应检查有无缺铁，可同时补充铁剂。

（3）维生素 B_{12} 100 μg 肌注，每日 1 次，连续 2 周，以后改为每周 2 次，直至血红蛋白恢复正常。有神经系统症状者，单独用叶酸有可能使神经系统症状加重，应及时补充维生素 B_{12}。

（4）血红蛋白 < 60 g/L 时，可少量间断输新鲜血或浓缩红细胞。

（5）分娩时避免产程延长，预防产后出血，预防感染。

（六）护理措施

（1）加强孕期营养指导，改变不良饮食习惯。建议多摄取肉类、豆类、奶类以及动物肝脏和肾脏等食物，以增加维生素 B_{12} 的摄取；多摄取新鲜蔬菜和水果以改善叶酸缺乏。对有高危因素的孕妇，应从妊娠 3 个月开始每日口服叶酸 0.5 ~ 1 mg，连续 8 ~ 12 周。

（2）指导孕妇了解叶酸缺乏对妊娠的影响，使之能按时服用。重度贫血的孕妇需减少工作量，适当休息。

（3）注意观察重度贫血者的生命体征。孕期定期监测心率、呼吸、血压及体重等，警惕贫血性心脏病及急性心力衰竭的发生。

（4）注意观察胎儿生长发育情况及胎心变化，以防胎儿生长受限、胎儿宫内窘迫、死胎等。

（5）警惕产后出血：贫血产妇易发生因宫缩乏力所致的产后出血，且贫血对失血的耐受力差，故产后应注意观察阴道流血情况。分娩时避免产程延长，积极处理第二产程，严格无菌技术操作，预防产后出血及感染。

（七）健康指导

介绍贫血常识，使孕妇做到主动预防，减少疾病发作，做好防护工作，定期检查血象。指导合理选择膳食，避免偏食。告知产妇如有发热、咳嗽、头痛、消化道出血、牙龈出血等症状，应及时就诊。

三、再生障碍性贫血

再生障碍性贫血，简称再障，是由多种原因引起骨髓造血干细胞增殖与分化障碍，导致以全血细胞（红细胞、白细胞、血小板）减少为主要表现的一组综合征。包括原发性（病因不明）与继发性（病因明确）再障两种情况。国内报道，妊娠合并再障占分娩总数的 0.3‰ ~ 0.8‰。

（一）病因

再障的病因较为复杂，半数为原因不明的原发性再障，少数女性在妊娠期发病，分娩后缓解，再次妊娠时复发。目前认为妊娠不是再障的原因，但妊娠可能使再障病情加重。

（二）再障对孕妇及胎儿的影响

妊娠期，孕妇血液相对稀释，贫血加重，易发生贫血性心脏病，甚至造成心力衰竭。由于血小板数量减少和质量的异常以及血管壁脆性及通透性增加，可引起孕妇鼻黏膜、胃肠道黏膜出血。由于外周血粒细胞、单核细胞及丙种球蛋白减少，淋巴组织萎缩，使孕妇防御功能低下，易引起感染。另外，再障孕妇妊娠期高血压，颅内出血，心力衰竭及严重呼吸道、泌尿道感染或败血症等的发生率增加，是再障孕产妇的重要死因。

一般认为，孕期血红蛋白大于 60 g/L 对胎儿影响不大。分娩后能存活的新生儿一般血象正常，极少发生再障。孕期血红蛋白小于 60 g/L 对胎儿不利，可导致流产、早产、胎儿生长受限、死胎及死产。

（三）临床表现

了解患者的用药史、是否接触过有害物质（苯、放射线）等，以及起病急缓、持续时间等。

主要表现为进行性贫血、皮肤和内脏出血及反复感染，肝、脾、淋巴结多无肿大。可分为急性和慢性，孕妇以慢性居多。

（四）辅助检查

1. 血象检查

呈正细胞型，全血细胞减少，主要是中性粒细胞减少、血小板减少，出血时间延长。

2. 骨髓象检查

骨髓象显示多部位增生减低或严重减低，幼粒细胞、幼红细胞、巨核细胞均减少，淋巴细胞相对增高。

（五）治疗

应由产科医师及血液科医生共同处理，主要以支持疗法为主。其治疗原则为纠正贫血，预防出血和感染，保证胎儿在宫内良好存活。

1. 妊娠期

再障患者在病情未缓解之前应避孕。若已经妊娠，在妊娠早期做好输血准备的同时行人工流产。妊娠中晚期孕妇，因终止妊娠有较大危险，应加强支持治疗，在严密监护下妊娠至足月分娩。

（1）支持疗法：注意休息，加强营养，间断吸氧，少量、间断、多次输新鲜血或间断成分输血，如白细胞、血小板及红细胞悬液。

（2）出现明显出血倾向者给予肾上腺皮质激素（泼尼松）治疗，但皮质激素抑制免疫功能，易致感染，不宜久用。也可用蛋白合成激素，羟甲烯龙 5 mg，每日 2 次口服，有刺激红细胞生成的作用。

（3）选用对胎儿无影响的广谱抗生素预防感染。

2. 分娩期

一般以阴道分娩为宜。缩短第二产程，防止第二产程用力过度，造成脑等重要脏器出血或胎儿颅内出血。可适当助产，但要避免产伤。产后仔细检查软产道，认真缝合伤口，防止产道血肿形成。有产科手术指征者，行剖宫产术时一并将子宫切除为宜，以免引起产后出血及产褥期感染。

3. 产褥期

继续支持治疗，应用宫缩剂加强宫缩，预防产后出血，广谱抗生素预防感染。

（六）护理措施

1. 加强孕期护理

指导患者进食高热量、高蛋白、高维生素饮食，增加其抵抗力；注意休息，左侧卧位，间断吸氧。住院后应注意保护性隔离，做好生活护理。若患者血红蛋白低于 60 g/L，应遵医嘱给予少量多次输新鲜血。使用激素治疗时，应积极预防各种感染。

2. 分娩期护理

临产前开放静脉通路，备好充足的新鲜全血。加强床旁护理，可给予适量镇静剂，减少产妇躁动，避免皮下及内脏出血。缩短第二产程，避免产妇过度用力致颅内出血。保护会阴，避免侧切伤口，因贫血可影响伤口的愈合。胎盘娩出后，静脉滴注缩宫素，维持子宫收缩减少出血，持续 4~6 小时，宫缩良好，出血不多，可停止静滴。

3. 产褥期护理

产褥期应多卧床休息，避免过早起床活动；产妇不宜哺乳，应尽早退乳。产后 24 小时内，严密观察阴道出血及子宫收缩情况，若会阴有伤口，应观察其有无渗血及血肿。剖宫产者，腹部伤口可加压包扎。做好口腔护理及会阴护理，注意感染迹象。

（七）健康指导

产后告知患者应严格避孕，以免再次妊娠对身体造成更大伤害。

（翟慧晶）

第五节　妊娠合并心脏病

妊娠合并心脏病（包括妊娠前已有心脏病及妊娠后发现或发生心脏病）是产科严重的妊娠合并症，是导致孕产妇死亡的主要原因之一，占我国孕产妇死亡原因的第 2 位，位居非直接产科死因的第 1 位。我国报道妊娠合并心脏病的发病率为 1.0%。妊娠期、分娩期及产褥期均可能使心脏病患者的心脏负担加重而诱发心力衰竭。近年来，由于广谱抗生素的使用以及心血管外科的发展，风湿性心脏病的发生率呈逐年下降趋势，妊娠合并心脏病的类型构成比也发生了改变。先天性心脏病患者由于其生存质量逐渐提高而位居妊娠合并心脏病的首位，占 35%~50%。此外，妊娠期高血压性心脏病、围生期心肌病、病毒性心肌炎、各类心律失常、贫血性心脏病等在妊娠合并心脏病中也占有一定比例。

一、妊娠期、分娩期及产褥期对心脏病的影响

（一）妊娠期

随着妊娠的进展，胎盘循环的建立，母体内分泌系统发生变化，对循环血液以及氧的需求大大增加。妊娠期母体循环血量一般于妊娠第 6 周左右开始增加，至 32~34 周达高峰，

比非孕时增加30%～45%，此后维持在较高水平，产后2～6周逐渐恢复正常。血容量增加导致心率加快，心排出量增加，心脏负担加重，妊娠早期以心排出量增加为主，妊娠4～6个月时增加最多，较妊娠前增加30%～50%。心排出量受孕妇体位影响极大，部分孕妇出现直立性低血压是因体位改变使心排出量减少所致。妊娠中晚期则需增加心率以适应血容量的增多，分娩前1～2个月心率每分钟平均约增加10次。妊娠晚期，子宫增大，膈肌上升，心脏向左上前移位，导致心脏大血管扭曲，由于心排出量增加和心率加快，心脏负担进一步加重，导致心肌轻度肥大，易使患心脏病的孕妇发生心力衰竭。

（二）分娩期

分娩期是孕妇血流动力学变化最显著的阶段，为心脏负担最重的时期。在第一产程中，每次子宫收缩有250～500 mL血液被挤至体循环，使回心血量增加，心排血量约增加24%，心脏负担增加。第二产程时由于孕妇屏气用力，先天性心脏病孕妇有时可因肺循环压力增加，使原来左向右分流转为右向左分流而出现发绀。另外，由于腹肌、膈肌也参与收缩活动，使回心血量进一步增加，外周阻力增大，故第二产程心脏负担最重。第三产程，胎儿胎盘娩出后，子宫迅速缩小，胎盘循环停止，腹腔内压力骤减，大量血液进入体循环，血液易淤滞于内脏，回心血量急剧下降。这些因素均引起孕妇血流动力学的改变，加重其心脏负担，此时，患心脏病孕妇极易发生心力衰竭。

（三）产褥期

产褥期的最初三日内仍是心脏负担较重的时期。子宫缩复使大量血液进入体循环，同时产妇孕期体内组织间潴留的液体也开始回到体循环，使血容量再度增加，易诱发心力衰竭。而妊娠期出现的一系列心血管变化，在产褥期尚不能立即恢复到孕前状态，加之产妇伤口和宫缩疼痛、分娩疲劳、新生儿哺乳等负担，心脏病孕妇此时仍应警惕心力衰竭的发生。

综上所述，从妊娠期、分娩期及产褥期对心脏的影响看，妊娠32～34周后、分娩期（特别是第二产程）及产褥期的最初三日内，是患有心脏病的孕妇最危险的时期，易发生心力衰竭，护理时应重点监护。

二、妊娠合并心脏病对妊娠、分娩的影响

心脏病一般不影响受孕。对心脏病变较轻、心功能Ⅰ～Ⅱ级、既往无心力衰竭史也无并发症者，可以妊娠，但需密切监护，适当治疗。有下列情况者一般不宜妊娠：心脏病变较重、心功能Ⅲ级或Ⅲ级以上，既往有心力衰竭史，有肺动脉高压、右向左分流型先天性心脏病、严重心律失常、风湿热活动期、心脏病并发细菌性心内膜炎、急性心肌炎等。年龄在35岁以上，心脏病病程较长者，也不宜妊娠，因其发生心力衰竭的可能性极大。

妊娠期孕妇如心功能正常，大部分能顺利度过妊娠期，胎儿相对安全，剖宫产机会多。但是某些治疗心脏病的药物对胎儿存在潜在的毒性反应，如地高辛可自由通过胎盘到达胎儿体内。不宜妊娠者一旦妊娠后有心功能恶化，则可因缺氧而导致流产、早产、死胎、胎儿生长受限和胎儿宫内窘迫的发生率明显增加，甚至胎死宫内，其围生儿死亡率是正常妊娠的2～3倍。

三、临床表现

（一）早期心力衰竭的临床表现

妊娠合并心脏病的孕妇，若出现下列症状和体征，应考虑为早期心力衰竭。

（1）轻微活动后即有胸闷、气急及心悸。

（2）休息时心率＞110 次/分，呼吸＞20 次/分。

（3）夜间常因胸闷而需坐起，或需到窗口呼吸新鲜空气。

（4）肺底部出现少量持续性湿啰音，咳嗽后不消失。

（二）典型心力衰竭的临床表现

1. 左侧心力衰竭

（1）症状：程度不同的呼吸困难（劳力性呼吸困难、夜间阵发性呼吸困难、端坐呼吸、急性肺水肿）；咳嗽、咳痰、咯血；乏力、疲倦、心慌、头晕；少尿、肾功能损害症状（血尿素氮、肌酐升高）。

（2）体征：肺部湿啰音；心脏体征（除心脏病固有体征外，尚有心脏扩大、肺动脉瓣区第二心音亢进及舒张期奔马律）。

2. 右侧心力衰竭

以体静脉瘀血的表现为主。

（1）症状：消化道症状（腹胀、食欲缺乏、上腹部胀痛、恶心、呕吐等）；劳力性呼吸困难。

（2）体征：颈静脉征阳性，肝肿大，下肢水肿，心脏体征（可因右心室显著扩大而出现三尖瓣关闭不全的反流性杂音）。

3. 全心衰竭

以上临床表现同时存在。右侧心力衰竭继发于左侧心力衰竭而形成全心衰竭。出现右侧心力衰竭后，阵发性呼吸困难等肺瘀血症状有所减轻。而左侧心力衰竭则以心排血量减少的相关症状和体征为主，如疲乏、无力、头晕、少尿等。

四、辅助检查

1. X 线检查

X 线胸片示心界扩大（包括心房或心室扩大）。

2. 心电图检查

心电图提示各种心律失常，ST 段改变。

3. 二维超声心动图检查

可提示心脏结构及各瓣膜异常情况。

4. 胎儿电子监护仪

提示胎儿宫内健康状况。做无应激试验（NST）可以观察胎动时胎心音的变化情况；NST 无反应者，需作缩宫素激惹试验（OCT）以了解宫缩时胎心音的变化情况；若孕妇已有自然宫缩，做宫缩应激试验（CST），观察宫缩时胎心音的变化情况。

5. 实验室检查

血、尿常规分析，胎儿胎盘功能的检查，如尿雌三醇、雌激素与肌酐比值的动态观察。

五、治疗

心脏病孕产妇的治疗原则是防治心力衰竭和严重感染。

1. 非孕期

根据心脏病的类型、程度及心功能情况，确定患者能否妊娠。对不宜妊娠者，指导其采取正确的避孕措施。

2. 妊娠期

（1）终止妊娠：对不宜妊娠者，应在妊娠 12 周前行人工流产术，局部麻醉下吸宫术是最适合的选择，但孕妇年龄越大，风险越高；妊娠超过 12 周时，终止妊娠必须行较复杂手术，其危险性不亚于继续妊娠和分娩。已发生心力衰竭者，则必须在心力衰竭控制后再终止妊娠。对顽固性心力衰竭的患者，为减轻其心脏负荷，应与内科医师配合治疗，在严密监护下行剖宫取胎术。

（2）定期产前检查：若早期发现心力衰竭征象，则立即住院治疗。

（3）避免过度劳累和情绪激动：应充分休息，保证每日睡眠 10 小时以上。

（4）合理饮食：宜食高蛋白、高纤维素、低盐、低脂肪饮食。孕期体重增加不应超过 10 kg，以免加重心脏负担。

（5）积极防止和及早纠正各种妨碍心脏功能的因素：预防心衰、防治感染是防止心脏病孕产妇病情加重的重点。

（6）治疗心力衰竭：对有早期心力衰竭表现的孕妇，常选择作用和排泄较快的洋地黄制剂，不要求达到饱和量，而且不主张长期应用维持量，病情好转后，就要立即停药，以备在病情变化急需加大剂量时，有快速洋地黄化的余地。妊娠晚期心力衰竭患者的处理原则是待心力衰竭控制后再行产科处理，应放宽剖宫产指征，若为严重心力衰竭，经内科处理无效，继续发展可能导致母婴死亡时，可边控制心力衰竭边紧急行剖宫产，取出胎儿，减轻母亲心脏负担，以挽救产妇生命。

3. 分娩期

（1）阴道分娩：对心功能 Ⅰ～Ⅱ 级、胎儿中等大小、胎位无异常且宫颈条件良好者，可在严密监测下经阴道分娩。注意加强各产程的护理。

（2）剖宫产：心功能 Ⅲ 级或 Ⅲ 级以上的初产妇、胎儿偏大或心功能 Ⅱ 级但宫颈条件不佳，或另有产科指征者，可选择择期剖宫产。剖宫产可减少产妇因长时间宫缩而引起的血流动力学改变，减轻心脏负担。以连续硬膜外阻滞麻醉为佳。术中、术后应严格限制输液量。不宜再妊娠者，同时行输卵管结扎术。

4. 产褥期

产后最初三日内，尤其是产后 24 小时内，是心力衰竭发生的危险时期，需绝对卧床休息，严密观察生命体征，同时应用广谱抗生素预防感染，一般使用 1 周时间，无感染征象时停药。饮食宜清淡，有便秘时按医嘱给予缓泻剂，以免用力排便而引起心力衰竭或血栓脱落。心功能 Ⅲ 级或 Ⅲ 级以上者不宜哺乳。不宜再妊娠者可于产后 1 周行节育术。口服避孕药易造成血栓，宫内节育器易造成菌血症，宜避免使用。对不宜哺乳者，指导正确的新生儿喂养方法。

六、护理措施

根据孕产妇不同时期情况，选择合理的护理措施。

（一）非孕期护理

协助医生根据患者心脏病的类型、病变程度、心功能状况及是否手术矫治等因素，判断患者是否适宜妊娠。对不宜妊娠者，告诉患者采取有效的措施，严格避孕。

（二）妊娠期护理

1. 加强孕期保健

对可以妊娠者，产前检查应从确定妊娠时即开始，检查次数及间隔时间可根据病情而定，孕20周以前每2周1次，孕20周以后每周1次，以便及时了解孕妇心功能状况和胎儿宫内情况。必要时可进行家庭访视，以免孕妇往返劳累，加重病情。每次产前检查的内容除一般产科检查外，应重点注意心脏功能情况及变化。

2. 预防心力衰竭的发生

（1）适当休息与活动：适当增加休息及睡眠时间，每日至少睡眠10小时，并有2小时左右的午休时间，休息时宜采取左侧卧位或半卧位。根据患者的心功能状况，限制体力活动，避免因劳累而诱发心力衰竭。

（2）合理营养：应进高热量、高蛋白质、高维生素、低盐、低脂肪及富含钙、铁等矿物质的食物，且少量多餐。多吃水果及蔬菜，预防便秘。自妊娠16周起，限制食盐的摄入量，每日不超过4~5 g。注意出入液体量的平衡，监测体重和水肿情况，必要时监测尿量。

（3）积极预防和及早纠正各种损害心功能的因素：常见诱发心力衰竭的因素有上呼吸道感染、贫血及妊娠期高血压等。因感染是诱发心力衰竭和产生心内膜炎及栓子形成的重要因素，因此要预防各种感染，尤其是上呼吸道感染。心脏病孕妇应尽量避免到公共场所，勿与传染病患者接触，注意保暖，预防上呼吸道感染及感冒。要做到早晚刷牙，饭后漱口，预防口腔炎症的发生。保持会阴部清洁，预防泌尿系统感染。积极预防并治疗贫血，提高患者的抵抗力，从妊娠4个月起补充铁剂及维生素C。定期监测血压，观察下肢水肿及体重增加情况，及早发现并治疗妊娠期高血压。

（4）及时控制感染：注意观察并及时发现与感染有关的征象，遵医嘱合理应用有效的抗生素。

（5）加强心理护理：耐心向孕妇及其家属解释目前的健康状况，告知预防心力衰竭的有效措施，帮助其识别早期心力衰竭的症状和体征，以及出现心力衰竭以后抢救和应对措施，减轻孕妇及其家属的焦虑和恐惧心理，增加安全感。

（6）提前入院待产：心功能Ⅰ~Ⅱ级者，应于预产期前1~2周提前入院待产，心功能Ⅲ级或以上者，应立即住院治疗，保证母婴安全。

3. 急性左侧心力衰竭的紧急处理

当出现急性左侧心力衰竭后，应遵医嘱采取下列抢救措施。

（1）体位：患者取坐位，双腿下垂，以减少静脉回流。

（2）吸氧：高流量面罩给氧或加压给氧，一般将50%乙醇置于氧气的滤瓶中，随氧气吸入。

（3）镇静：吗啡 5～10 mg 静脉缓慢注射，可使患者镇静，减少躁动带来的心脏负荷，同时可使小血管舒张而减轻心脏负荷。必要时可间隔 15 分钟重复 1 次，共 2～3 次。

（4）快速利尿：呋塞米 20～40 mg 静脉注射，2 分钟内推完，10 分钟见效，可维持 3～4 小时。此药除利尿作用外，还有静脉扩张作用，有利于肺水肿缓解。

（5）使用血管扩张剂：如硝酸甘油 0.3 mg 或硝酸异山梨酯 5～10 mg 舌下含服，降低肺毛细血管楔压或左房压，缓解症状。

（6）使用洋地黄类药物：速效洋地黄制剂毛花苷丙 0.4 mg 稀释后缓慢静脉注射，以增强心肌收缩力和减慢心率。

（7）使用氨茶碱：0.25 g 稀释后缓慢静脉注射，可减轻支气管痉挛，缓解呼吸困难，增强心肌收缩力。

（8）其他：应用四肢轮扎方法减少静脉回心血量。

（三）分娩期护理

1. 第一产程

（1）提供心理支持：产程中有专人守候、观察，安慰及鼓励患者，及时解答患者提出的问题，尽量解除患者的思想顾虑与紧张情绪，使保持情绪稳定。及时与患者家属联系，减轻家庭主要成员的焦虑。

（2）减轻不适感：宫缩时，为减轻由宫缩引起的腹部不适感，可指导患者做深呼吸运动或腹部按摩，如腹部有监护仪可按摩大腿，以转移患者的注意力。对宫缩痛反应较强者，在宫口开大 3 cm 后，可按医嘱使用镇静剂（如地西泮 10 mg）或镇痛药（如哌替啶 100 mg），以使产妇充分休息，避免疲劳。

（3）观察母儿情况：严密观察产妇的心率、脉搏、呼吸等生命体征变化，每 15 分钟测量 1 次。注意心功能变化，必要时吸氧，或根据医嘱给以强心药物，同时观察用药后的反应。监测胎儿宫内情况，每 30 分钟监测 1 次胎心音。

（4）严密观察产程进展情况：充分利用产程图来观察产程进展情况。凡产程进展不顺利（宫缩无力、产程停滞等）或心功能不全有进一步恶化者，应立即报告医师并做好剖宫产终止妊娠的术前准备。

（5）预防感染：临产后，遵医嘱给予抗生素预防感染，直至产后 1 周左右。

2. 第二产程

（1）尽量缩短第二产程：宫口开全后应尽量缩短第二产程，行阴道助产术（产钳术或胎头吸引术），避免产妇屏气用力，以减轻心脏负荷。

（2）密切观察母儿情况：严密观察产妇的心率、脉搏、呼吸等生命体征变化，心功能变化及胎儿宫内情况，必要时给予吸氧或根据医嘱给予药物治疗，观察用药后的反应。

（3）做好新生儿抢救的准备工作。

3. 第三产程

（1）腹部加沙袋压迫：胎儿娩出后，立即腹部放置 1～2 kg 重沙袋持续 24 小时，以防腹压骤降，周围血液涌向内脏而增加心脏负荷。

（2）镇静、休息：按医嘱立即给产妇皮下注射吗啡 5～10 mg，以镇静、减慢心率。同时给予心理支持，保证产妇安静休息。

（3）预防产后出血：产后子宫收缩不良者，应按摩子宫，同时可静脉或肌内注射缩宫素 10~20 U，预防产后出血的发生。注意禁用麦角新碱，以免静脉压增高而发生心力衰竭。产后出血过多者应遵医嘱输血，但应严格控制输血、输液速度，预防心力衰竭。

（四）产褥期护理

1. 预防心力衰竭的发生

产褥早期尤其产后 72 小时内仍应密切观察产妇的生命体征及心功能变化情况，详细记录出入量，以早期发现心功能不全的症状，防止心力衰竭的发生。

2. 保证充足的休息

产后应保证产妇充足的睡眠和休息，宜采取左侧卧位或半坐卧位，必要时遵医嘱给予小剂量口服镇静剂（苯巴比妥、地西泮等）。产后 24 小时内应绝对卧床休息，病情轻者，产后 24 小时后根据患者的心功能情况，可适当下地活动。

3. 预防便秘

注意饮食清淡、合理，多吃蔬菜和水果，必要时使用缓泻剂。

4. 预防感染

观察产妇会阴伤口或腹部伤口情况、恶露量及性状等，每日冲洗会阴 2 次，保持会阴部清洁、舒适。预防感染性心内膜炎的发生，产后应继续用抗生素 1 周或更长时间。

5. 选择合适的喂养方式

心功能 Ⅰ~Ⅱ 级的产妇可以哺乳，但应避免劳累。心功能 Ⅲ 级或以上者不宜哺乳，应及时回乳，指导并协助其家属人工喂养。

6. 采用适宜的避孕措施

不宜妊娠的患者需做绝育手术，如心功能良好应于产后 1 周手术，如有心力衰竭，待心力衰竭控制后行绝育手术；未做绝育手术者要严格避孕。

七、健康指导

妊娠期指导孕妇了解自身情况，严格产前检查；向孕妇讲解妊娠与心脏病相互影响、诱发心力衰竭的常见因素及预防方法、早期心力衰竭的识别及处理以及母乳喂养等其他产前健康教育知识等，帮助孕妇及其家属适应妊娠所造成的压力，缓解焦虑情绪。指导产妇保持会阴部清洁及干燥，每日清洗会阴部 2~3 次，防止产后出血、感染等并发症发生。产后指导产妇进食软、热、多汤、营养丰富、易消化的半流质食物，忌生、冷、硬及刺激性食物，并做到定时、少量多餐，每日 5~6 餐。指导产妇根据自身情况选择合适的避孕措施。嘱其根据病情需要，随时返院就诊。

（边　疆）

第六节　前置胎盘

正常妊娠时，胎盘附着于子宫体部的后壁、前壁或侧壁。胎盘低位着床的 3 种结局：早期流产；向子宫底迁移；留在原位发展成前置胎盘。妊娠 28 周后，胎盘附着于子宫下段，甚至胎盘下缘达到或覆盖宫颈内口，其位置低于胎先露部，称为前置胎盘。前置胎盘是妊娠晚期出血的主要原因之一，是妊娠期的严重并发症。其发生率国外报道为 0.5%，国内报道为 0.24%~1.57%。

一、病因

目前尚不清楚，可能与下述原因有关。

1. 子宫内膜病变与损伤

产褥感染、多产、上环、多次刮宫、剖宫产等，可引起子宫内膜炎，使子宫内膜缺损，血液供应不足，为了摄取足够营养，胎盘代偿性扩大面积，伸展到子宫下段，形成前置胎盘。

2. 胎盘异常

胎盘面积过大，如多胎妊娠、巨大儿，常延伸至子宫下段甚至达到宫颈内口；有些患者存在副胎盘，多附着于子宫下段；膜状胎盘大且薄，经常扩展到子宫下段。

3. 受精卵滋养层发育迟缓

当受精卵抵达子宫腔时，其滋养层发育迟缓，尚未发育到能着床的阶段而继续下移着床于子宫下段，并在该处生长发育形成前置胎盘。

4. 宫腔形态异常

子宫肌瘤、子宫畸形，可改变宫腔形态，导致胎盘附着于子宫下段。

5. 其他

有学者提出吸烟、吸毒可影响子宫胎盘血供，胎盘为获取更多的氧供而扩大面积，增加了前置胎盘的危险性。

二、分类

根据胎盘下缘与宫颈内口的关系，前置胎盘可以分为 3 类。

1. 完全性前置胎盘

宫颈内口完全被胎盘组织覆盖，又称中央性前置胎盘。

2. 部分性前置胎盘

宫颈内口部分被胎盘组织覆盖。

3. 边缘性前置胎盘

胎盘附着于子宫下段，甚至胎盘边缘达到宫颈内口，但未超越宫颈内口。

前置胎盘类型可因诊断时间不同而各异，胎盘下缘与宫颈内口的关系可随宫颈管消失、宫颈内口扩张而发生改变。尤其是接近临产期，如临产前部分性前置胎盘，临产后成为边缘性前置胎盘。因此，需按处理前的最后一次检查结果确定类型。

三、临床表现

1. 无痛性反复阴道流血

前置胎盘的典型症状为妊娠晚期或临产时，发生无诱因、无痛性的反复阴道流血。其出血原因是妊娠晚期子宫下段逐渐伸展拉长，颈管缩短，附着于子宫下段及宫颈部位的胎盘不能相应伸展而发生错位分离导致出血。初次流血量一般不多，偶尔也有第一次就发生致命性大出血者。随着子宫下段不断伸展，出血往往反复发生，且出血量越来越多。

阴道流血发生时间的早晚、次数、出血量的多少与前置胎盘的类型有关。

（1）完全性前置胎盘：初次出血时间早，约在妊娠 28 周左右，反复出血的次数频繁，量较多，甚至一次大量出血即可使患者陷入休克状态。

（2）部分性前置胎盘：出血介于完全性和边缘性前置胎盘之间。

（3）边缘性前置胎盘：初次出血发生较晚，多在妊娠 37～40 周或临产后，量较少。

2. 贫血、休克

反复多次或大量阴道流血，患者可出现贫血，贫血程度与阴道流血量成正比，出血严重者可发生休克，并导致胎儿缺氧、窘迫，甚至死亡。

3. 胎位异常

因胎盘附着于子宫下段，患者可表现为胎头高浮和胎位异常，约 1/3 为臀先露。

4. 其他

由于子宫下段肌组织菲薄，收缩力差，附着于该处的胎盘剥离后血窦不易闭合，故可诱发产后出血。此外，前置胎盘的胎盘剥离面接近宫颈外口，而且产妇多体质虚弱，细菌容易从阴道侵入胎盘剥离面而引发感染。

四、治疗

前置胎盘的治疗原则是：抑制宫缩，制止出血，纠正贫血，预防感染。根据孕妇的阴道流血量、有无休克、妊娠周数、产次、胎位、胎儿是否存活、是否临产等综合分析，正确选择结束分娩的时间和方法。

1. 期待疗法

目的是在保证孕妇安全的前提下尽可能延长孕周，接近或达到足月，减少早产，提高围生儿存活率。适用于妊娠 <34 周、估计胎儿体重 <2 000 g、胎儿存活、阴道流血不多、一般情况良好的孕妇。患者需绝对卧床休息，禁忌性生活及阴道检查，血止后方可适量活动。一旦出现阴道流血，应住院治疗，密切监测阴道流血量及胎儿宫内情况。

2. 终止妊娠

（1）指征：孕妇反复多量出血甚至休克，无论胎儿是否成熟，为了孕妇安全，终需终止妊娠；胎龄达 36 周以上，胎儿成熟度检查提示胎儿肺成熟；胎龄未达 36 周，出现胎儿窘迫；胎儿已死亡或发现难以存活的畸形。

（2）分娩方式：剖宫产是前置胎盘终止妊娠的主要方式，其优点是可短时间内结束分娩，对母儿相对安全。适用于完全性前置胎盘持续大量流血；部分性和边缘性前置胎盘出血多，胎龄达 36 周以上短时间内不能结束分娩者。阴道分娩适用于边缘性前置胎盘，枕先露，阴道流血不多，短时间能结束分娩者。护理目标在于保证孕妇能以最佳身心状态接受手术及分娩过程。

五、护理措施

根据病情需要立即终止妊娠的孕妇，应采取去枕侧卧位，开放静脉，交叉配血，做好输血、输液准备。在抢救休克的同时，按腹部手术患者的护理进行术前准备，做好母儿生命体征监护以及抢救准备工作。接受期待疗法孕妇的护理如下。

1. 保证休息，减少刺激

孕妇需住院观察，绝对卧床休息，尤以左侧卧位为佳，每日定时断吸氧，每日 3 次，每次 20～30 分钟，以提高胎儿血氧供应。此外，还应避免各种刺激，以减少出血机会。医护人员进行腹部检查时动作要轻柔，禁做阴道检查和肛查。

2. 纠正贫血

加强饮食营养指导，建议孕妇摄入高蛋白饮食及食用富含铁的食物，如动物肝脏、绿叶蔬菜和豆类等，必要时给予口服硫酸亚铁、输血等措施，以纠正贫血，增强孕妇机体抵抗力，促进胎儿发育。

3. 监测生命体征，及时发现病情变化

密切观察并记录孕妇的生命体征及一般状况，阴道流血的量、色及流血时间，严密监测胎儿宫内状态，按医嘱及时完成相关的实验室检查，进行交叉配血备用，发现异常及时报告医师并积极配合处理。

4. 预防产后出血和感染

（1）产妇返回病房休息后，密切观察其生命体征和阴道流血情况，发现异常及时报告医师处理，以防止或减少产后出血的发生。

（2）胎儿娩出后，及早使用宫缩剂，以预防产后大出血；对新生儿严格按照高危儿护理。

（3）及时更换会阴垫，以保持会阴部清洁、干燥。

六、健康教育

护士需加强对孕妇的管理和宣教。指导围孕期女性避免吸烟、酗酒等不良行为，避免多次刮宫、引产或宫内感染，防止多产，减少子宫内膜损伤或子宫内膜炎。对于妊娠期出血，无论阴道流血量多少均应及时就医，做到及时诊断，正确处理。

（边　疆）

第七节　胎盘早剥

妊娠 20 周后或分娩期，正常位置的胎盘在胎儿娩出前，部分或全部从子宫壁剥离，称为胎盘早剥。胎盘早剥是妊娠晚期的一种严重并发症，起病急，进展迅速，若处理不及时，可危及母儿生命。国内发生率为 0.46% ~2.1%，国外发生率为 1% ~2%。

一、病因

胎盘早剥的发病机制尚未完全阐明，其发生可能与以下因素有关。

1. 孕妇血管病变

胎盘早剥孕妇多并发妊娠期高血压、慢性高血压、慢性肾脏疾病以及全身血管病变等。上述疾病可致底蜕膜螺旋小动脉痉挛或硬化，引起远端毛细血管缺血坏死以致破裂出血，形成血肿，导致该处胎盘与子宫壁剥离。

2. 机械性因素

外伤（特别是腹部直接受撞击）、行外倒转术矫正胎位时，可因血管破裂诱发胎盘早剥。脐带过短或绕颈、绕体等，在分娩过程中由于胎先露部下降牵拉脐带，导致胎盘早剥。

3. 子宫内压力突然下降

双胎妊娠的第一胎娩出过快或羊水过多破膜时羊水流出过快，可使宫腔内压力骤然降低，子宫突然收缩，导致胎盘自子宫壁剥离。

4. 子宫静脉压突然升高

见于妊娠晚期或临产后，孕妇长时间仰卧位，巨大的子宫压迫下腔静脉，回心血量减少，血压下降，而子宫静脉压升高，导致蜕膜静脉瘀血或破裂，诱发部分或全部胎盘自子宫壁剥离。

5. 其他

如吸烟、吸毒、营养不良、子宫肌瘤（尤其是胎盘附着部位肌瘤）、胎膜早破、孕妇有血栓形成倾向等与胎盘早剥有相关性。此外，有胎盘早剥史的患者再次妊娠发生胎盘早剥的可能性增加。

二、分类

胎盘早剥的主要病理变化是底蜕膜出血，形成血肿，使胎盘自附着处剥离。可分为3种病理类型：显性、隐性、混合性剥离。

1. 显性剥离或外出血

若底蜕膜出血少，剥离面小，血液很快凝固，临床多无症状；若底蜕膜出血增加，形成胎盘后血肿，使胎盘的剥离部分不断扩大，当血液冲开胎盘边缘，沿胎膜与子宫壁之间经宫颈管向外流出，即为显性剥离或外出血，大部分胎盘早剥属于这种类型。

2. 隐性剥离或内出血

血液在胎盘后形成血肿使剥离面逐渐增大，当血肿不断增大，胎盘边缘仍附着于子宫壁上，或胎头已固定于骨盆入口，使血液积存于胎盘与子宫壁之间不能外流，即为隐性剥离或内出血。

3. 混合性剥离出血

当内出血过多时，胎盘后血肿内压力增加，血液可冲开胎盘边缘与胎膜，经宫颈管外流，形成混合性剥离出血。偶有出血穿破羊膜而溢入羊水中，使羊水成为血性羊水。

胎盘早剥内出血严重时，可发生子宫胎盘卒中。积聚于胎盘与子宫壁之间的血液，随血肿压力增大，血液浸入子宫肌层，引起肌纤维分离，甚至断裂、变性，当血液侵及子宫浆膜层时，子宫表面呈蓝紫色瘀斑，尤其在胎盘附着处更明显，称为子宫胎盘卒中。此时，由于肌纤维受血液浸渍，收缩力减弱，可出现宫缩乏力性产后出血。

严重的胎盘早剥可发生弥漫性血管内凝血（DIC）。从剥离处的胎盘绒毛和蜕膜中释放大量的组织凝血活酶，进入母体循环，激活凝血系统，发生弥漫性血管内凝血。

子宫胎盘卒中可致产后出血，合并DIC时，更易出现难以纠正的产后出血和急性肾衰。

三、临床表现

国内外对胎盘早剥的分类不同，目前多采用Sher（1985）分法，根据病情严重程度，分为3度。

Ⅰ度：胎盘剥离面通常不超过胎盘的1/3，以外出血为主，多见于分娩期。主要症状为阴道流血，多无腹痛或轻微腹痛，贫血体征不显著。腹部检查：子宫软，宫缩有间歇，腹部压痛不明显或仅局部轻压痛，子宫大小与妊娠周数相符，胎位清楚，胎心率多正常，有时症状与体征均不明显，只在产后检查胎盘时，见胎盘母体面有凝血块及压迹，发现胎盘早剥。

Ⅱ度：胎盘剥离面约为胎盘的 1/3，常为内出血或混合性出血，有较大的胎盘后血肿，多见于重度妊娠期高血压。主要症状为突然发生的持续性腹痛和（或）腰酸、腰痛，其程度与胎盘后积血多少有关，积血越多疼痛越剧烈。可无阴道流血或仅有少量阴道流血，贫血程度与外出血量不相符。腹部检查：触诊子宫压痛明显，尤以胎盘附着处最明显。子宫比妊娠周数大，且随着胎盘后血肿的不断增大，宫底随之升高，压痛也更明显。宫缩有间歇，胎位可扪及，胎心清楚。

Ⅲ度：胎盘剥离面超过胎盘的 1/2，临床上常呈现休克状态，且休克程度与母体失血量相关。腹部检查：子宫处于高张状态，硬如板状，间歇期不能放松，因此胎位触不清楚。胎儿多因严重缺氧缺血而死亡。

四、治疗

胎盘早剥的治疗原则为积极抢救休克，及时终止妊娠，积极防治并发症。终止妊娠的方法需根据孕妇胎次、早剥的严重程度、胎儿宫内状况以及宫口开大等情况而定。积极处理并发症，如凝血功能障碍、产后出血以及急性肾衰等。

五、护理措施

胎盘早剥是一种严重的妊娠晚期并发症，危及母儿生命，积极预防非常重要。健全孕产妇三级保健制度，加强产前检查，积极预防与及时治疗妊娠期高血压，对合并有慢性肾炎、慢性高血压等高危妊娠的孕妇应加强管理；妊娠晚期避免长时间仰卧位及腹部外伤；胎位异常行外倒转术纠正胎位时，操作必须轻柔，处理羊水过多或双胎分娩时，避免宫腔内压骤然降低等。对于已诊断为胎盘早剥的患者，护理措施如下。

1. 纠正休克，改善患者一般情况

护士需迅速开放静脉，积极补充血容量，及时输入新鲜血，既可补充血容量，又能补充凝血因子。同时，密切监测胎儿状态。

2. 严密观察病情变化，及时发现并发症

凝血功能障碍者表现为子宫出血不凝，皮下、黏膜或注射部位出血，有时有尿血、咯血及呕血等现象；急性肾衰竭者可表现为尿少或无尿。护士需高度重视上述症状，一旦发现，立即报告医师并积极配合处理。

3. 为终止妊娠做好准备

一经确诊，为抢救母儿生命需及时终止妊娠，减少并发症的发生。分娩方式需依据孕妇病情轻重、胎儿宫内状况、产程进展、胎产式等具体情况而定，护士应积极做好相应的配合与准备。

4. 预防产后出血

胎盘早剥的产妇胎儿娩出后易发生产后出血，因此分娩前需配血备用，分娩时开放静脉，分娩后应及时给予宫缩剂，配合按摩子宫，必要时按医嘱做好切除子宫的术前准备。未发生出血者，产后仍需加强生命体征的观察，预防晚期产后出血的发生。

5. 产褥期护理

患者在产褥期需加强营养，纠正贫血。更换消毒会阴垫，保持会阴清洁，防止感染。根据孕妇身体状况给予母乳喂养指导。死产者及时给予退乳措施，可在分娩后 24 小时内尽早服用大剂量雌激素，同时紧束双乳，少进汤类；水煎生麦芽当茶饮；针刺足临泣、悬钟等穴位等。

（隋冰冰）

第八节 双胎妊娠

一次妊娠有两个胎儿时称为双胎妊娠。其发生率具有国家、地域以及种族差异性。我国统计双胎与单胎比为 1∶890。近年来，随着促排卵药物的应用和辅助生育技术的开展，双胎妊娠的发生率有增高趋势。双胎妊娠有家族史，胎次多，年龄大者发生的概率高，近年来有医源性原因，应用氯米酚与尿促性素（HMG）诱发排卵，双胎与多胎妊娠可高达 20% ~ 40%。另有学者报道在停止服用避孕药后 1 个月妊娠时，双胎比例增高，是由于此月人体分泌 FSH 增高的原因。

一、病因

1. 遗传

孕妇或其丈夫家族中有多胎妊娠史者，多胎的发生率增加。

2. 年龄和胎次

双胎发生率随着孕妇年龄增大而增加，尤其是 35 ~ 39 岁者最多。孕妇胎次越多，发生双胎妊娠的机会越多。

3. 药物

因不孕症而使用了促排卵药物，导致双胎妊娠的发生率增加。

二、临床表现

1. 症状

妊娠早孕反应较重，子宫大于妊娠孕周，尤其是 24 周后尤为明显。因子宫增大明显，使横膈抬高，引起呼吸困难；胃部受压，孕妇自觉胀满、食欲缺乏，孕妇会感到极度疲劳和腰背部疼痛。自觉多处胎动，而非固定于某一处。

2. 体征

有下列情况应考虑双胎妊娠：①子宫比孕周大，羊水量也较多；②孕晚期触及多个小肢体，两胎头；③胎头较小，与子宫大小不成比例；④在不同部位听到两个频率不同的胎心，同时计数 1 分钟，胎心率相差 10 次以上，或两胎心音之间隔有无音区；⑤孕中晚期体重增加过快，不能用水肿及肥胖解释者。过度增大的子宫压迫下腔静脉，常引起下肢水肿、静脉曲张等。

三、分型

1. 二卵双胎

二卵双胎可以是同一卵巢也可是两个卵巢同时排卵，此时的排卵可以是单卵泡排出两个成熟卵子，或者两个卵泡同时排出两个卵子，即由两个卵子分别同时受精而形成的双胎妊娠，约占双胎妊娠的2/3。由于二卵双胎的基因不同，故胎儿的性别、血型、容貌等可以相同也可不同，两个受精卵可以形成各自独立的胎盘、胎囊，它们的发育可以紧靠与融合在一起，但两者间的血液循环并不相通，胎囊之间的中隔由两层羊膜及两层绒毛膜组成，有时两层绒毛膜可融合成一层。

2. 单卵双胎

单卵双胎即由一个卵子受精后经过细胞分裂而形成的双胎妊娠，约占双胎妊娠的 1/3。该方式所形成的受精卵其基因相同，胎儿性别、血型一致，且容貌相似。单卵双胎的每个胎儿均有 1 根脐带，其胎盘和胎囊则根据受精卵分裂时间不同而有所差异；两个胎儿常常共用同一胎盘，两个胎囊的间隔有两层羊膜，两者血液循环相通。约有 1/3 的单卵双胎的胎盘胎膜与双卵双胎相同，但血液循环仍相通。由于单卵双胎的胎盘循环是两个胎儿共用，故有时会出现一个胎儿发育良好，而另外一个发育欠佳，两者差异很大。

四、辅助检查

1. B 超检查

可以早期诊断双胎、畸胎，能提高双胎妊娠的孕期监护质量。B 超在孕 7~8 周时见到两个妊娠囊，孕 13 周后清楚显示两个胎头光环及各自拥有的脊柱、躯干、肢体等，B 超对中晚期的双胎诊断率几乎达 100%。

2. 多普勒胎心仪检查

孕 12 周后听到两个频率不同的胎心音。

五、治疗

1. 妊娠期

及早对双胎妊娠做出诊断，并增加其产前评估次数，加强营养，注意休息，补充足够的营养物质以预防贫血和妊娠期高血压，防止早产、羊水过多等并发症的发生。必要时行引产术结束妊娠。

双胎妊娠引产指征：并发急性羊水过多，有压迫症状，孕妇腹部过度膨胀，呼吸困难，严重不适；胎儿畸形，母亲有严重并发症，如子痫前期或子痫，不允许继续妊娠；预产期已到尚未临产，胎盘功能减退。

2. 分娩期

多数能经阴道分娩。产妇需有良好的体力，才能成功分娩，故保证产妇足够的食物摄入量及充足的睡眠十分重要。分娩过程中严密观察产程和胎心变化，如有宫缩乏力或产程延长时，应及时处理。当第一胎娩出后，立即断脐，助手扶正第二胎的胎位，使其保持纵产式，通常在 15~20 分钟完成第二胎的分娩。如第一胎娩出后 15 分钟仍无宫缩，则可行人工破膜加缩宫素静脉滴注以促进宫缩。若发现有脐带脱垂或怀疑胎盘早剥时，及时手术助产。如第一胎为臀位，第二胎为头位，要注意防止胎头交锁导致难产。

剖宫产指征：①异常胎先露，如第一胎儿为肩先露、臀先露或易发生胎头交锁和碰撞的胎位及单羊膜囊双胎、联体儿等；②脐带脱垂、胎盘早剥、前置胎盘、先兆子痫、子痫、胎膜早破、继发性宫缩乏力，经处理无效者；③第一个胎儿娩出后发现先兆子宫破裂，或宫颈痉挛，为抢救母婴生命；④胎儿窘迫，短时间内不能经阴道结束分娩者。

3. 产褥期

为防止产后出血，在第二胎娩出前肩时静脉推注麦角新碱及缩宫素 10 U，同时腹部压沙袋，防止由于腹压骤减导致休克。

六、护理措施

1. 一般护理

（1）增加产前检查次数，每次监测宫高、腹围和体重。

（2）注意多休息，尤其是妊娠最后 2~3 个月，要求卧床休息，防止跌伤意外。最好采取左侧卧位，增加子宫、胎盘的血供，减少早产的机会。

（3）加强营养，尤其是注意补充铁、钙、叶酸等，以满足妊娠的需要。

2. 心理护理

帮助双胎妊娠孕妇完成两次角色转变，接受成为两个孩子母亲的事实。告之双胎妊娠虽属于高危妊娠，但孕妇不必过分担心母儿的安危，请孕妇保持心情愉快，积极配合治疗。指导家属准备双份新生儿用物。

3. 病情观察

双胎妊娠孕妇易并发妊娠期高血压、羊水过多、前置胎盘、贫血等并发症，因此，应加强病情观察，及时发现并处理。

4. 症状护理

双胎妊娠孕妇胃区受压致食欲缺乏，因此应鼓励孕妇少食多餐，满足孕期需要，必要时给予饮食指导，如增加铁、叶酸、维生素的供给。双胎妊娠孕妇腰背部疼痛比较明显，应注意休息，指导孕妇做骨盆倾斜运动，局部热敷等。采取措施预防静脉曲张的发生。

5. 治疗配合

（1）严密观察产程和胎心率变化，发现宫缩乏力或产程延长应及时处理。

（2）第一个胎儿娩出后立即断脐，协助扶正第二个胎儿的胎位，使保持纵产式，等待通常在 20 分钟左右，第二个胎儿自然娩出。如等待 15 分钟仍无宫缩，则可协助人工破膜或遵医嘱静脉滴注缩宫素促进宫缩。严密观察，及时发现脐带脱垂或胎盘早剥等并发症。

（3）为预防产后出血的发生，临产时应备血；胎儿娩出前需建立静脉通路；第二个胎儿娩出后应立即肌内注射或静脉滴注缩宫素；腹部放置沙袋，并以腹带裹紧腹部，防止腹压骤降引起休克。

（4）如系早产，产后应加强对早产儿的观察和护理。

七、健康指导

护士应指导孕妇注意休息，加强营养，注意阴道流血量和子宫复旧情况，防止产后出血。并指导产妇正确进行母乳喂养，选择有效的避孕措施。

（隋冰冰）

第九节 产褥期产妇的护理

一、产褥期护理评估

产褥期母体各系统变化很大，虽属生理范畴，但子宫内有较大创面，乳腺分泌功能旺盛，容易发生感染和出现其他病理情况，及时发现异常并进行处理非常重要。

（一）健康史

了解产妇既往史、妊娠经过、分娩的过程、产后产妇及新生儿的健康状况。

（二）身体状况

1. 一般情况

产后体温多数在正常范围内，若产程延长致过度疲劳时，体温可在产后最初 24 小时内略升高，一般不超过 38℃（不哺乳体温可达 38.5℃）。产后的脉搏略缓慢，为 60 ~ 70 次/分。产后腹压降低，膈肌下降，由妊娠期的胸式呼吸变为胸腹式呼吸，使呼吸深慢，为 14 ~ 16 次/分。血压于产褥期平稳，变化不大，患妊娠期高血压产妇的血压于产后降低明显。

2. 子宫复旧

胎盘娩出后，子宫底在脐下一指，子宫圆而硬。产后第 1 日子宫底稍上升平脐，以后每日下降 1 ~ 2 cm，至产后 10 日子宫降入骨盆腔内，此时腹部检查于耻骨联合上方扪不到子宫底。

3. 产后宫缩痛

产后宫缩痛是指在产褥早期因宫缩引起下腹部阵发性剧烈疼痛，于产后 1 ~ 2 日出现，持续 2 ~ 3 日后自然消失，多见于经产妇，哺乳时疼痛加重。

4. 褥汗

产褥早期，皮肤排泄功能旺盛，排出大量汗液，以夜间睡眠和初醒时更明显，一般产后 1 周内自行好转。

5. 恶露

产后随子宫蜕膜（特别是胎盘附着处蜕膜）的脱落，含有血液、坏死蜕膜等组织经阴道排出，称恶露。恶露分为以下 3 种。

（1）血性恶露：色鲜红，含大量血液。量多，有时有小血块，有少量胎膜及坏死蜕膜组织。

（2）浆液性恶露：色淡红，似浆液。有较多的坏死蜕膜组织、宫颈黏液、少量红细胞、白细胞、细菌。

（3）白色恶露：质稠，色泽较白。含大量白细胞、坏死蜕膜组织、表皮细胞及细菌等。正常恶露有血腥味，但无臭味，持续 4 ~ 6 周，总量为 250 ~ 500 mL。血性恶露持续 3 ~ 4 日，逐渐转为浆液恶露，浆液恶露持续 1 周后变为白色恶露，白色恶露约持续 3 周后干净，这些变化是子宫出血量逐渐减少的结果。若子宫复旧不全或子宫腔内残留胎盘、大量胎膜或合并感染时，恶露量增多，血性恶露持续时间延长并有臭味。

（三）心理—社会状况

观察产妇的行为和态度，了解初为人母的情绪及家庭支持情况。

（四）处理要点

帮助产妇保持心情愉快，指导喂养及护理新生儿的技能，促进母乳喂养，发现异常情况及时处理。

二、产褥期护理问题

1. 疼痛及舒适改变

与产后宫缩、会阴切开伤口、乳房肿胀、褥汗、多尿有关。

2. 尿潴留或便秘

由于分娩过程中胎头施加压力于膀胱及阴道，导致膀胱暂时性张力消失，产妇于产后可能会发生暂时性的丧失排尿感，使膀胱发生过度膨胀，出现余尿量增加且无法排空的情形。便秘与产后活动减少及饮食不均衡有关。

3. 母乳喂养无效

如早产儿、某种畸形而致婴儿吸吮反射欠佳，或因母亲乳房异常、知识不足、家人不给予支持等，可能导致母乳喂养无效。

4. 情境性自我贬低

与缺乏护理孩子的知识和技能有关。

三、护理措施

（一）一般护理

（1）测体温、脉搏、血压及呼吸，每日2次，体温超过38℃，增加测体温次数，并加强观察，查找原因并报告医生。

（2）提供舒适的环境，保持室内通风。产妇每天用温水擦浴，勤换内衣，衣着适宜。

（3）保证充足营养，产后1小时可让产妇进流食或清淡半流食，以后可进普通饮食。食物应均衡，适当多进含蛋白质的食物和汤汁食物，也应进食蔬菜、水果，补充维生素和铁剂。

（4）鼓励产妇及时排尿、排便，产后4小时即应让产妇排尿。若排尿困难，可尝试用热水熏洗外阴，鼓励产妇坐起排尿，也可用暗示及针灸等方法，必要时导尿甚至留置导尿管1~2天（同时给予抗生素预防感染）。产妇因腹壁松弛及肠蠕动减弱，常发生便秘，故应多吃蔬菜、水果和高纤维食品。

（二）观察子宫复旧及恶露情况

（1）产后2小时内极易发生产后出血，故应在产室严密观察产妇。观察阴道流血，注意宫缩情况、子宫底高度、膀胱充盈与否等，并应测量血压、脉搏。

（2）每日应在同一时间手测子宫底高度，以了解子宫逐日复旧情况。测量前应嘱产妇排尿，并先按摩子宫使其收缩后，再测耻骨联合上缘至子宫底的距离。

（3）每日应观察恶露的量、颜色及气味。若子宫复旧不全，恶露增多、色红且持续时间延长时，应及早给予宫缩剂。若合并感染，恶露有腐臭味且有子宫压痛，应给予抗生素控制感染。

（三）会阴护理

（1）用0.2%苯扎溴铵溶液擦洗外阴，每日2次，保持会阴部清洁及干燥。

（2）会阴部有水肿者，可用50%硫酸镁溶液湿热敷，产后24小时后可用红外线照射外阴部。

（3）会阴部有缝线者，应每日检查伤口周围有无红肿、硬结及分泌物。正常者于产后3~5日拆线。若伤口感染，应提前拆线引流或行扩创处理，并定时换药。

（四）心理护理

帮助产妇保持心情愉快，精神放松，给予技能的指导，使产妇能很快适应角色的转变，顺利度过产褥期。

四、健康指导

1. 适当活动及做产后健身操

经阴道自然分娩的产妇，应于产后6~12小时内起床稍事活动，于产后第2日可在室内随意走动，再按时做产后健身操。行会阴切开或行剖宫产的产妇，可推迟至产后第3日起床稍事活动，待拆线后伤口不感疼痛时做产后健身操。尽早进行适当活动及做产后健身操，有助于体力恢复、排尿及排便，避免或减少静脉栓塞的发生，且能使骨盆底及腹肌张力恢复，避免腹壁皮肤过度松弛。

2. 计划生育指导

产褥期内禁忌性交。应于产后42日起采取避孕措施，哺乳者以工具避孕为宜，不哺乳者可选用药物避孕或其他避孕方法。

3. 产后检查

产后检查包括产后访视和产后健康检查两部分。产后访视主要目的是了解产妇及新生儿健康状况，至少3次，分别为产后3日、产后14日及产后28日，内容包括了解产妇饮食、大小便、恶露及哺乳等情况，检查两侧乳房、会阴伤口、剖宫产腹部伤口等，若发现异常应给予及时指导和处理。产妇应于产后42日去医院做产后健康检查，内容包括：测血压、查血、尿常规；了解哺乳情况；妇科检查，观察盆腔内生殖器是否已恢复至非孕状态。婴儿也应做一次全面检查。

（周翻云）

第八章

烧伤创面护理

第一节　烧伤创面的处理

Ⅰ度烧伤处理较为简单，通过降温保护创面即可。以下阐述Ⅱ度以上烧伤创面的处理方式。

一、创面初期处理

烧伤清创术的目的是尽量清除创面污染，但休克的患者必须先抗休克治疗，休克好转后方可施行。

修剪毛发和过长的指（趾）甲，擦洗创面周围的健康皮肤。以无菌生理盐水或消毒液（如稀释络合碘、洗必泰等）冲洗创面，轻轻拭去表面的污染物，已破皮的水疱表皮应予清除，彻底清洁创面。清创除了小面积烧伤可在换药室内施行，一般都要求在手术室内进行。为了缓解疼痛，可先注射镇痛镇静剂。

二、新鲜创面用药

烧伤创面应用局部抗菌药物，是基于定植在烧伤创面的细菌可侵袭至创面下组织的认识。至今，局部抗菌药物仍是预防创面发生侵袭性感染的主要措施之一。局部抗菌药物仅能减少烧伤创面内细菌数量，不能使创面达到无菌程度，随着时间推移，创面内细菌数量会逐渐增加，但能在一定时间内将创面内细菌数量控制在发生侵袭性感染的临界水平以下，以赢得清除坏死组织和封闭创面的时间。

局部应用抗菌药物并不能解决烧伤创面感染致病菌的问题，选择何种局部抗菌药物将决定烧伤创面细菌生态学变化的模式。在烧伤创面上用喷洒的方法接种无致病性、无毒力的细菌，使这类细菌在创面上优势繁殖，以抑制致病菌的生长、繁殖，或许是未来解决这一问题的一个途径，但尚有不少问题需要进一步研究解决。

纸片法或试管法测定细菌对局部抗菌药物敏感性所获得的结果，未能考虑霜剂中药物载体对结果的影响。应用霜剂琼脂稀释法，结果较可靠，并可测定最低抑菌浓度（MIC）。

理想的局部抗菌药物需具有穿透坏死组织的能力；抗菌谱广，包括铜绿假单胞菌和耐甲氧西林金黄色葡萄球菌（MRSA），细菌不易产生耐药性；不干扰创面愈合过程；无局部刺激性，不引起疼痛；无全身不良反应；应用方便、价廉。

常用的创面局部抗菌药物有：0.5%硝酸银溶液、10%磺胺米隆霜剂、1%磺胺嘧啶银霜剂等。

为了防止感染，促使创面愈合，应根据烧伤的深度和面积选择药物：小面积的Ⅱ度烧伤、水疱完整者，可在表面涂以碘伏或洗必泰等，然后吸出泡内液体，加以包扎；较大面积的Ⅱ度烧伤、水疱完整，或小面积的水疱已破者，剪去水泡表皮，然后外用中西药药液（可以单层石蜡油纱布或药液纱布使药物黏附于创面），创面暴露或包扎；Ⅲ度烧伤表面也可先涂以碘伏，准备去痂处理。注意创面不宜涂甲胆紫、红汞或中药粉末，以免妨碍创面观察，也不宜轻易使用抗生素类药物，因为容易引起细菌耐药。

三、创面包扎或暴露

创面清洁和用药后可以包扎或暴露。包扎敷料可以保护创面、防止外源性污染、吸收一部分渗液和辅助药物黏附于创面，但包扎后不便观察创面变化，妨碍体表散热，不能防止内源性感染，包扎过紧可影响局部血运。暴露创面可以随时观察创面变化，便于涂抹药物和处理创痂，但可能有外源性感染或受到擦伤。两种方法应根据具体情况选择。

肢体的创面多用包扎法，尤其在手部和足部，指与趾应分开包扎。躯体的小面积创面也可用包扎法，先将一层油纱布或几层药液纱布铺盖创面，再加厚2~3 cm的吸收性棉垫等敷料，然后自远而近以绷带包扎（尽可能露出肢端），均匀加压（但勿过紧）。包扎后，护理上注意观察敷料松紧，有无浸透，有无臭味，肢端循环等，注意有无高热、白细胞明显增多、伤处疼痛加剧等感染征象，敷料松脱时应重新包扎。敷料浸透者需更换干敷料，如无明显感染，其内层可不必更换。如已发生感染，则需充分引流。

头面、颈部和会阴的创面宜用暴露法，大面积创面也应用暴露法。所用的床单、治疗巾、罩布等皆需经过灭菌处理，病室保持一定的温度和湿度，空气新鲜、清洁、干燥。在渗出期，创面上可用药物制菌、收敛，定时以棉球吸去过多的分泌物，以减少细菌繁殖，避免形成厚痂。创面尽可能不受压或减少受压，为此要定时翻身或用气垫床等。在痂皮或焦痂形成前、后，要注意其深部有无感染化脓，除了观察体温、白细胞等变化外，必要时可用粗针穿刺或稍剪开痂壳观察。

全身多处烧伤可用包扎和暴露相结合的方法。

四、去痂

深度烧伤的创面自然愈合的过程缓慢，能发生体质消耗、感染等并发症，造成畸形和功能障碍。原则上，深度烧伤宜用暴露疗法，并手术切痂和植皮。面积越大，越应采取积极措施，尽可能去除痂壳，植皮覆盖创面。

（一）手术切痂和削痂

切痂主要用于Ⅲ度烧伤。削痂主要用于深Ⅱ度烧伤，削去坏死组织，使形成新鲜或基本新鲜创面，然后根据创面情况考虑予以植皮或采用异体皮、异种皮保护创面。

（二）脱痂

保持痂皮表面干燥，尽可能预防痂下感染，等痂下组织自溶、痂壳与基底分离时（约2周以后），剪去痂壳。创面为肉芽组织，常有不同程度的感染，用药液湿敷、浸洗等方法，控制感染和使肉芽组织生长良好后植皮修复创面。脱痂法较切痂、削痂法简便，但难免感染和延长治疗时间，故不宜作为首选的去痂方法。

五、植皮

目的是使创面早日愈合，从而减少烧伤的并发症，利于功能恢复。自体皮常取自大腿和腹部，现在治疗大面积烧伤时选用头皮，头皮真皮层较厚且血循环良好，可供重复取薄皮而不致影响本身功能。

六、感染创面的处理

处理感染创面以消除致病菌、促进组织新生为目的。

（一）创面的处理

创面脓性分泌物，选用湿敷、半暴露法（薄层药液纱布覆盖）或浸浴法等去除，使感染创面生长新鲜的肉芽组织，以利植皮或自行愈合。

（二）创面用药

1. 一般的化脓菌（金黄色葡萄球菌、白色葡萄球菌、大肠杆菌等）感染

可用呋喃西林、新洁尔灭、洗必泰等，或黄连、虎杖、四季青、大黄等，制成药液纱布湿敷或浸洗。

2. 铜绿假单胞菌感染

创面有绿色脓液、肉芽组织和创缘上皮受侵蚀、坏死组织增多等改变，应做细菌学检查。可用乙酸、苯氧乙醇、磺胺嘧啶银等湿敷或霜剂涂抹。

3. 真菌感染

发生于使用广谱抗生素、肾上腺皮质激素等重症患者，创面较灰黯、有霉斑或颗粒、肉芽水肿苍白、敷料上可有霉斑，作真菌检查可确定。创面选用大蒜液、碘甘油、制霉菌素、三苯甲咪唑等，同时须停用广谱抗生素和激素。

七、创面处理注意事项与护理观察

烧伤创面处理中常有包扎、暴露、开放、湿敷、浸泡 5 种方式，其注意事项如下。

（一）包扎

用消毒敷料包扎创面，使创面不受外源性细菌污染，避免患者躁动时造成创面擦伤性损害，并具有减轻疼痛、保暖和制动的作用。包扎使创面保持湿润，为再上皮化提供一个适宜的愈合环境。

深Ⅱ度烧伤创面应用传统的包扎疗法而不结合应用局部抗菌药物时，由于创面上有一层坏死组织和包扎造成温暖、湿润的环境，易引起感染，特别是铜绿假单胞菌感染。

新生肉芽组织不能裸露，必须包扎，否则肉芽组织会干燥坏死；植皮后为了固定皮片，植皮区通常需包扎；四肢供皮区为了便于护理，也应包扎。

根据 Winter 的湿润微环境有利于创面修复的实验结果，具有密封和保湿特点的新型敷料的应用使传统的包扎疗法进一步发展。

1. 方法

内层敷料应用单层引流良好的油质（薄层凡士林或液状石蜡）纱布，近年来也应用各种新型的创面覆盖物。内层敷料必须与创面紧贴，不形成无效腔。外层敷料应用吸水性良好的脱脂纱布、棉垫或各种一次性应用的烧伤敷料，各层敷料需平整，最后用绷带适当加压包扎，压力均匀、适度，使敷料与创面紧密接触，以免形成无效腔、妨碍引流。包扎太松，敷料脱落；包扎过紧，引起肢体循环障碍，甚至造成肢体坏死。可应用弹力网套替代绷带包扎，固定敷料。

敷料厚度以最外层敷料不被渗透为原则，这样才能真正起到创面与外界环境隔绝的作用。渗出期敷料厚度需 3 ~ 5 cm，渗出期后可适当薄些。植皮区包扎为了达到固定皮片的目的，需适当厚些。包扎范围超过创缘 5 cm，肢体包扎自远端开始，为观察末梢循环，指（趾）端外露。

人体最舒适的位置是胎儿位，因而烧伤后易发生屈曲挛缩，故四肢、颈屈侧烧伤应包扎在伸位；关节处创面包扎保持功能位置，膝关节伸 150°、踝关节背屈 90°、腕关节处在水平位；手包扎不能采用通常的功能位（握拳的姿势），正确的位置是拇指外展对掌、掌指关节屈曲 80°、各指间关节伸直，虎口处填塞纱布。掌指关节屈曲 80°时，侧副韧带处在最长的放松位置，可避免侧副韧带缩短而致掌骨头半脱位。

2. 护理观察

每日检查包扎敷料，发现渗出液或脓液渗透至最外层敷料或闻之有臭味，或患者主诉创面持续性跳痛，需要更换敷料。在渗出期，伤后 48 小时首次更换敷料，此时渗出已停止，外层敷料可适当减少。内层敷料下如有小范围积脓，可剪去该区域内层敷料，吸净脓液，不需更换全部内层敷料。浅Ⅱ度烧伤创面首次更换敷料后，患者无高热、疼痛，创面无臭味，敷料外层干燥，可在 7 ~ 10 天再换药。

（二）暴露

烧伤创面直接暴露在清洁、干热的空气中，创面上不覆盖任何敷料，使渗出物和坏死的皮肤迅速形成一层干痂。这层干痂不具有保护性屏障作用，暴露创面通常在伤后 36 ~ 48 小时才形成干痂，在形成干痂前创面上已具有不同程度的细菌污染和定植。

深度烧伤创面由于坏死组织多，人体的防御机制不能在坏死组织中发挥作用，而坏死组织又是细菌良好的培养基，痂下感染几乎不可避免，创面外观虽无感染迹象，但痂下组织中几乎都有细菌生长，且菌量惊人，通常显著高于应用 1% 磺胺嘧啶银冷霜包扎的创面。

由于暴露疗法创面在干燥环境下存在不利于修复等弊端，除某些特殊情况如铜绿假单胞菌严重感染、真菌感染的创面可考虑采用暴露方式外，一般不主张暴露疗法，特别是浅度烧伤创面。在不适宜于包扎的一些部位如颜面、会阴部等，可选用方便、固定牢靠的各种新型敷料。肉芽创面绝对禁忌采用暴露方式，否则肉芽将干枯坏死。

1. 方法

创面直接暴露在温暖、干燥、清洁的空气中，不覆盖任何敷料。床上用品保持干燥和灭菌，病室温度 30 ~ 32℃，相对湿度 40%，局部也可应用远红外线。环形烧伤创面必须定期交替暴露，转床是达到这一目的的理想工具。在创面形成干痂过程中，可适当应用镇痛剂，以减轻创面疼痛。创面需充分暴露，肢体应制动，防止因关节过度活动而致已形成的痂裂开，细菌易从裂开处侵入痂下。

2. 护理观察

注意观察病室环境是否合乎要求，每日检查创面，注意痂下积脓现象，一旦发现痂下积脓，应及时报告医生，根据情况立即引流或应用局部抗菌药物。

（三）开放

开放方式即通常讲的半暴露，是相对于包扎方式的封闭环境而言，不用外敷料包扎，通常用纱布作为药物的载体覆盖在创面上。此法适用于某些要求不包扎的药物如磺胺米隆霜剂，以及不便包扎的部位如颈、肩、腋窝、会阴、腹股沟等处。

1. 方法

将涂有局部抗菌药物霜剂或其他外用药物，如单层油质的纱布平整地紧贴于烧伤创面，不留空隙，不包扎，也可覆盖数层烫伤纱布。根据应用的药物和创面感染程度决定换药间隔，通常每日1次。

2. 护理观察

开放式处理创面的方式有时创面外观很干燥，但油质纱布下可积脓，应注意观察患者是否发热、疼痛是否加重、白细胞是否升高等，必要时遵医嘱定期剪几个小孔进行探查。

（四）湿敷

湿敷是一种机械性清除细菌的方法。多层湿纱布具有吸收稠厚的脓性分泌物的性能，可起到引流的作用。更换纱布时将吸附在纱布上的细菌一并清除，达到减少创面细菌数量的目的。

常用的湿敷溶液为生理盐水，抗菌药物溶液可选用1 : 2 000氯己定（洗必泰）、5%~10%磺胺米隆，肉芽水肿选用3%氯化钠液。

1. 方法

吸水性能良好的粗孔纱布3~6层，浸透生理盐水或其他湿敷溶液，稍挤干，平铺于创面，绷带包紧、固定。不便包扎的部位可不包扎，但需保证湿敷纱布紧贴于创面，两者之间不形成无效腔。根据创面感染程度和纱布吸附脓液的量，6~12小时更换1次。

2. 护理观察

同开放式创面的观察。

（五）浸泡

浸泡具有使创面清洁，减少创面细菌数量和脓性分泌物，促进坏死组织软化、分离，引流痂下脓液的作用。在浸泡时换药可减轻疼痛，减少创面再损伤。

（刘占芬）

第二节　烧伤患者一般护理

一、病室的环境要求

（1）病室内保持清洁、舒适，布局合理，便于抢救，减少交叉感染。

（2）室温夏季28~30℃，冬季30~32℃，湿度60%~70%。

（3）重症烧伤、暴露疗法者应住监护隔离病房。

二、饮食护理

鼓励及协助患者进食，根据各阶段病情合理调节饮食。饮食应少量多餐，营养全面，符合生理要求。危重患者可持续经胃管滴入营养制剂和鼻饲要素饮食，以增加营养。胃肠功能差者可行肠外营养，根据病情静脉输入血浆、全血、白蛋白、氨基酸等提高胶体渗透压，补充营养，恢复和保持氮平衡，并补充维生素和微量元素等提高免疫功能，增加机体抵抗力，促进创面愈合。

三、基础护理

（1）衣着宽松、柔软，宜选用全棉制品。

（2）头面部烧伤患者，注意做好五官护理，防止眼炎、口腔感染等并发症的发生。

（3）做好晨晚间护理和口腔护理。

（4）预防压疮护理：保持床单位清洁、干燥，按时翻身，骨突处避免受压，必要时使用新型敷料保护受压部位，防止发生压疮。

（5）心理护理：根据烧伤患者各期不同病情特点及心理状态，积极做好心理护理。

（6）管道护理：保持各种管道通畅。

（7）康复护理指导：尽早指导与协助患者进行功能锻炼和抗瘢痕治疗，减少因瘢痕增生引起的功能障碍。

四、严密观察生命体征

严密观察体温、脉搏、呼吸、血压的变化，观察有无吸入性损伤，发现异常时及时通知医师。正确、及时记录生命体征、出入量、神志、意识、大小便等情况。

五、创面的一般护理

（1）及时修剪毛发和过长的指（趾）甲，清洁创面周围的健康皮肤。

（2）中小面积烧伤者，配合医师立即做好清创准备，争取在伤后6小时内进行清创。

（3）重度烧伤者，应遵医嘱先行抗休克治疗，待血压、脉搏平稳后方可送手术室进行清创。

（4）创面有感染的患者，应立即配合医师给予创面换药，根据感染情况采用不同的处理方法，必要时留取创面分泌物做细菌培养和抗生素敏感试验。

（5）采用包扎疗法者，保持敷料清洁干燥，防止敷料脱落。

（6）采用暴露和半暴露疗法者，冬季保暖，夏季防蝇，保护创面，随时清除其分泌物，保持创面干燥。

（7）下肢烧伤者需抬高患肢，并观察患肢血液循环情况。

（8）做好消毒隔离工作，防止医院内感染。入室应戴口罩、帽子，接触患者前应洗净双手，医务人员应穿短袖衫、套裤。接触大面积烧伤患者时，需特别注意无菌操作。

六、急性渗出期护理

(一) 一般护理

(1) 保持病室安静，治疗、护理集中进行，减少对患者的刺激。

(2) 因休克期患者水分从创面蒸发，大量热量散失，患者常有畏寒，必须注意保暖。

(3) 取休克卧位，注意保暖，适当镇静、止痛，避免诱发休克的各种因素。

(4) 做好消毒隔离工作，保持创面清洁干燥，随时更换潮湿的敷料，避免创面污染。

(二) 严密观察病情变化

(1) 注意患者体温、脉搏、呼吸、神志、尿量、尿色的变化，测尿比重。正确估计创面渗出液量，准确记录出入量，观察末梢循环及患者烦渴症状有无改善。有条件的情况下，可通过 PICCO 监测仪观察肺水肿、心脏前后负荷等。

(2) 做好烧伤病情（包括烧伤面积、深度、部位，复合伤，并发症）的评估。遇烦躁患者应及时检查原因，如有无疼痛、休克、缺氧等情况。如为休克早期情况，应加快补液速度，尽快纠正血容量不足；如为疼痛引起，在血容量充足的情况下遵医嘱应用止痛药物；如为缺氧引起，应注意有无呼吸梗阻，若有应开放气道。

(3) 头面部严重烧伤或有呼吸道吸入性损伤者，应特别注意保持呼吸道通畅，轻度吸入性损伤，按医嘱输氧。未行气管切开者需密切观察呼吸，备气管切开包、吸痰装置于床旁，遵医嘱予超声雾化吸入。重度吸入性损伤，应行气管切开，必要时使用呼吸机辅助患者呼吸。

(4) 高热、昏迷、抽搐多见于小儿，尤其有头面部深度烧伤者，要加强观察，出现异常及时处理。

(三) 补液的护理

(1) 若患者暂不手术且无呕吐症状，可给予烧伤饮料口服，进食适量清淡流质食物如米汤等维护胃肠功能。大面积烧伤患者出现烦渴时，表明血容量不足，此类烦渴并不能因喝水而减轻。告知患者及其家属口渴严重时不能喝大量的白开水或纯净水，而必须以静脉补液为主，配合少量多次口服含盐饮料或烧伤饮料，以免造成体液低渗，引起脑水肿或胃肠道功能紊乱，如呕吐、急性胃扩张、创面渗出增加等严重后果。

(2) 对有心力衰竭、呼吸道损伤的患者以及老年人或小儿，在补液时需特别注意速度，勿过快，必要时用输液泵控制滴速，防止短时期内大量水分输入：若患者出现口、鼻腔或气管套管内有大量粉红色泡沫样痰，伴呼吸困难时，要警惕肺水肿的发生。

(3) 烧伤患者的补液疗法：烧伤患者丢失的主要是电解质、血浆，丢失量与烧伤面积、深度，体重密切相关，因此临床上一般采用公式来指导补液治疗，补液公式不尽相同，国内通用补液方法如下：

1) 烧伤后第 1 个 24 小时补液总量公式：体重×烧伤面积×1.5 + 2 000（基础水分），晶体和胶体之比为 1 : 1 ~ 2 : 1（不包括基础水分）。

2) 烧伤后第 2 个 24 小时，晶体、胶体为第一个 24 小时的 1/2，基础水分 2 000 不变。

3) 烧伤后第 3 个 24 小时，根据患者病情补液。

（四）各种管道的护理

（1）保持导尿管、胃管、引流管等各种管道通畅，避免受压、折叠、脱出等。正确记录各种引流液的量和性质，有异常通知医生及时处理。

（2）已行气管切开术者，按气管切开术后护理。

七、感染期护理

（一）一般护理

（1）同烧伤患者的一般护理。

（2）医护人员进入室内戴口罩、帽子，穿隔离衣，接触患者前后应洗手。患者置于无菌的烧伤棉垫上，医护人员注意消毒隔离，严格执行无菌操作技术。保持室内清洁，用含氯消毒液擦洗床头柜、病床、地板等。

（3）加强全身营养，尽可能采用胃肠营养法。根据病情和饮食特点制订各阶段的饮食计划，使每日总摄入热量达到 2 500 ~ 4 000 卡（碳水化合物、蛋白质和脂肪提供能量之比为 5：2：3）。鼓励患者经口进食，少量多餐，进高热量、高蛋白、易消化吸收的流质或半流质饮食，根据病情逐渐过渡到普食。胃肠道反应严重者应禁食，必要时遵医嘱行胃肠减压。

（二）体位护理

根据不同烧伤部位，选择相应的体位。

1. 头颈部烧伤

如果患者生命体征平稳，应予以半坐卧位，有利于头面部消肿；颈部烧伤患者注意头后部悬空；耳郭烧伤患者使用小棉垫做软的空心垫圈，使其悬空，严防耳郭受压导致耳郭血液循环障碍、耳郭坏死加深。

2. 双上肢烧伤

上肢外展90°，若上肢伸侧为深度烧伤则保持屈肘位，前臂置中立位，手术或换药包扎时尤应注意前臂既不要旋前，也不要旋后。

3. 手部烧伤

保持腕背屈，虎口张开，掌指关节屈曲，指间关节伸直，使侧幅韧带处于最紧张状态。

4. 双下肢烧伤

保持双下肢外展，膝前深度烧伤保持屈膝，双踝保持背屈90°，必要时辅以可塑性夹板固定，防止出现足下垂。

（三）创面护理

（1）悬空创面：可使用翻身床、悬浮床、小儿人字床等，定时更换体位，以防止创面受压加深，并增加创面血液循环，促进创面的早日修复。

（2）勤换被污染的纱垫、敷料，保持创周清洁、干燥；对颈部、腋下、会阴等皮肤褶皱较多的部位要充分伸展、暴露创面，防止潮湿。

（3）使用烤灯照射保持创面干燥，防止细菌滋生，并及时清除创面分泌物。

（4）协助医生及时更换创面敷料，严格无菌操作，减少医源性感染。抗感染治疗，应遵医嘱合理使用抗生素，预防脓毒血症的发生。

（四）静脉输液通道的护理

（1）静脉输液管 24 小时更换 1 次，观察液体滴注是否通畅，导管有无扭曲、受压，连接处有无漏液现象，进针部位有无红肿、疼痛。

（2）接头处使用的三通阀或肝素帽，发现松动或脱落，立即去除，严格消毒后更换新的三通阀或肝素帽。在接头处进行的各项操作必须严格遵守无菌操作原则，防止感染的发生。

（3）对输注静脉高营养液、红细胞的患者，输液过程中应加强巡视，输注完毕后，用生理盐水冲洗管腔或重新更换新的输液管后，再输入其他液体。

（4）留置针、CVC、PICC 的置管与维护。

（五）呼吸道管理

（1）有效供氧，保持氧气导管的清洁，定时更换。

（2）气管切开的护理。

（六）口腔护理

每日 2 次，及时清除口鼻腔分泌物，保持口腔清洁。

（七）心理护理

护士应多与患者交流，针对不同的心理特点及时给予心理护理，帮助患者树立战胜疾病的信心，使其积极主动地配合治疗。

八、烧伤修复期护理

（一）一般护理

（1）同烧伤患者的一般护理。

（2）告知家属及患者注意保护新生的皮肤，至少 6 个月不能晒太阳，防止紫外线照射后色素沉着。新愈皮肤瘙痒时不能用力抓、摩擦，防止新皮肤损伤与溃烂。

（二）康复护理

遵医嘱予口服及外用预防瘢痕增生的药物，结合加压治疗、体疗、理疗、浸入疗法等防止瘢痕过度增生，减轻不适。鼓励、指导并协助患者保持肢体功能位，尽早进行各关节功能锻炼，尽量减少瘢痕挛缩和关节僵直。

（三）心理护理

帮助患者及其家属正确面对现实，指导患者从事力所能及的日常工作，适当进行文娱活动，提高独立生活能力，重返社会。

九、正确执行医嘱

（1）保护静脉穿刺管道，并按要求做好静脉管道的护理。

（2）遵医嘱执行输液速度、输液顺序和输液时间。

（3）遵医嘱常规注射 TAT 和使用有效抗生素。

（4）观察用药后的反应。

（刘占芬）

第三节　烧伤创面手术前后护理

一、烧伤创面切（削）痂手术护理

（一）术前准备

（1）向患者解释手术的必要性，减轻患者焦虑恐惧的心理。

（2）根据医嘱备皮：供皮区必须无感染病灶或皮疹。如以头皮作供皮区时，应剃光头发。准备好切（削）痂后保护创面的敷料如生物敷料、异种皮、异体皮等。

（3）遵医嘱行交叉合血等术前准备。

（二）术后护理

1. 一般护理

同外科术后护理。

2. 密切观察病情

（1）注意创面渗血、渗液情况。观察外层敷料的渗血情况，将渗血范围做好标记，如渗血范围逐渐扩大，颜色由淡红转为深红，应及时通知医生。

（2）观察肢端血液循环，观察指、趾颜色和温度的变化。

（3）观察生物敷料包扎后有无积液、积脓，或所移植的异体皮干裂刺痛等现象，若有以上现象，及时报告医师并协助进行创面处理。

（4）躯干部切痂者术后观察患者的呼吸运动有无受限，包扎敷料是否过紧。

（5）观察患者有无发热、异体皮片颜色加深，及周围血象检查白细胞增高等排异反应。

3. 护理要点

（1）抬高肢体位置，要高于心脏水平，切忌在切痂肢体测血压或扎止血带，以免导致皮片下血肿，影响皮片成活。

（2）下腹部切痂患者，术后应鼓励其排尿、排便，以免发生尿潴留和便秘，必要时行留置导尿或灌肠。

（3）给予营养支持，注意保暖。

（4）做好消毒隔离工作。

二、烧伤植皮术的护理

（一）术前准备

（1）向患者说明植皮手术的必要性，以取得合作。供皮区备皮，要求同创面切（削）痂手术相关护理。

（2）观察患者全身情况，注意是否伴有贫血或血红蛋白过低等情况，一般保持血红蛋白在 80 g/L 以上，方可手术。

（3）供皮区术前以清洗为主，必要时剃除毛发，剃毛时避免剃破皮肤而引起感染。

（4）有伤口的受区应保持清洁，瘢痕受区还应彻底清除凹凸不平瘢痕的污垢。

（5）遵医嘱做好相关检查，如交叉合血、配血，术前皮试等。

（二）术后护理

1. 一般护理

（1）同外科术后护理。

（2）会阴部附近的植皮手术，遵医嘱禁食，应特别注意会阴部周围皮肤的清洁，防止植皮区污染。

（3）四肢手术应抬高患肢 15°～30°，以增加血液回流、减轻肿胀，注意末梢血液循环情况。患肢制动，卧床休息 7～10 日。手术肢体一般禁用压脉带，以免影响手术部位的血液循环或导致创面出血。

2. 创面护理

了解创面换药和拆线的时间、皮片移植成活的情况，以及积液、积血、血肿的处理原则，指导患者做好创面的护理。无菌创面于术后 6～8 日首次拆开敷料换药；污染的肉芽创面于术后 2～3 日更换敷料，一般植皮区创面手术后 10～14 日拆线。

（1）供皮区创面护理：严密观察供皮区伤口渗血、渗液情况。供皮区有臭味、分泌物多、疼痛时，需及时报告医师换药。包扎敷料拆除后，用烧伤红外线治疗仪照射，每日 2 次，每次 15～20 分钟，以保持局部干燥。

（2）植皮区护理：植皮区制动，防止皮片移动。检查创面敷料有无渗血、渗液，有无异味。发现外层敷料被污染或被渗液渗透时，及时通知医师。检查敷料有无松脱或过紧，夹板固定是否牢固。观察肢端血运情况，发现异常及时报告医师处理。

3. 疼痛护理

检查敷料包扎是否过紧，局部有无发热、跳痛、胀痛等感染症状。针对不同的疼痛原因，予以对症治疗，应用镇痛药物后，应进行疼痛评价。

三、皮瓣移植术的护理

（一）术前准备

（1）告知患者皮瓣手术的必要性、手术方式、效果，减轻患者焦虑，取得其配合。

（2）预防感冒，女性患者避开月经期，以免诱发术后出血、感染。

（3）术前 1 日内剃净术区及供区附近的毛发，准备好供瓣区、皮瓣受区皮肤。

（4）对于术后需固定与强迫体位者，术前应指导其练习术后体位。

（二）术后护理

1. 一般护理

同外科术后护理和相应麻醉后护理。

2. 皮瓣护理

（1）严密观察皮瓣血运情况。

（2）如果皮瓣局部温度低于正常，可用微波治疗仪或烤灯加温，距离皮瓣应大于 30～40 cm，局部照射时要做好巡视和观察，防止皮瓣灼伤。

（3）睡眠不足、休息不好、疼痛刺激、吸烟等都可使患者精神处于紧张状态或血管发生痉挛，不利于组织移植后的血液循环重建，应针对性地给予指导和帮助。

（4）病室环境温暖、安静、舒适，避免小血管受低室温影响而痉挛。室温应维持在

25℃左右。

（5）皮瓣断蒂前应进行皮瓣血运训练，保证皮瓣断蒂后成活。

3. 体位

根据不同手术部位、方式调整体位。术后体位应舒适，利于皮瓣的动脉充盈及静脉回流，防止受压、扭转等。一般情况下，皮瓣受区略高于心脏15°利于静脉回流，减少组织水肿。同时还要做好全身经常受压部位的皮肤保护，防止压疮发生。避免局部剧烈运动，以免引起伤口裂开、出血。

4. 其他护理

（1）观察伤口敷料有无渗血、渗液，发现伤口有异常渗血、渗液情况时及时通知医生。

（2）保持伤口引流通畅，观察引流液的颜色、量、性状，短时间出现大量鲜红色引流液时应通知医生处理。

（3）石膏固定者，做好相应护理。石膏不宜过紧或过松，过紧易发生血运障碍，过松达不到制动的目的。

（4）禁止在术区肢体或手术区域周围进行注射输液等有创加压操作。

（5）疼痛护理。进行疼痛评估，根据评估结果处理，必要时使用镇痛剂或镇痛泵。

（6）给予相应的心理支持。

（刘占芬）

第九章

烧伤瘢痕整形护理

烧伤患者，特别是中重度烧伤患者可能导致愈合后的瘢痕增生、挛缩，以及功能障碍，常常需要通过整形手术治疗，其手术前后的护理直接关系到整形的效果。

第一节 整形手术一般护理

一、整形手术的术前准备

（一）常规准备

1. 医学拍照

对患者整形部位进行医学拍照，作为手术前后的对比资料。

2. 心理护理

了解患者的需求，给予有关手术的正确信息，向患者做好解释工作，以避免患者抱有过高的期望而不能正确面对现实。

3. 完善常规检查

协助医师做好肝、肾、肺、心脏等重要脏器功能检查，乙型肝炎、输血全套及凝血功能、血型检查，血、尿、便三大常规检查，手术部位特殊检查等。

4. 消化道准备

成年人术前 12 小时禁食，4~6 小时禁水，儿童术前 8~10 小时禁食，4~6 小时禁水，婴幼儿术前 6 小时禁喂食。

5. 呼吸道准备

鼓励患者术前训练有效咳嗽和排痰等方法，吸烟者术前半月戒烟，防止呼吸道分泌物过多。已有呼吸道感染者，给予针对性治疗。

6. 术前适应性训练

多数患者不习惯于床上排尿和排便，术前应指导其练习在床上使用便盆，男性患者学会床上使用尿壶。教会患者自行调整卧位和床上翻身的方法，以适应术后体位的变化。

7. 皮肤准备

（1）对凹凸不平的瘢痕皮肤，应特别注意清洁凹陷处的污垢。

（2）供皮区皮肤按医嘱范围备皮，胸、背、腹及上臂作供皮区时，应剃除腋毛、胸毛、阴毛，并准备较大面积的皮肤，一般应大于切皮面积 4~5 倍。

（3）大腿供皮区，准备整个大腿，同侧下腹部与小腿上 1/3 并剃除阴毛。如切取皮片在 100 cm² 以下而又远离腹股沟部位，阴毛可酌情不剃。

（4）小耳畸形患者，手术前一日剃净患侧耳后 5 厘米毛发或者全部头发，切忌刮破皮肤。

（5）嘱患者术前沐浴、洗头、修剪指甲及更衣，取下活动义齿、戒指、项链、手镯、发卡等其他贵重物品。术晨洗脸后不涂擦任何化妆品或油脂，协助头发较长者将头发梳理编辫后戴帽。

8. 用药、用品准备

遵医嘱术前 1 日做抗生素过敏试验，严格查对次日带入手术室的药品有效期、批号等，根据手术情况予以备血或其他特殊用物，如皮肤扩张器、假体、引流装置、胸（腹）带等。

9. 手术日晨护理

测量体温、脉搏、呼吸，予以留置静脉通路、胃管、导尿管等，患者送至手术室前查对姓名、床号、手腕带、住院号、合血单、术中药品，遵医嘱肌内注射麻醉前药品，嘱患者排尽便液。患者入手术室后，准备麻醉床，备好床旁用物，根据病情备好急救药品及设备。

（二）特殊准备

1. 眼睑外翻者

遵医嘱睡前用金霉素眼膏涂眼，严重外翻时双眼用凡士林油纱布覆盖。

2. 鼻部修复者

术前修剪鼻毛，清洁鼻腔。

3. 唇腭裂患者

术前用氯己定溶液漱口，练习汤勺进食。

4. 头部手术患者

对切口在头部毛发里的手术，如面部祛皱等患者，术前用氯己定溶液洗头。

二、整形手术后一般护理

（一）床旁交接

详细了解手术经过，询问观察要点，患者意识恢复和麻醉苏醒等情况。搬动患者时动作轻稳，注意保暖及保护隐私，检查静脉输液是否通畅。根据患者麻醉种类及手术部位取适当体位，保持呼吸道通畅。正确连接各种引流装置，明确各管道标识，并妥善固定引流袋。填写患者交接卡。

（二）病情观察

1. 生命体征的观察

根据病情及医嘱定时测量血压、脉搏、呼吸、体温至生命体征平稳。发现早期休克征象或其他异常情况应立即告知医师，并做好针对性处理。

2. 切口观察

观察切口有无渗血、渗液，保持切口敷料清洁干燥。保护切口局部皮肤，伤口未愈合或易被体液污染的伤口应及时换药。

（三）专科护理

1. 皮瓣护理

注意观察皮瓣局部血液循环，指（趾）端色、温等情况。如 24 小时内皮瓣颜色苍白肿胀，说明供血不足；如皮瓣颜色发黯有花斑，说明回流欠佳。注意预防皮瓣蒂部受压。

2. 伤口引流护理

妥善固定引流管道，保持引流通畅，防堵塞或扭曲，正确记录引流液的量、色和性状，按需每日更换引流装置。如若短时间内引流液骤然增多且引流液呈鲜红色，提示伤口有活动性出血，应及时报告医师处理。

3. 疼痛护理

询问患者感受，了解患者疼痛的时间、部位、性质和规律，遵医嘱给予止痛措施并及时评估疼痛缓解的程度。加强与患者的沟通，给予解释及安慰。

（四）饮食护理

全身麻醉患者术后 6 小时无恶心、呕吐可进流食，逐渐改为软食、普食；局部麻醉患者术后无胃肠道不适，即可进食，饮食宜清淡易消化。指导患者合理饮食，保证机体足够的能量。

（五）排尿及排便护理

术后 6～8 小时未排尿者应检查其膀胱是否充盈，可采用诱导排尿法或开塞露挤入肛门助排尿法，必要时给予导尿。留置尿管者，注意保持会阴清洁，尿道口每日消毒 2 次。指导患者床上排便，嘱其切勿用力排便，以防伤口裂开，必要时遵医嘱使用开塞露或者灌肠等，如恢复较可，应鼓励患者下床排便。

（六）早期活动护理

鼓励患者早期下床活动，减少并发症发生。术后 1～2 天指导患者床上活动、深呼吸及咳嗽、自行翻身和坐起、四肢主动活动，术后 3～4 天可试行下床活动。若行下肢手术者可床上进行关节活动，活动程度根据病情循序渐进，注意劳逸结合。

（七）心理护理

主动关心患者，详细说明术后注意事项，介绍成功案例，拿出患者术前、术后对比照，让患者及其家属确信现在比术前好了许多，积极帮助患者解决情绪障碍，加强心理疏导。

三、皮肤扩张护理

（一）使用皮肤扩张器的术前准备

1. 心理准备

因手术分期进行，治疗时间长、经济负担重，而且随着扩张器的注水扩张，患者衣着受影响，体位也有特殊要求，需要患者积极配合。所以术前必须对患者进行耐心细致的宣教，使其有心理准备，以积极的态度接受手术治疗。

2. 备皮

因扩张器是异物，在体内留置时间较长，容易感染，所以不同于一般手术，需要严格备皮。不但要剃净毛发，而且术前晚要仔细清洗术区及附近皮肤，彻底清洗瘢痕及皮肤皱褶处的污垢。若术区皮肤有毛囊炎等，应待治愈后方可手术。

术前 1 日嘱患者沐浴，协助剃除手术区域毛发。头部手术者需剃光头发，如患者不愿意，可在术前 3 天用 0.05% 的苯扎溴铵洗头每日 1 次，术前剃去手术切口周围 2~3 cm 宽的头发。

3. 过敏试验或备血准备

遵医嘱术前 1 日予以抗生素过敏试验或备血等。

4. 物品准备

选择大小容量合适的扩张器，扩张器容量取决于所需要修复的面积和可供扩张的正常皮肤的面积大小。准备同样型号的扩张器 2 个（其中 1 个备用），消毒前检查扩张器是否有破损和漏气，可向扩张器内注入 0.9% 氯化钠注射液 10~20 mL，或将扩张器充气后放入水中，挤压检查是否有气泡，再进行清洁、消毒，或者使用一次性扩张器。

（二） I 期手术后的护理

1. 一般护理

遵医嘱予以吸氧及心电监测，监测患者呼吸、脉搏、血压、血氧饱和度等。床旁应配置吸痰用物，及时吸出呼吸道分泌物，保持呼吸道通畅。发现异常情况应及时报告医师，并采用针对性措施。

2. 体位护理

患者麻醉未醒前头偏向一侧，平卧 4~6 小时；清醒后患者应保持安静，面颈部扩张器植入者应平卧 3~5 天，严格控制头颈部活动，少说话，少咀嚼，防止出血及血肿形成；采用健侧卧位，避免剧烈碰撞导致扩张器破裂。

3. 饮食护理

全身麻醉患者术后 6 小时无恶心、呕吐可进食少量流食，宜食高营养、高蛋白、高热量、清淡易消化饮食。多食富含维生素 C、维生素 E 的蔬果，有一定的美白作用，避免辛辣刺激、有色素的食物。

4. 排尿及排便护理

同整形手术术后一般护理。

5. 引流管护理

面颈部血管丰富，术后易出血，手术中放置引流管连接于密闭的负压引流器，防止血肿形成；观察负压引流器是否通畅（引流器必须保持负压），随时检查引流管有无脱出、漏气、阻塞等；观察引流液的性质、颜色及量，3 天后无特殊情况可拔除引流管，若引流量每小时大于 100 mL，提示有活动性出血可能，应密切观察，及时报告医师处理。

6. 疼痛护理

同整形手术术后一般护理。

7. 并发症护理

常见的并发症有血肿、感染、血液循环障碍（部分坏死）、扩张器外露、扩张囊瘪缩及注射壶漏液等，其中血肿发生率最高。并发症的发生原因与术前设计、手术部位、切口位置及扩张器的规格及术中误伤血管及神经、止血不彻底等因素有关。了解并发症的发生因素，发现问题及时处理。

8. 扩张囊内注水护理

（1）扩张Ⅰ期术后7～10天切口愈合拆线后，间隔3～7天注水1次。首次注水一般为扩张器容量的10%～15%。

（2）用手扪及注射阀门顶盖穿刺部位，用常规碘伏消毒穿刺部位及操作者左手示指、拇指，用20 mL注射器抽吸0.9%氯化钠注射液20 mL，连接4.5号的尼龙针头垂直阀门进针至金属片时回抽，见到有生理盐水回流，再缓慢推注。

（3）推注时注意阻力大小及局部皮肤血运情况，如发现局部皮肤张力较大，苍白、无充血反应时停止注射，注射停止数分钟后仍不恢复时，一定要适当回抽减压。

（4）颈部埋置2个以上扩张器时，要注意患者有无血压下降或呼吸压迫等情况，每次注水不宜太多，或采取单侧交替注射。如出现血管压迫症状，立即从扩张器内抽出部分液体减压，观察30分钟，以防发生意外，注射后轻压针眼防外渗。

（5）嘱患者勿穿过紧衣物，以免摩擦引起扩张皮瓣的损伤。

（6）教会患者自我保护，如沐浴、洗头时勿烫伤或搓揉及挤压扩张器部位皮肤，避免碰撞和压迫以免损坏扩张器，造成手术失败。

（7）若患者于院外注水，注水期间应定期随访，一旦发生皮瓣发红或扩张器突然变软，应随时来院检查。

（8）扩张器注水扩张时间一般为2～6个月。

9. 心理护理

重视患者心理，帮助患者适应正常生活、社会活动、人际交往的改变，提供与其有相同经历的人在一起的机会，鼓励家属多关爱患者。让患者了解整形的局限性，使患者在改善和提高生活质量的前提下，增强自信，重返社会。鼓励患者采用面部修饰，如戴墨镜、帽子，系围巾等。

（三）Ⅱ期手术后的护理

1. 注意清洁卫生

居住环境应尽量整洁，衣物经常换洗。紧贴扩张皮瓣表面的衣物应宽松、柔软，以纯棉织物为宜。领口常常会摩擦颈部扩张皮瓣，导致皮瓣红肿、干燥，最好剪去领口处能够摩擦扩张皮瓣的部分。加强口腔护理，除晨晚间刷牙外，用餐后均应用清水漱口，预防口腔感染。

尽量每日沐浴，但不应用力搓洗扩张皮瓣表面。头皮下扩张器置入的患者洗头时应避免用力抓挠，不宜使用尖锐的梳子，不要使用刺激性强的洗发液和沐浴液。注意沐浴、洗头时调节水温，勿烫伤，防止蚊虫叮咬，外出期间撑伞或戴帽子，避免阳光直射，防止色素沉着。坚持抗瘢痕治疗。

尽量不要使用化妆品。市场上销售的化妆品成分复杂，有影响扩张皮瓣的潜在可能，不宜使用。冬季较干燥时可在扩张皮瓣表面涂凡士林、甘油或婴儿护肤用品。

2. 饮食护理

术后的恢复需要足量的蛋白质和热量。部分患者术后短期内食欲较差，食物的供给注意色、香、味的搭配，并保证足量的蛋白质摄入，注意膳食的均衡。饮食卫生，预防食物中毒。不宜吃辛辣、油炸、带色素的食物。

3. 不宜进行剧烈运动

任何剧烈运动都有可能导致扩张皮瓣的损伤，应严格限制。

4. 皮瓣护理

密切观察皮瓣的颜色、血运、肿胀程度。术后面部会有轻度肿胀，3 天后自行消退，也可遵医嘱口服迈之灵等消肿药。若肿胀加重，应报告医师，及时处理。

5. 引流管护理

术中放置引流管防止出血及血肿形成，密切观察引流管是否通畅、负压大小、引流液颜色等。术后告知患者局部制动，避免大声谈笑、咀嚼硬食，以防过度牵拉造成创口裂开、皮瓣坏死等。

6. 其他

若发现局部红肿热痛、皮瓣颜色改变应尽快联系医师。

（杨鸿波）

第二节　头颈、颜面部瘢痕整形护理

一、瘢痕秃发整形护理

（一）术前准备

1. 常规准备

同整形手术术前准备。

2. 心理护理

由于患者头部秃发，外观上的缺陷易使其产生自卑感和孤独感，医务人员应以和蔼可亲的语言安慰患者，交代好手术前后注意事项。由于患者迫切希望手术弥补形态缺陷，所以对手术要求较高。然而手术需要经过两期才能完成，尤其第二期需要较长时间的扩张器注水扩张，患者心理负担重。因此，术前必须做好解释工作，使患者了解自己的病情，消除不良心理因素，树立战胜疾病的信心。

3. 皮肤准备

术前 1 日，男患者剃光头发，女患者剃除切口周围 5~6 cm 头发，其余头发梳理扎辫。观察患者皮肤有无发炎，青春期患者有痤疮、粉刺则暂不予手术，待治疗痊愈后择期手术，以免术后感染。嘱患者术前沐浴、洗头、修剪指甲及更衣，取下活动性义齿、戒指、项链、手镯及其他贵重物品。

4. 物品准备

拟行邻近正常头皮扩张者，应根据头皮修复的大小，选择相应大小的扩张器。扩张器的准备同皮肤软组织扩张手术物品准备。

（二）术后护理

1. 一般护理

（1）观察病情：遵医嘱予以吸氧及心电监测，监测患者呼吸、脉搏、血压、血氧饱和度等，床旁应配置吸痰用物，及时吸出呼吸道分泌物，保持呼吸道通畅。发现异常情况应及时报告医师，并采取针对性措施。

（2）体位护理：患者麻醉未醒前头偏向一侧，去枕平卧 4~6 小时；患者清醒后予以抬高床头，采取仰卧位与半坐卧位交替，以利于头部伤口的静脉回流，减轻手术后头部水肿。采用健侧卧位，避免扩张器受压；有眼痛、眼睑水肿等症状者，遵医嘱使用抗生素眼药水。

（3）饮食护理：应给予患者高蛋白、高热量、高维生素、清淡易消化饮食，避免辛辣刺激性食物，多食新鲜蔬果。

（4）心理护理：由于术后剃发，术中置入扩张器引起膨隆，导致头皮部变化明显暴露出来，应为患者提供松软、薄布制作的便帽以遮盖畸形，减轻心理压力，便于修养活动；多与患者沟通，帮助患者适应正常生活、社会活动、人际交往的改变。

2. 专科护理

（1）伤口及引流管护理：同皮肤软组织扩张手术术后专科护理。

（2）皮瓣血运观察：详见皮瓣血运监测技术。

（3）并发症的护理。

1）血肿：术后防止敷料松动，创面适量加压包扎，避免皮瓣移动形成皮下空隙、积血、积液；采取持续的负压引流及时引流皮瓣下渗出物，渗血较多或有出血倾向时，遵医嘱应用止血药物；术后头皮肿胀明显，皮肤发绀，并有逐步加重的情况时，应立即通知医师，并做好手术探查止血的术前准备。

2）感染：术前仔细备皮，对皮肤凹凸不平的缝隙反复清洗；发现有感染小病灶时应告知医师延期手术；严格消毒扩张器；保持扩张器部位的清洁干燥，注水时严格遵守无菌操作原则。

3）扩张器外露：在扩张囊已达额定容量后，如过量注入溶液，囊内压骤增，可能会造成表皮苍白、充血反应消失、局部肿胀等，此时应迅速回抽部分液体，直到皮肤表面血液循环恢复为止。因皮肤中央薄弱处被扩张，故行扩张器埋植术后，应严密观察扩张部位皮肤注水后的反应，如皮肤颜色、张力，有无肿胀及血液循环障碍，发现异常及时报告医生。如发现扩张器外露时，应提前做好施行二期手术的术前准备。

4）扩张囊不扩张：发现扩张器已不能扩张或破损渗漏时，立即协助医师再次手术更换扩张器。术前准备中应选用优质扩张器；术中术后，防止锐器误伤扩张器，以预防扩张囊不扩张。

5）皮瓣坏死：术后严密观察皮瓣血液循环的情况，发现异常立即通知医师，妥善处理。

二、颈部瘢痕整形手术护理

（一）术前准备

1. 常规准备

同整形手术术前准备。

2. 皮肤准备

（1）注意保护供皮区，防止皮肤损伤以及对术后可能出现感染、皮片坏死等并发症的预防；保持颏颈部干燥，防止术区皮肤糜烂，经常流涎的患者可用一次性敷料覆盖胸前。

（2）植皮区和供皮区应无感染疖肿和皮疹；由于患者长期瘢痕增生或萎缩，其与正常皮肤间凹凸不平，易积存污垢。因此，术前 3 天开始每天用温水、肥皂水清洗，清洁皮肤，每日两次，将污垢逐步清除，并起到软化瘢痕的作用，必要时可用软毛刷或用小镊子、棉签清除皱褶或隐窝处的污垢，以减少感染机会。

（3）对于有创面未愈合或有溃疡创面的患者需要继续给予换药处理，直至手术清除结束为止。

（4）供皮区常规备皮，注意勿刮破皮肤（皮肤破损感染是术后皮片感染不能成活的潜在因素之一）。供皮区禁止作静脉穿刺。

3. 特殊准备

（1）对于眼睑外翻者，术前应按医嘱按时用 0.25% 的氯霉素滴眼液滴眼，每日 3～4 次。睡前用金霉素眼膏涂眼，保护眼结膜和角膜，预防结膜炎、角膜炎的发生，眼睑严重外翻时双眼用凡士林油纱布覆盖。

（2）对于口腔闭合不全经常流涎或进食后口腔内残留食物的患者，应做好口腔清洁卫生，术前 3 天除晨晚间刷牙外，三餐后均需用清水漱口，预防口腔感染。

（3）患者术后卧床时间长，需长时间固定于功能位。术前应向患者解释术后体位的不舒适，并训练术后特殊体位，指导患者术前练习床上排便及活动关节，以便术后能及早适应。

4. 物品准备

同整形手术术前准备。

（二）术后护理

1. 一般护理

同整形手术术后护理。

（1）安静舒适的住院环境：给予患者一个良好的住院环境，避免情绪激动，防止患者剧烈扭动头部而影响皮片或皮瓣的血运。可在病室置放电视机或床头设录放机，定时播放音乐或电视节目，活跃病室气氛，缓解因术区制动、卧床过久引起的身体僵硬、疲惫。

（2）观察生命体征：严重颈部瘢痕挛缩畸形患者手术全身麻醉插管有一定难度，且术后下唇至锁骨上加压包扎，故术后 72 小时需严密观察生命体征变化，注意有无皮片下血肿压迫至喉头水肿发生。在患者麻醉未清醒前给予心电监护及氧气吸入，床头备吸引器、吸痰管、气管切开包，防止呕吐物误吸引起窒息。同时还应注意伤口敷料是否包扎过紧，患者有无呼吸道受压，有无渗血、渗液及呼吸变化情况，一旦发现呼吸困难时应立即通知医生，采取积极抢救措施。患者麻醉清醒后遵医嘱予以雾化吸入，每日 2～3 次，每次 15～20 分钟。

（3）饮食护理：全身麻醉术后待患者意识清醒 4～6 小时后无恶心、呕吐方可进水。术后当日禁食，3 天内给予高热量、高蛋白、易消化流质饮食或行鼻饲，3 天后进半流食或软食。协助患者进食时动作要轻柔，量不宜太大，速度不可太快，以免发生噎呛。禁止吸吮，防止过早咀嚼、吞咽，少说话，减少面肌活动。进食时可用塑料布或干净纸巾覆盖在敷料外以避免潮湿污染，减少感染机会。

术后遵医嘱给予静脉营养支持，做好肠外营养护理，防止并发症的发生，同时合理使用抗生素防感染，严格执行"三查八对"，保证用药准确、准时。

（4）口腔护理：每日行 2 次口腔护理，进食后和每日早晚间用 0.9% 氯化钠清洗口腔，避免口腔感染等并发症的发生，平时多饮水。

（5）卧床休息：术后必须卧床休息，取头后仰位，防止皮片挛缩。避免过多活动使皮片移位或造成皮下血肿。协助患者翻身起床活动，护士可指导患者家属用双手固定患者头颈部，防止体位改变造成皮片或皮瓣移动。

（6）保持皮肤的清洁、干燥，加强皮肤护理，帮助患者定时翻身、拍背。保持床单的整洁、舒适，预防压疮。

（7）心理护理：主动关心患者，详细说明术后注意事项，介绍成功案例，拿出患者术前、术后对比照，让患者及其家属确信现在比术前好了许多，积极帮助患者解决情绪障碍，加强心理疏导。

2. 专科护理

（1）术后体位与支具维护：术后应选择去枕平卧位，肩下垫一枕头，保持头后仰位使皮片舒展，限制头部转动、抬起等动作。术后6小时可适当床上侧卧，背部垫枕，注意头部及上半身在同一水平，特殊体位保持1周左右，为防止压疮可使用头圈减少压迫。

患者术后5~7天开始取半卧位，抬高床头30°~45°，身体两侧用软枕固定，膝部垫一软枕，以防下滑，保持颈部高于心脏水平，有利于静脉回流和减轻组织水肿，保证皮片或皮瓣的成活率，同时改善肺通气，有利于呼吸运动。

石膏托固定颈部者注意枕后垫海绵，防止压疮，有条件者可持续使用自动充气式气垫床。

拆线后常规使用下颌托维持功能位，并辅以理疗及手法按摩以对抗挛缩，连续使用6个月以上。

支具可用颈托，其规格是上至乳突，下至胸锁乳突肌，外层用弹力绷带加压，要求不得压迫气管，以免影响呼吸。

（2）制动：面颈部皮片或皮瓣移植后，皮（瓣）与受区基底间需重新建立血运，为防止皮片或皮瓣与受区相互移动而影响血流供应的建立，术后制动尤为重要。

（3）引流护理：妥善固定各种管道，保持引流通畅，防止堵塞或扭曲，正确记录引流液的量、色和性状，按需每日更换引流装置。如若短时间内引流液骤然增多且引流液呈鲜红色，提示伤口有活动性出血，应及时报告医师处理。

（4）植皮区、供皮区的观察和护理。

1）保持患者取皮区和植皮区敷料干燥清洁。观察植皮区及供皮区敷料渗血、渗液情况，并用笔做记号。如有渗出时应通知医师积极换药处理，一般早期可只换外层敷料，再加压包扎处理；若发现有感染倾向，如敷料有渗血、渗液，并闻到恶臭味，同时患者体温升高，自述切口"疼痛"，则多有创面感染的可能，此时要及时实施彻底换药处理。

2）植皮区的包扎应松紧适宜，如有敷料松动、伤口外露或包扎过紧影响呼吸等情况，应及时和医师联系，给予棉垫加压包扎或适当松动、吸氧等处理。

3）大腿部取皮处采取膝关节抬高屈曲位；胸腹部取皮处应予以腹带加压包扎以减少出血和摩擦，减轻创面张力和咳嗽时创口的疼痛。术后5天供皮区应除去外层敷料，仅保留内层油纱，采取半暴露，使其自然愈合。

4）术后局部会有瘙痒感，忌用手搔抓或摩擦，以免伤口破溃感染。注意患者有无颈肩部酸胀、疼痛，上肢上举沉重等副神经损伤的表现。

（5）皮瓣、皮片血运的观察和护理：详见皮瓣血运监测技术的相关内容。

（6）扩张器置入术后的护理。

（7）功能锻炼：早期有节奏的肌肉收缩和关节运动产生牵拉作用，既能消除静脉瘀血，保证营养物质的充分供应，又能防止肌肉萎缩、变性、瘢痕化。当患者术区疼痛减轻，皮片（瓣）生长良好时，即可开始协助患者功能锻炼。每日定时辅助患者做低头、后仰及头部两侧侧向活动，后期进行理疗及局部按摩，促使瘢痕软化，并戴上预制的颈支架或颈圈，最少维持半年，使颈部保持仰展位置，保持颈前曲线形态。

颈前部烧伤瘢痕挛缩颈胸粘连手术术后康复训练和定期随访，是手术成功的重要环节。因此，出院后必须依靠患者自身的锻炼和保护。患者出院时，应加强健康教育，鼓励其加强功能锻炼，注意个人卫生，保持局部的清洁干燥，防止感染，并采用佩戴弹力套、颈托及贴瘢痕贴等物理治疗方法，控制瘢痕的再生，睡眠时去枕头后仰、肩背垫高，保持头颈后仰位，使颈部最大限度伸展，定期复查确保手术的成功率。

颈部制动术后颈托固定 3~6 个月是防止皮瓣、皮片挛缩的有效措施，使用要早，术后外层敷料拆开后即开始佩戴颈托，对移植皮片施加均匀的、一定程度的压力，使其平滑柔软，以保持颈部伸展位置和颈前曲线的形态。佩戴时内衬海绵、棉垫或纱布，特别对凹陷部位要注意，以免造成磨损或压力不均匀，松紧适宜，面积需超过整个植皮区，上缘抵下颌缘，下缘达到锁骨上缘，以维持颈部位置。24 小时连续压迫，持续到瘢痕变平、变软、颜色正常后 1~2 个月，使患者能在不经意间完成上仰、后仰等动作。睡觉时肩下垫软枕，保持头后仰、颈部过伸位，便于加强康复锻炼，更有效地防止皮瓣挛缩。若患者在术后颈托固定期间颈部出现瘙痒等不适，勿搔抓受皮区，切勿自行解除固定颈托，要及时复诊。3 个月后可白天取下，晚上佩戴。同时要保护移植皮肤并进行功能锻炼。

颈部功能训练出院初期，患者颈部活动不可太过剧烈，避免加重疼痛，要循序渐进，活动的幅度从小到大、动作由易到难，逐渐加大活动量，坚持 6~12 个月康复锻炼。在术后 10 天拆线，局部皮瓣或皮片生长良好的情况下开始康复锻炼。

手法按摩可以软化瘢痕，起到减轻挛缩、松解粘连的作用，结合颈部功能锻炼，可使局部痛、痒症状改善，促进伤口愈合，减轻瘢痕增生。每日早晚从中心向四周方向按摩颈部移植皮肤，并涂油膏使其柔软，减少皮片收缩。

三、颜面部整形手术护理

（一）术前准备

1. 常规准备

同整形手术术前准备。

2. 口腔准备

有口腔疾患者应积极治疗，术前 1 日晨晚间及三餐进食刷牙后用氯己定漱口液漱口。

（二）术后护理

1. 一般护理

（1）术后麻醉恢复期护理：遵医嘱予吸氧、心电监护；去枕平卧位，头偏一侧，防止呕吐后误吸导致窒息和吸入性肺炎；密切监测生命体征，做好相关记录。

（2）体位护理：术后取半卧位，利于引流，减轻面部肿胀。

（3）饮食护理：口外伤者可进软食或普食，口内伤口较大者给予鼻饲流食，1周后训练经口进食；伤口小者进流食，1周后改半流食，2周后可改软食。避免辛辣刺激、坚硬、过冷过硬的食物，减少咀嚼动作，指导患者正确清洁口腔的方法。改善患者营养状态，给予高营养、高热量，富含维生素 C、维生素 E 的蔬果，有一定美白作用，避免辛辣刺激、有色素的饮食。

（4）皮肤护理：防止压疮发生，定时翻身或使用气垫床。

（5）心理护理：主动关心患者术后感受，了解患者需求，并及时给予帮助，鼓励家属多关爱患者。

（6）术后护理：同整形手术术后护理。

2. 专科护理

（1）创面护理。

1）保持术区敷料清洁、干燥，如有渗血渗液，应及时通知医生予以处理；如有皮瓣移植，应密切观察局部血液循环情况，并告知患者及其家属伤口局部避免受压。

2）眼部：手术后多发生颜面部肿胀、发绀，双眼不能睁开，分泌物增加，应及时清除，并滴氯霉素眼药水，晚上涂少量红霉素眼膏。

3）口腔：进食时采用健侧管喂流食，进半流食时，注意敷料勿被浸湿、污染。可用消毒凡士林油纱布、纱布各两层覆盖下唇、下颌敷料，再用勺喂，并嘱患者进食后用 20 mL 注射器抽清水清洁口腔，清除积存物或根据医嘱给予口腔护理。

4）头部：辅料外戴头套与口角拉钩相连，口角拉钩从患侧口角进入，上拉患侧口角，以减少重力或肌张力。口角拉钩的口腔黏膜处易发生口角炎及破溃，要在患处涂红霉素眼膏或在口角拉钩处垫小块纱布以防口角溃疡。

（2）管道护理：如带有导管者，应保持管道通畅，防管道折叠、脱出、受压；观察引流液颜色、量、性状，并记录；每日清晨更换负压引流器。

（3）康复护理。

1）术后 3 日内患者的体温稍高或伤口轻度肿胀属正常现象，提前告知患者及其家属，避免心理负担增加。

2）全身状况良好者，鼓励患者早期下床活动。

3）保持口腔清洁，饭后漱口，早晚刷牙到位。

4）面部伤口术后 5 ~ 7 天拆线，坚持抗瘢痕治疗。

5）避免阳光直射，外出期间撑伞或戴帽子，防止色素沉着。

6）嘱患者加强面部康复训练，协调面部运动，如练习微笑，健侧、患侧平衡运动。

四、眼部整形手术护理

（一）术前准备

1. 常规准备

同整形手术术前准备。

2. 心理准备

眼睛是人体最重要的器官之一，眼部的缺损和畸形，既影响感知外界事物、接收信息的功能，又造成整个面部的严重缺陷，给患者造成极大的痛苦，表现为自卑、沉默、心事重重、不敢正视医护人员，有的以长发掩之，或整天戴墨镜遮盖其缺陷。针对患者的不良心理，应用坦诚的态度与之交谈，对他们的心情表示同情与理解，鼓励其勇敢面对，通过图片资料、宣传手册、录像等多种形式来提高患者对疾病的认识，消除其不良情绪，以最佳心理状态配合手术治疗。

3. 眼部准备

遵医嘱术前 1 日用氯霉素眼药水或环丙沙星眼药水滴眼，每日 4 次，每晚睡前涂抗生素眼膏，并用无菌凡士林油纱布盖患眼，以保护角膜。必要时可用 0.9% 氯化钠注射液冲洗结膜囊，每日 2~3 次，遵医嘱滴眼药水。若有结膜炎、睑缘炎、严重沙眼者，必须治愈后才能手术。眼周皮肤有炎症者暂缓手术。

（二）术后护理

1. 一般护理

同整形手术术后护理。

2. 专科护理

（1）密切观察术眼有无持续渗血，若发现局部持续渗血或有进行性肿胀及患者诉剧烈疼痛，提示可能有血肿形成，若压迫神经，出现恶心、头晕等症状，应立即报告医生予以处理。

（2）眼部包扎者应予以生活方面的照料，将呼叫器置于患者方便取用的地方，教会其如何使用，安排家属陪护，防患者跌倒、坠床。

（3）暂时性眼闭合不全者，每日遵医嘱用抗生素眼药水滴眼 3~4 次，并用无菌凡士林纱布覆盖患眼，每晚睡前涂抗生素眼膏，防止眼干燥和暴露性角膜炎。

（4）注意保持眼部的清洁，嘱患者家属如有血痂不要自行清除，如伤口有存留线头不可私自牵拉，需及时找医师处理。

3. 康复护理

拆线后 48 小时内防水，不可用手触碰伤口；3 个月内尽量减少看电视、计算机，防止光源刺激。

五、外耳整形手术护理

（一）术前准备

1. 常规准备

同整形手术术前准备。

2. 皮肤准备

（1）Ⅰ期：男性患者剃光头，女性患者患侧耳周入发际约 10 cm。

（2）Ⅱ期：男性患者剃光头，女性患者患侧耳周入发际约 12 cm。

（3）Ⅲ期：患者耳后约 3 cm。

（4）植皮，取肋软骨区予以常规备皮。

（5）其余同整形手术术前准备。

（二）术后护理

1. 一般护理

同整形手术术后护理。

全身麻醉清醒后采取半卧位或健侧卧位，Ⅲ期取舒适卧位即可，翻身时尽量向健侧，避免压伤再造耳。Ⅱ期应当采取摇高床头的方法，利于引流。

2. 专科护理

（1）伤口护理：严密观察术区敷料有无渗血、渗液及血液循环情况，局部皮瓣有无发绀及苍白；防止感染，术后常规应用抗生素 3~5 天，Ⅰ期术后第 7 天左右拆线，Ⅱ期、Ⅲ期术后第 10 天拆除，拆线后仍需敷料包扎数天，包扎时注意在耳后沟处用纱布填塞，术后 3 周可去除全部敷料，小心拔除耳轮缘处头发，半年内避免过度压迫再造耳。

（2）引流护理：Ⅱ期、Ⅲ期手术需要观察负压引流，使伤口引流管保持通畅，防堵塞或扭曲，正确记录引流液的量、色和性状，每日晨更换负压引流瓶，保持足够的负压。如若短时间内引流液骤然增多且呈鲜红色，提示伤口有活动性出血，应及时报告医师处理。Ⅰ期术后第 3 天可拔除引流管，Ⅱ期术后第 5 天拔除引流管。

（3）疼痛护理：Ⅰ期手术无须服用镇痛药物，但是需要观察鉴别疼痛性质，若耳部胀痛强烈，应当立即通知医师处理，预防血肿的发生；Ⅱ期手术由于取自体肋软骨，所以可遵医嘱给予镇痛药，必要时肌内注射哌替啶。还可通过半坐卧位和术前训练腹式呼吸减轻疼痛。加强与患者的沟通，给予解释及安慰。

3. 康复期护理

（1）日常护理：术后可以适当活动，但是避免跳跃、哭闹等剧烈运动，进食应当使用健侧咀嚼。Ⅱ期术后 1 天鼓励患者下床活动，以利伤口愈合。耳部手术后患者应防止污水（洗头发淋浴游泳时）进入耳内，以免手术腔继发感染。天冷时，应保持室内温度适宜，注意再造后耳郭的保暖，尽量不感冒，以免发生中耳炎。

（2）腹带护理：Ⅱ期、Ⅲ期手术佩戴腹带，不得随意摘除。

（3）切口护理：Ⅰ期术后第 7 天拆线，Ⅱ期、Ⅲ期术后第 10 天拆除。术后的愈合较慢，拆线后近期内一定要注意手术部位的保护，半年内要避免外力挤压再造后的耳郭，撞击耳部。若手术腔黏脓性分泌物增多则提示手术腔存在感染，应及时入院就诊或让家人先用消毒的干棉签将分泌物清除。

4. 各期患者术后注意事项

（1）Ⅰ期注意事项：向患者及其家属交代注水目的、方法以及注意事项，预防上呼吸道感染，增强体质。隔日进行扩张器注水并作记录。依据患者年龄、注水次数、皮肤状况等不同，注水至所需用量后停止注水。嘱患者注水后观察皮瓣颜色后再离院。注水前请进食，以免精神紧张诱发低血糖而虚脱。注意观察扩张区皮肤，正常应光滑、红润、逐渐增大、皮温同体温且无痛感。若扩张皮瓣出现苍白、发绀、红肿、热痛、注水后不见扩大或扩张后皮肤破溃，应立即与医师联系。保持扩张后的皮肤及周围清洁，拆线后 48 小时后方可淋浴。淋浴时注意水温，避免热水直接淋在扩张的皮肤上。冬季涂抹油膏保持湿润，夏季防蚊虫叮咬、防晒，若有水泡、痤疮、疖肿等及时告知医务人员。扩张后皮肤休养 4 周时间，休养期同样需要保护好扩张的皮肤。佩戴耳罩或耳枕保护扩张皮肤。少去人多的地方，防止挤压碰撞扩张的皮肤。嘱患者穿着柔软衣服，帽檐避免硬质材料，以免磨破扩张后的皮肤。

（2）Ⅱ期注意事项：再造耳郭后应防冻、防晒、防碰撞、防挤压，需佩戴耳罩加以保护。不要佩戴弹力线帽，以免影响局部血运。再造耳郭上若有痂皮切勿强行撕扯，应湿润后轻拭。胸部伤口可在拆线 48 小时后清洗，胸部伤口腹带固定时间应为 3~6 个月，避免瘢痕增生。1 个月后回院复查清洗再造耳，发现钢丝脱出、软骨外露等异常情况时，及时就诊。1 年后再行Ⅲ期手术。

（3）Ⅲ期注意事项：耳甲腔加深者，出院后应继续用棉球填塞耳甲腔部位 3 个月。其余同Ⅱ期注意事项。

六、鼻整形手术护理

以额部皮瓣扩张手术为例，手术分 3 期：Ⅰ期手术，额部扩张器置入术；Ⅱ期手术，全鼻再造术；Ⅲ期手术，再造鼻断蒂术。

（一）术前护理

1. 常规准备

同整形手术术前准备。

2. 皮肤准备

术前剪除鼻毛，术前 3 天清洁鼻腔，每日 3 次，将鼻前庭部分清洗干净。全鼻再造术因采用额部皮瓣或前臂皮瓣，应剃除额上 6 cm 头发，前臂备皮需从指端到肘上 10 cm；鼻翼缺损取耳部皮肤，环耳 10 cm 范围剃毛发。口腔护理除每日晨晚间清洁口腔外，也可用生理盐水或氯己定溶液漱口，每日 2~3 次。

（二）术后护理

1. 一般护理

同整形手术术后护理。

（1）体位护理：术后取平卧位，必要时垫高肩部，使头部颏高顶低，使皮瓣的蒂部处于再造鼻的最低位，以利于皮瓣的静脉回流。

（2）饮食护理：加强营养、增强机体抵抗力是促进皮瓣成活的重要因素。因此要保证患者的足够营养，初期应给予高热量、高蛋白流质饮食，逐渐过渡到半流质，后期应以软食为主，禁食辛辣食物，嘱患者少咀嚼，尽量减少面部表情活动，以免导致皮瓣移位。必要时遵医嘱予以静脉补液。

（3）鼻腔清洁护理：Ⅱ期手术后，患者鼻腔内放入橡皮管塑形，应及时清除鼻腔分泌物，保持鼻腔清洁干燥，每日用生理盐水棉签擦洗分泌物后再用 0.25% 氯霉素眼药水滴鼻。

2. 专科护理

（1）Ⅰ期手术，额部扩张器置入术后扩张器的护理。

1）扩张囊内注水应在扩张器植入 1 周后进行。严格无菌操作，用碘伏、75% 乙醇消毒扩张器阀门部皮肤，用无菌注射器抽取适量 0.9% 氯化钠注射液并加入一定量的庆大霉素或氯霉素，选用头皮针缓慢推注。注意观察扩张区皮肤，听取患者反映，如患者诉头痛、头晕，扩张区皮肤苍白等应暂停注水或抽出少量注水。如出现冷汗、虚脱等症状应立即停止。

2）注射后嘱患者卧床休息，轻轻按压针眼 1 分钟，以防外渗。

3）扩张期间注意防止局部外伤、蚊虫叮咬，同时观察局部有无感染，扩张囊有无外漏、渗液等情况，发现问题及时报告医师处理。

（2）Ⅱ期手术，全鼻再造术后皮瓣护理。

1）观察：术后 1 ~ 2 天，皮瓣温度应在 33 ~ 35℃，注意室温，密切观察皮瓣颜色、温度、有无肿胀等。若发现皮瓣肿胀、颜色发绀、皮温低于周围正常皮肤，指压反应存在，提示皮瓣血运障碍早期，应按摩，其操作是用血管钳夹住棉球，从皮瓣远端向蒂部按摩，半小时 1 次，每次 2 分钟，避免用力过大擦伤皮肤。如果无好转，应立即通知医师，并配合检查和处理。

2）术后 24 小时内是皮瓣发生血管危象的危险期。经按摩后的皮瓣颜色仍苍白、无弹性、干瘪，毛细血管充盈时间延长或不明显，皮温突然下降，用针尖划破表皮后出血少或不出血，提示动脉危象。应立即通知医师，并配合检查和处理。

3）术后 1 周内，应选择去枕平卧位，保证再造鼻皮瓣远端回流顺畅。

（3）肋软骨采取术后护理：大部分全鼻再造的患者都需要采取肋软骨以雕塑鼻骨支架。肋软骨采取部位术后常疼痛剧烈，应进行观察与评估，确定是否需要通知医师行镇痛药物治疗。教会患者咳嗽、翻身以及起床时的正确用力方法，以减少疼痛；多与患者沟通，分散患者注意力。由于鼻再造术后需要卧床 1 周，患者常由于惧怕疼痛不敢翻身，护理上要注意受力位置皮肤的护理，防止压疮。

3. 康复期护理

（1）患者出院后仍需鼻腔内置胶管 6 ~ 12 个月，以对抗挛缩，预防鼻孔狭窄。

（2）3 个月内不可拧压鼻部，尽可能避免剧烈的咀嚼及面部表情活动。

（3）增强自我防护意识，避免碰撞挤压，保持局部清洁，预防上呼吸道感染。

（4）禁食辛辣食物，平时应避免阳光暴晒，以防色素沉着。同时防止干燥，冬季防冻。

（杨鸿波）

第三节　四肢瘢痕整形护理

一、术前准备

同整形手术术前准备。

二、术后护理

（一）一般护理

1. 卧床休息

术后嘱患者去枕平卧 6 小时，再抬高床头，下肢术后绝对卧床休息，保持床单整洁，协助其生活护理。

2. 饮食护理

全身麻醉患者麻醉清醒 6 小时后，可进食清淡易消化、营养丰富的流质饮食，第 2 天再过渡到普通饮食。加强营养，多食新鲜蔬菜、水果，补充适量纤维，多饮水，防止便秘及泌尿系感染和结石，忌进食富含色素及刺激性食物，如生姜、生葱、生蒜、辣椒、海鲜等。

3. 预防感染

手术部位应保持清洁，防止感染，术后常规应用抗生素 3~5 天。

4. 疼痛护理

术后患者疼痛的原因很多，应针对不同的原因和时间进行护理。如手术伤口部位疼痛，可适当使用止痛药物；如肿胀压迫引起的疼痛，抬高患肢；如石膏压迫引起的疼痛，应告知医生，需要拆除石膏，以免形成压疮。早期冷敷减少血液循环，减轻水肿止痛，并防止出血，晚期热敷促进血液循环，消除水肿止痛。

5. 其余

同整形手术术后护理。

（二）专科护理

1. 患肢护理

卧床时用软枕垫高患肢，一般患肢抬高 20°~30°，高于心脏 5~8 cm，以促进静脉回流，减轻局部肿胀，有利于伤口愈合；起床时上肢可用绷带或三角巾悬吊，保持高于心脏平面。使用石膏固定的患者注意观察石膏的松紧，以防压伤。

2. 伤口观察及护理

严密观察患肢指（趾）端末梢血液循环颜色、毛细血管充盈以及伤口出血及渗血情况，如指端呈青紫色，说明静脉回流不畅，如患肢外层敷料渗血范围不断扩大且患者主诉术区胀痛，则提示有出血或血肿的可能，均应立即告知医生，及时处理。

3. 石膏护理

如有石膏固定或外固定支架者，应注意石膏是否过紧、松动、变形，保持局部稳定，避免污染、受潮，抬高患肢，3 周内防止局部活动。

（三）康复护理

1. 日常护理

应保持室内温度适宜，注意肢端部位的保暖，避免冻伤，严禁吸烟及喝酒。经常泡洗患肢，保持局部清洁卫生，植皮区经常涂以少量凡士林油膏或护肤膏，保持皮肤滋润，防止皮肤皲裂，并防止蚊虫叮咬和各种外伤。

2. 功能锻炼

功能锻炼是术后恢复的重要内容。术后需要做主动及被动的练习，术后 3 天可进行肢体肌肉的等长运动，7 天可进行关节的主动屈伸活动，对防止关节强直、肌肉萎缩，改善血液循环，消除肿胀有极大益处。卧床期间需要做床上的适当运动，下地活动应慢慢直立，由虚踩地到实踩地，循序渐进。居家最后借助轮椅或拐杖帮助行动，患者行康复锻炼时，需家属陪同，以防跌倒等意外。

手术切口拆线一般在术后 14 天，拆线后 3~5 天不要加大关节活动角度，手术后 21 天可以活动伤口部位邻近关节，手术后 28 天关节可以达到正常活动角度。为了防止瘢痕增生，可戴弹力护手、护脚套加以压迫。

（施馨博）

第四节　胸腹部瘢痕整形护理

一、术前准备

（一）术前检查

术前按常规做好血、尿常规检查及生化检查，心电图及胸部 X 线检查等，排除全身性手术禁忌证。告知患者术前 1～2 周戒烟和停服阿司匹林等抗凝药物。

（二）皮肤准备

剃除切口周围毛发。

胸部手术：上起锁骨上部及肩，下至脐水平线，前后胸壁均超过腋中线 5 cm 以上。

上腹部手术：上起乳头连线，下至耻骨联合及会阴部，两侧至腋中线。

下腹部手术：上起剑突，下至大腿上 1/3，两侧至腋后线，剃除阴毛。

对凹凸不平积垢较多的瘢痕，要除去凹陷处的毛发。

二、术后护理

（一）一般护理

同整形手术术后护理。

1. 常规护理

遵医嘱为患者安置心电监护仪，吸氧，做好各种引流管、输液管的妥善固定，正确连接引流装置，调节负压。

2. 体位

术后患者卧位首先应考虑麻醉方式，待麻醉解除后，再按手术部位的要求放置。（胸部手术：多采用高半坐卧位，便于呼吸和有效引流；腹部手术：多采用低半坐卧位或斜坡卧位，降低腹壁张力，减轻伤口疼痛，利于呼吸）。

3. 病情观察

密切观察患者的血压及出血情况，及时处理一切增加腹压的症状，如咳嗽、呕吐等，防止出血。

4. 饮食护理

全身麻醉者，应待患者完全清醒，无恶心、呕吐后方可进食，先给予流质饮食，再逐步改为半流食或普食，合理进食含高热量、蛋白质和富含维生素的均衡饮食。

5. 伤口护理

手术部位遵医嘱予以腹带加压包扎，观察患者伤口局部皮肤温度、血液循环情况，如有异常及时通知医生。

6. 疼痛护理

术后疼痛是一种急性痛，是困扰手术患者的突出问题，术后镇痛应视为是保障患者安全、促进术后康复的重要环节。疼痛也是判断皮瓣血肿的重要体征。处理方法有物理疗法（按摩、温热疗法）、心理疗法（松弛训练、精神转移法）、药物镇痛，应避免激发和加剧疼痛（环境、光线、舒适体位），及时处理术后并发症（血肿、感染），避免操作增加疼痛。

（二）不同手术方式的护理

1. 游离移植术护理

保持敷料整洁干燥，局部制动防止水肿，拆线后应戴弹性织物持续压迫半年，保持皮片平整，防止瘢痕增生。

2. 皮肤扩张器植入术护理

注水时观察局部皮肤的颜色、硬度，加强患者的自我保护意识，避免挤压、碰撞、揉搓等，局部涂油膏，出现并发症及时报告医师。

3. 带蒂皮瓣、皮管转移护理

观察皮瓣、皮管颜色、血供、肿胀情况；保持姿势固定；由于皮瓣感觉差，注意保暖，防冻、防烫；局部按摩减少强迫体位引起的不适。

（三）康复护理

移植皮片在一段时间内不能分泌皮脂、汗液，局部可涂抹油膏保持滋润；皮瓣、皮管感觉差，注意保暖，防止冻伤、烫伤。全厚和中厚植皮初次手术时，局部形态半年后需再次修整。坚持应用抗瘢痕药物，定期复诊。

（施馨博）

第五节　会阴、肛门部瘢痕整形护理

一、会阴部整形手术护理

（一）术前准备

1. 常规准备

同整形手术术前准备。

2. 皮肤准备

瘢痕部位于手术前3天开始，用1：5 000高锰酸钾溶液坐浴或1：1 000新洁尔灭冲洗，每日2次，浸泡擦洗瘢痕部位，尤其是瘢痕皱褶凹陷处及瘘管内。术前1日耐心细致地做好瘢痕部位的清洁工作，由于瘢痕高低不平，皱褶、凹陷处常积存污垢，有的瘢痕组织形成假性憩室或窦道，甚至形成慢性小溃疡及窦道感染。因此，清洁时一定要仔细地用棉签清除污垢，动作轻巧，防止造成新的损伤。供皮区术前1日清洗干净，并剃去毛发。女性术日晨阴道消毒，必要时阴道穹隆部涂甲紫做标记。

3. 肠道准备

术前3天进流质饮食，术前晚清洁灌肠，术前6~8小时禁水，8~12小时禁食。

4. 特殊用物准备

根据手术需要准备软垫、支托、绷带、阴道模型等。

（二）术后护理

1. 一般护理

同整形手术术后护理。

（1）心理护理：会阴部瘢痕手术后为使创面干燥及减少细菌污染，需暴露会阴部，采取被动体位，但会阴部是人体的隐私部位，大多数患者不愿暴露，护士应向患者解释采取被动体位的原因及重要性。同时在护理操作时注意保护、遮挡，使患者产生安全感与信任感，取得合作。

（2）体位：术后卧床7天，取平卧位，双腿屈曲外展，双膝关节下垫软枕并制动，骶尾部垫气圈以防止压疮。植皮术后的患者均须保持特殊体位，体位姿势的正确稳定与否与手术的成败有着密切的关系。

（3）饮食护理：术后可禁食3~5天，逐渐恢复到正常饮食。因过早进普食会促使患者过早排便，污染术区。

（4）疼痛护理：疼痛剧烈者，遵医嘱给予镇痛药物并观察止痛效果。

2. 专科护理

（1）切口的护理。

1）严密观察会阴部敷料有无渗血、松脱，观察伤口炎性反应、局部皮肤状况、阴道分泌物形状。

2）保持外阴清洁干燥，排便后及时清洗外阴。

3）应用烤灯照射局部。

4）避免增加腹压，如咳嗽、用力大便等。

5）压迫止血：12~24小时内取出阴道内纱条。

（2）尿管护理。

1）术后需留置尿管2~10天，加强会阴护理，预防感染，取碘伏用生理盐水稀释后，消毒会阴每日2次，患者家属也可早晚用清水为其清洗会阴。

2）妥善固定引流管，防止脱出，尿袋固定不可高于床面，防止尿液倒流引起尿路感染，要保持尿管通畅，防止其受压、扭曲、折叠，一旦出现阻塞，要及时用无菌0.9%氯化钠注射液冲洗、疏通。

3）注意观察尿液的颜色和尿量，鼓励患者多饮水，保持尿管通畅，每周更换一次尿袋，遵医嘱拔管。

3. 康复护理

（1）保持创面清洁干燥：保持会阴部清洁，勤换内裤，出院后近期坚持坐浴，有利于创面愈合；尽量穿柔软面料衣物，减少摩擦手术部位皮肤，防止形成新的瘢痕。冬季注意术区皮肤保暖，减少局部皮肤血管收缩，夏天防止蚊虫叮咬，避免形成新的创面。

术后1个月内避免运动，减少外力对手术部位的牵拉。术后2周穿定制的弹力裤，通过对手术部位的加压，减少瘢痕生成。避免重体力劳动，可在医生指导下恢复性生活。

（2）加强功能锻炼：术后加强功能锻炼是提高手术效果、促进功能恢复和改善外观的重要措施。手术治疗只能为功能恢复创造有利条件，要达到良好的功能恢复，还需进行有效的功能锻炼。为了防止继发挛缩和有利于恢复功能，术后2周即可进行两侧髋关节功能锻炼，并逐渐增加锻炼幅度，持续3~6个月至局部畸形完全纠正、功能恢复正常为止。

二、肛门及其周围瘢痕整形手术护理

（一）术前准备

1. 一般准备

同整形手术术前准备。

2. 皮肤准备

床上铺一次性护理垫，每次便后用温水擦洗肛门周围及臀部皮肤，保持皮肤清洁干燥。必要时，肛门周围涂红霉素眼膏保护皮肤。术前 1 日备皮，范围：耻骨联合上 10 cm、外阴部、肛门周围、臀部及大腿内侧上 1/3。剃除阴毛，观察皮肤的完整性，手术需要植皮的患者，应做好供皮区皮肤的准备，若外阴局部皮肤有感染或湿疹，治愈后方能手术。术前一日晚及术晨用 1：5 000 高锰酸钾溶液清洗会阴、肛门，更换清洁病号服。

3. 肠道准备

术前 3 日口服肠道抑菌药，进食少渣饮食，术前 1 天进流质饮食，术前 12 小时禁食，术前 6 ~ 8 小时禁水禁饮；术前日晚及术晨行清洁灌肠；术日晨放置尿管，避免尿潴留，减少术后伤口污染。向患者说明肠道准备的重要性，取得患者配合。

4. 镇静剂的使用

精神紧张难以入睡者，术前晚睡前可遵医嘱给予镇静药，保证患者充足的睡眠。

（二）术后护理

1. 一般护理

同整形手术术后护理。

（1）饮食护理：术后禁食 3 ~ 5 天，然后改进无渣或少渣饮食，以减少肠蠕动，控制排便，促进伤口愈合。保证患者每天摄入充足的液体。

（2）排便护理：术后 48 小时内服用阿片酊，以减少肠蠕动，控制排便；尽可能使患者术后 7 天排便，避免污染手术切口。

2. 专科护理

（1）皮肤护理：术后开始排便后，每次便后用 1：5 000 高锰酸钾溶液洗净会阴及肛门周围，患者臀下置护理垫，一经污染，立即更换，以减少床褥污染。要随时更换污染的衣物和被单。

（2）术区护理：严密观察术区敷料有无渗血、松动，术后 3 ~ 5 天去除敷料后，观察肛门周围分泌物、排泄物的性状，如有异常，及时通知医师。

（3）肛管护理：术后放置肛管者，严密观察肛管固定情况，患者自主排气后可拔除。

3. 康复护理

（1）重建排便的能力：教会患者进行肛门括约肌和盆底部肌肉收缩锻炼，或重建肌肉的收缩与肛门收缩之间的配合训练。指导患者试做排便动作，先慢慢收缩肌肉，然后慢慢放松，每次 10 秒左右，连续 10 次，每次锻炼 20 ~ 30 分钟，每日数次，以患者感觉不疲乏为宜。

（2）养成良好的排便习惯：指导患者养成良好的排便习惯，保持大便通畅；排便时避免久蹲。注意肛门卫生，建议使用白色、柔软、无香手纸，排便后清洗肛门。避免长时间久坐或久站，适量活动。

（3）饮食护理：加强饮食调节，多饮水，保证摄入足够的粗纤维食物，多吃新鲜蔬果，少吃辛辣刺激性食物，禁烟酒，保证排便通畅。

（施馨博）

第十章

常见介入治疗术中护理

第一节 肾动脉狭窄

肾动脉狭窄常以球囊扩张或支架植入治疗。

一、器械及药品准备

1. 器械准备

除一般敷料以外，特殊器械包括5F动脉鞘组、4~5F猪尾导管、5F猪尾导管、7F引导管、扩张球囊导管、金属裸支架、0.035 in导丝（150 cm）等。

2. 药品准备

利多卡因、肝素、生理盐水、非离子造影剂和急救药品。

二、操作方法与护理

（一）体位与麻醉

1. 体位

取平卧位，双下肢分开并外展。

2. 麻醉方式

常规采用局部麻醉。

做好术中患者的心理护理，消除患者紧张情绪及恐惧心理，积极配合手术。给患者摆放正确体位，协助医生暴露手术野，观察手术侧足背动脉搏动情况并做好记录。为患者行血压、心电、血氧饱和度监测，严密观察患者生命体征变化，尤其是血压变化，发现异常及时报告医生并做好记录。

（二）手术步骤及护理

（1）常规消毒铺巾：打开手术包，协助医生穿手术衣，消毒皮肤，铺无菌手术单，准确传递术中所需物品和药物，使用前再次检查物品材料的名称、型号、性能和有效期，确保完好无损。

（2）采用Seldinger技术经皮股动脉穿刺成功后，送入短导丝，沿短导丝送入5F导管鞘，由导管鞘沿150 cm长导丝送入猪尾导管至第11~12胸椎水平，行腹主动脉及肾动脉造影，以明确有无肾动脉狭窄、狭窄部位、范围及狭窄两端的正常肾动脉管腔直径。

密切观察患者对对比剂的反应，向其说明术中造影摄片时，可能出现的一些造影剂部位发热、烧灼感，让其有思想准备，配合操作。

（3）用导丝试通过狭窄段，成功后即将导管跟进。通过困难时可换用超滑或较细的导丝和导管。

（4）导管通过狭窄段后，先注入造影剂显示狭窄后血管情况，然后静脉输入肝素3 000 U，插入超长导丝越过狭窄至肾动脉远端分支。

1）若决定行单纯肾动脉球囊扩张，可选择大于正常肾动脉直径 1 mm 左右球囊，经导丝交换入球囊导管，准确植入球囊于狭窄段血管，对狭窄段行球囊扩张，用压力泵吸取少量造影剂打 8～10 atm 气压，注入球囊使其轻度扩张。透视下可见狭窄后对球囊的压迹。如压迹正好位于球囊的有效扩张段可继续加压注射，直到压迹消失。一般每次扩张持续 15～20 秒，可重复 2～3 次。撤出球囊导管时应用 20 mL 注射器将其抽瘪，以利于通过导管鞘，再次插入导管行造影观察。

术中球囊扩张狭窄动脉时，可能出现腰腹痛，应重视患者的主诉，在用压力泵加压膨胀球囊作肾动脉血管成形术及释放支架时，一定要询问患者有无腹痛，若持续剧痛，应警惕预防动脉破裂。术中经常询问患者有无不适感，观察患者面色，倾听其主诉并给予心理支持。

2）若决定放置支架，则选择比正常肾动脉小 1～2 mm 的球囊做预扩张，然后经由导丝植入支架，或直接植入支架。

（5）支架植入后再次造影，确定支架释放后的位置、形态和肾动脉血流通畅情况，达到满意效果后撤出导丝和导管，拔出动脉鞘，纱布压迫穿刺点 10～15 分钟，加压包扎，护送患者至病房。

（王　哲）

第二节　肾与前列腺肿瘤

一、肾癌肾动脉化疗栓塞术

（一）器械准备

除一般敷料以外，5F 动脉鞘组、4F Cobra 导管、5F 猪尾导管、0.035 inch 导丝（150 cm）、弹簧钢圈、栓塞微粒备用、微导管（备用）。

（二）操作方法与护理

1. 体位

患者仰卧于 DSA 检查床上，双手放于身体两侧，充分暴露脐水平以下、大腿 1/2 水平以上的部位。

2. 麻醉方式

常规采用局部麻醉。

3. 手术步骤及护理

（1）按手术穿刺部位，消毒，铺设无菌手术单。

（2）局部消毒：以穿刺点为中心对局部皮肤进行消毒。

（3）局部麻醉：抽取 1% 利多卡因 10 mL，对已确定的穿刺点进行局部麻醉。

（4）穿刺股动脉：在右侧腹股沟下 1/3 与上 2/3 交界处寻找股动脉，确定股动脉位置。采用 Seldinger 技术经皮股动脉穿刺、置鞘。

用肝素稀释液冲洗导管鞘、丝、管。穿刺成功后，协助术者插入导丝，切忌用力猛插，有阻力时，应排除原因。注意患者情况，如患者感疼痛需安慰，并劝其不能移动身体。

（5）如果穿刺未成功，术者将反复穿刺，退出穿刺针，按压穿刺点 15 分钟以上，不出血后再选择对侧进行穿刺。

术者退穿刺针时，护士立即接过穿刺针，用生理盐水冲洗干净备用，防针刺伤。

（6）确认导管鞘是否在股动脉内：导管鞘一旦进入股动脉内，可见鲜红的血液从外口喷出。或者注入对比剂，如对比剂向远心端飘离，表明在动脉内。注意对比剂需稀释。

（7）一般情况下应先用猪尾管行腹主动脉造影，了解肾脏解剖与病理，然后将 Cobar 导管头转向拟插入的主动脉外侧壁。沿侧壁将导管向头侧方向插入，通常在 $L_1 \sim L_2$ 椎体平面，见导管超出主动脉侧缘，表示进入肾动脉。然后进行肾动脉造影，了解肾动脉主干及分支走行情况，肿瘤的范围及血供，有无动静脉瘘，肾静脉及下腔静脉有无癌栓。

及时准确传递导丝、导管，协助术者扶持导丝、导管，避免滑落；不用时及时泡于肝素稀释液中。注射对比剂后，观察患者对对比剂的反应，并尽量减少对比剂用量。

（8）超选择动脉造影和栓塞：导丝超选择到肿瘤供血动脉远端，沿导丝再送入 4F Cobra 导管选择性插入治疗动脉，经导管对肾肿瘤进行灌注化疗和栓塞治疗。外科手术前栓塞使用吸收性明胶海绵微粒，治疗性栓塞使用阿霉素碘化油乳剂、无水乙醇或钢圈，栓塞后需再次造影，观察血管栓塞效果。

协助医生将化疗药缓慢注入，如患者感觉疼痛，应减慢化疗药注入速度。密切观察患者生命体征情况，询问患者感受，必要时给予止痛剂注射，同时安慰患者。

（9）撤出导丝和导管，拔出动脉鞘，压迫穿刺部位，止血后弹力绷带加压包扎，护送患者至病房。

协助医生包扎穿刺点，协助患者采取适当体位配合包扎，若患者清醒，可一并做好术后健康宣教。协助患者从手术台转移到平车上，密切观察穿刺点情况，肢端皮温、皮色，足背动脉搏动等血运情况。

（三）术中并发症观察及护理

1. 对比剂过敏

术前询问过敏史，对于高危患者若病情允许可术前半小时预防性给予生理盐水 100 mL 加地塞米松 10 mg 静脉滴注。术中密切观察患者对对比剂的反应，向其说明术中造影摄片时，可能出现的一些造影部位发热、烧灼感，让其有思想准备，配合操作。

2. 疼痛

术中当栓塞剂和（或）化疗药到达靶血管时，刺激血管内膜，引起血管强烈收缩。随着靶血管逐渐被栓塞，引起血管供应区缺血，出现组织缺血性疼痛，重度疼痛可在术前、术中按医嘱注射吗啡等药物，以减轻疼痛。

3. 非靶器官栓塞

栓塞剂反流误入其他血管，可造成下肢动脉栓塞、肠系膜上下动脉栓塞、对侧肾脏栓塞和肺栓塞。肺栓塞是栓塞剂通过较大的动静脉交通支所致。应严格遵守操作规程，注入栓塞剂前确认导管必须在靶动脉内，栓塞剂应在透视下缓慢注入。

4. 急性肾衰竭

因术中对比剂使用剂量大，患者体质虚弱，药物过敏所致，对于肾功能较差的患者应尽可能使用等渗对比剂，术中避免反复造影，减少对比剂用量，并且手术前后嘱患者多饮水或静脉补液加强水化。

5. 高血压

一过性高血压，栓塞后偶尔出现，通常数小时内可恢复正常。

二、肾癌射频消融术

（一）器械及药品准备

1. 器械准备

射频仪 1 台、10～15 cm 射频针 1 套、电极膜 1 副、缝合包 1 个、刀片、乳胶手套、5 mL 注射器 2 支、消毒物品、心电监护仪 1 台、CT 机等。

2. 药品准备

2% 利多卡因、盐酸哌替啶、降压药（卡托普利、美托洛尔等）、抢救药物等。

（二）操作步骤及护理

1. 体位

患者俯卧于手术床上，嘱患者放松身体，力求舒适，告知患者保持已固定体位，以保持穿刺部位准确。

建立静脉通路，连接多功能心电监护仪，密切观察患者生命体征。

2. CT 定位

行 CT 扫描，确认肿瘤位置及进针方向、角度及深度。

将皮肤电极紧贴于患者腰背部靠近肿瘤部位，保持干燥，并在患者臀部外上方或大腿外侧肌肉较丰富处放两个回路垫（分散电极），使之平整牢固地紧贴于皮肤表面，以免发生烫伤，连接射频仪。

3. 常规消毒、麻醉

以穿刺点为中心对局部皮肤进行消毒。抽取 2% 利多卡因 5 mL，对已确定的穿刺点进行局部麻醉，严格无菌操作。

倾倒消毒液（碘伏），协助铺洞巾，抽取麻醉药 2% 利多卡因局部麻醉。

4. CT 引导下进行穿刺

重复 CT 扫描证实射频针尖位于靶点部位，释放伞状细电极。根据患者病情、病变大小等情况调节射频消融系统，使整个肿瘤包括其外周 0.5～2 cm 的正常组织完全凝固坏死失去活性，形成完全包被整个肿瘤的凝固性坏死小球体。一次射频治疗时间为 12～15 分钟，一般情况下，应先消融较深部位肿瘤，再消融较浅部位肿瘤。CT 引导下穿刺定位注意避免多次重复穿刺，导致肿瘤种植、损伤邻近组织或肿瘤破裂出血等；如果进针过深，不应直接将电极针退回，应该在原位消融后，再退针重新定位，退针时应进行针道消融，避免肿瘤种植。

嘱患者保持术中体位，告知患者治疗过程中会有不同程度的疼痛，及时询问患者感受，给予心理安慰和局部按摩，如出现不能耐受的疼痛，遵医嘱肌注盐酸哌替啶。

护士应充分了解射频治疗系统的原理，熟悉系统操作界面的各功能键设置，掌握术中注意事项，对可能出现的情况做出准确判断。如升温速度缓慢，甚至达到某一温度时停止不再升高，此时应提醒术者轻微转动射频针的方向。如系统界面显示阻抗过高时，则提示肿瘤组织有碳化的可能，此时要降低设定温度及功率，必要时关机暂停治疗。

5. 退针

消融完成后，争取在拔针时进行针道消融，防止术后出血和肿瘤沿针道种植。在消融距皮肤较近的表浅部位肿瘤时要注意皮肤保护，可将周围皮肤聚拢以松弛局部皮肤或局部采用冷生理盐水湿敷的办法，防止皮肤灼伤。出针后，压迫穿刺点 5～10 分钟，局部用无菌纱布覆盖，进行包扎固定。再次经 CT 扫描，观察 RFA 治疗效果及有无出血等并发症，手术结束，患者安返病房。

护士协助包扎伤口，准确记录射频治疗时间以及术前、术后肿瘤大小。

（三）术中并发症观察及护理

1. 肾周疼痛

多因射频消融使肿瘤组织升温、肿瘤组织凝固坏死、肿瘤周围充血水肿致肾包膜紧张度增高等引起。可使用毛巾帮助患者擦拭汗液，使其抓紧自己的手，适当缓解疼痛。与患者交谈，分散其注意力，降低患者对周围环境的感应力，从而降低交感神经的活动，使肌肉松弛、心态放松。因手术是在局部麻醉下进行的，患者处于清醒状态，因此术者之间尽量使用专业术语交谈，以免引起患者不必要的紧张。

2. 出血

严密观察患者的面色、心率、心律、血压、意识及腹部等各项生命体征变化，如有异常及时报告医师并随时做好抢救准备。

3. 瘤细胞针道种植

拔针时进行针道消融可有效预防。

4. 邻近组织及器官损伤

如结肠穿孔、胰腺损伤、肝脏损伤等，要注意观察患者的腹部体征，有无腹胀、腹痛、腹膜刺激征，以了解周围脏器有无受损，如发现异常症状，立即报告医生，协助处理。据报道使用细针穿刺在肿瘤和邻近器官之间注射气体（通常注射 CO_2）、无菌蒸馏水或其他类似不导电溶液，形成所谓的"气间隔"或"水间隔"，从而保护周围邻近器官。

三、前列腺癌^{125}I 粒子植入术

（一）器械及药品准备

1. 器械准备

粒子植入器械包、粒子植入器、一次性植入针、粒子（需双人确认清点，并进行出库登记）。

2. 药品准备

碘伏、碘油、0.9% 生理盐水、1% 利多卡因、布比卡因、5% 葡萄糖注射液、吸收性明

胶海绵、止血药品、抢救药品。

（二）手术步骤及护理

（1）术前根据 CT 或核磁扫描图像制订治疗计划，应用 TPS 计划系统计算放射性粒子植入剂量和粒子活度及分布情况。

（2）多采用硬膜外麻醉。患者取侧卧位，双手抱膝盖，头尽量贴近胸前，从 $L_4 \sim L_5$ 椎间进针，到蛛网膜下腔留置套管针固定，推注麻醉药物。

严密观察患者生命体征变化，给予氧气吸入，开放静脉通路，注意保暖。

（3）术中患者取截石位，增强 CT 扫描，确定肿瘤位置，体表定位，设定标记点。再次CT 扫描，确定穿刺点、进针路径及穿刺针的排布。

护士协助手术医师术野消毒，铺无菌治疗巾，手术配合需严谨细心，严格无菌操作。严密观察患者生命体征变化，询问患者有无不适，如有异常及时与手术医师沟通。

（4）根据体表定位标记点插入植入针，经会阴部进针。

（5）CT 扫描，确定穿刺针针尖位置、穿刺针的排布，将扫描图像导入治疗计划系统计算治疗剂量，调整穿刺针位置，确定穿刺针的方向和角度。

（6）退针式植入粒子，根据治疗计划间隔 $0.5 \sim 1$ cm。提针时运用手腕部力量，勿用力紧压皮肤，注意退针间隔准确。CT 扫描，将植入粒子后的 CT 扫描图像传到治疗计划系统，计算治疗剂量，术后验证。

（7）术毕协助患者穿好衣物，从 CT 床平移至转运床，粒子植入局部穿铅衣屏蔽遮挡，由护士转运回病房休养。

（8）术中详细记录粒子数目，密切注意是否有粒子掉落，对掉落或废弃的粒子应放于专用的塑料袋内，将袋放入铅罐内，铅罐外标记核素名称、活度、日期，粒子植入完毕后与手术医生同时清点、记录植入粒子数并进行登记，如有剩余粒子（包括掉落、废弃的粒子）送回核医学科并进行双人登记。

（王　哲）

第三节　盆腔肿瘤

盆腔肿瘤的介入治疗以化疗栓塞术为主。

一、器械及药品准备

1. 器械准备

盆腔外伤或肿瘤栓塞术的特殊介入器械：5F 动脉鞘组、4F Cobra 导管、5F 猪尾导管、Simmons 导管、0.035 inch 导丝（150 cm）、弹簧钢圈、500 ~ 700 的栓塞微粒、吸收性明胶海绵备用、微导管（备用）。

2. 药品准备

除常规介入器械包、常规器材及药品（各型号注射器、利多卡因、肝素、生理盐水、对比剂等）外，根据患者病情准备化疗药、止痛药等。

二、操作方法及护理

（一）体位

患者仰卧于 DSA 检查床上，双手放于身体两侧，充分暴露脐水平以下、大腿 1/2 水平以上部位。

18 G 以上留置针建立静脉通道，若为盆腔外伤患者要做好输血准备。给予心理安慰，尽量解除患者顾虑，缓解紧张情绪。

（二）麻醉方式

常规采用局部麻醉。

（三）手术步骤及护理

（1）按手术穿刺部位，消毒，铺设无菌手术单。

股动脉穿刺点：患者平卧于手术台上，在右侧腹股沟下 1/3 与上 2/3 交界处寻找股动脉，确定股动脉位置。

局部消毒：以穿刺点为中心对局部皮肤进行消毒。

（2）局部麻醉：抽取 1% 利多卡因 3～5 mL，对已确定的穿刺点进行局部麻醉。

（3）穿刺股动脉：采用 Seldinger 技术经皮股动脉穿刺、置鞘。

用肝素稀释液冲洗导管鞘、丝、管；穿刺成功后，协助术者插入导丝，切忌用力猛插，有阻力时，应排除原因。注意患者情况，如患者感疼痛需安慰，并劝其不能移动身体。

（4）如果穿刺未成功，术者将反复穿刺，退出穿刺针后，要按压穿刺点 15 分钟以上，不出血后再行穿刺。

术者退出穿刺针时，护士立即接过穿刺针，用生理盐水冲洗干净备用。

（5）确认导管鞘是否在股动脉内：导管鞘一旦进入股动脉内，可见鲜红的血液从外口喷出。或者注入对比剂，可确定鞘的位置。注意对比剂必须稀释。

（6）经由导管鞘沿导丝送入猪尾导管至腹主动脉下端（第 3～4 腰椎水平），造影显示髂总动脉分叉部位、分叉角度、双侧髂内动脉开口位置、病灶的供血动脉，借助导丝送入 4F Cobra 导管，选择性插管至靶动脉。

严格无菌操作，用肝素稀释液冲洗鞘、丝、管。协助医生扶持丝、管，避免滑落。

盆腔外伤的患者正确评估出血量，观察阴道流血量，判断患者是否处于休克状态，为患者行心电、血压、血氧饱和度监测，严密观察患者生命体征变化，发现异常及时报告医生并做好记录。留置导尿避免膀胱中的造影剂影响盆腔内的血管影像。观察过敏反应：如患者出现皮肤潮红、恶心、呕吐、头痛、血压下降、呼吸困难等症状时，应考虑对比剂过敏，应立即停止手术，吸氧，皮下注射肾上腺素及应用激素等抗过敏药物对症处理。

（7）造影确认导管进入靶动脉后，经导管依次缓慢注入各种化疗药物，再经导管注入适量栓塞剂，使肿瘤供血血管闭塞，盆腔外伤的患者栓塞时应将出血动脉的远侧和近侧分支同时栓塞，使近侧供血中止，也将侧支供血阻断，达到立即和永久栓塞目的。由于子宫肌瘤具有双侧子宫动脉供血的特点，因此子宫肌瘤栓塞时，必须栓塞双侧子宫动脉，才能达到治疗目的。对于出血性疾病，如果超选择失败，也可直接在双侧髂内动脉栓塞，由于盆内外有广泛的侧支循环，往往不致引起严重并发症。

护士协助医生将化疗药缓慢注入，如患者感疼痛，应减慢化疗药注入速度。髂内动脉栓塞时，可能由于栓塞了髂腰动脉和骶外侧动脉，由于其供血脊髓，可能引起神经症状。若误栓塞臀上动脉，可能引起臀肌缺血性疼痛和坏死等不良反应。护士要密切观察相应症状和体征，及时给予对症处理。

（8）再次造影观察栓塞效果，撤出导管、鞘管，压迫穿刺部位，止血后加压包扎，护送患者至病房。

护士协助医生包扎穿刺点，协助患者采取适当体位配合包扎，若患者清醒，可一并做好术后健康宣教。协助患者从手术台转移到平车上，密切观察穿刺点情况，肢端皮温、皮色，足背动脉搏动等血运情况。

（王　哲）

第四节　下肢动脉狭窄/闭塞性病变

介入治疗下肢动脉狭窄/闭塞病变的主要方法为血管成形及置管溶栓术，本节主要介绍血管成形术。

一、器械及药品准备

1. 器械准备

除常规介入器械包、常规器材外，还需 5F 动脉鞘，6F～11F 动脉鞘，6F～9F 抗折长鞘，150 cm 泥鳅导丝，0.035 in 加硬导丝 260 cm，4F C2 造影导管，猪尾导管，4F VER。压力泵，各型号球囊导管（备用），6F 翻山鞘、0.014 in 加硬导丝（备用），各型号自膨式裸支架（备用）。

2. 药品准备

除常规药品（利多卡因、肝素、生理盐水、对比剂等）外，尿激酶 20 万～40 万 U、罂粟碱、哌替啶/吗啡等药品备用。

二、操作方法及护理

（一）体位

患者仰卧于 DSA 检查床上，双手放于身体两侧，充分暴露脐水平以下、大腿 1/2 水平以上部位。

18 G 以上留置针在左侧肢体建立静脉通道。连接心电监护，电极避开上腹部体表区域。给予心理安慰，尽量解除患者顾虑，缓解紧张情绪。

（二）麻醉方式

常规采用局部麻醉。

（三）手术步骤及护理

（1）按手术穿刺部位，消毒，铺设无菌手术单。

（2）股动脉穿刺点：患者平卧于手术台上，在右侧腹股沟下 1/3 与上 2/3 交界处寻找股动脉，确定股动脉位置。

（3）局部消毒：以穿刺点为中心对局部皮肤进行消毒。

（4）局部麻醉：抽取 1% 利多卡因 3~5 mL，对已确定的穿刺点进行局部麻醉。

（5）穿刺股动脉：采用 Seldinger 技术经皮股动脉穿刺、置鞘。

用肝素稀释液冲洗导管鞘、丝、管。穿刺成功后，协助术者插入导丝，切忌用力猛插，有阻力时，应排除原因。注意患者情况，如患者感疼痛需安慰，并劝其不要移动身体。

（6）如果穿刺未成功，术者将反复穿刺，退出穿刺针后，要按压穿刺点 15 分钟以上，不出血后再行穿刺。

术者退出穿刺针时，护士立即接过穿刺针，用生理盐水冲洗干净备用。

（7）确认导管鞘是否在股动脉内：导管鞘一旦进入股动脉内，可见鲜红的血液从外口喷出；或者注入对比剂，对比剂向远心端飘离，表明在动脉内。注意对比剂必须稀释。

（8）病变对侧股动脉穿刺成功后，送入超滑导丝，同时跟进 Cobra 导管，插管到目标血管，轻柔操作。

严格无菌操作，用肝素稀释液冲洗鞘、丝、管。协助医生扶持丝、管，避免滑落。

（9）行下肢动脉造影术，以明确病变的部位、狭窄或闭塞长度及程度，了解流入道、流出道情况。

协助医生扶持丝、管，避免滑落。密切观察患者使用对比剂后反应，预防对比剂过敏。由于动脉闭塞导致患者患侧肢体疼痛剧烈，尤其使用对比剂会暂时性加剧疼痛，可根据医嘱给予患者相应的止痛药（吗啡、哌替啶等），也可在对比剂内加入 2% 利多卡因 100 mg 注射。同时，护士要倾听患者要求，给予心理支持，取得患者配合。有的机器带有"步径"功能，可通过床的移动来完成下肢的全程造影，但操作中要求患者必须保持双下肢制动。

（10）送入导引导丝和球囊，逐段扩张。在球囊扩张前经导管注入肝素 3 000~5 000 U 和罂粟碱 15~30 mg 以防止血栓形成和动脉痉挛。球囊直径较狭窄邻近动脉管径小 1~2 mm，一般选用直径 5~6 mm 的球囊。凡有血栓引起的狭窄或闭塞病变，应先将血栓溶解或旋切清除后再做球囊扩张或置入。

准确传递手术器械，观察患者血运情况，如果出现新的血栓形成或者血管痉挛，积极配合医生处理。此过程患者疼痛明显，应密切观察患者生命体征情况，给予心理支持，配合治疗；准备好肝素、罂粟碱、各型号的球囊（备用）。

（11）送入导引导丝和合适的支架，再次造影确认治疗部位后准确释放。支架的类型选择主要依据病变的性质、部位、目的而决定，通常髋关节区域选择柔顺性好的弹簧式支架，封堵漏口时需要覆膜支架。支架的直径一般应大于球囊直径 1~2 mm，长度在覆盖病变血管全程的前提下不宜太长，一般大于病变的长度 1~2 cm。如支架置入后仍有狭窄 >20%，则辅以球囊再次扩张。

医生和台下护士核对球囊、支架相关信息，用肝素稀释液冲洗球囊、支架导管；准确递送球囊、支架，协助医生扶持球囊、支架、导丝、导管，避免滑落。

护士传递合适支架，常规选用自膨式支架，如 Smart（Cordis）。支架释放后要观察患者远端肢体的运动和感觉情况。

（12）再次造影，确定支架位置和血运情况。

护士妥善处理好介入材料，导丝、导管浸泡在肝素稀释液中。密切观察患者生命体征，询问患者感受，做好心理护理，鼓励患者配合手术。

（13）术毕拔出动脉鞘，压迫穿刺部位，止血后弹力绷带加压包扎，护送患者至病房。护士做好穿刺点周围皮肤的清洁，协助医生包扎伤口。协助术者妥善安置患者患侧肢体，拔管后压迫穿刺点 10～20 分钟，密切观察。

三、术中并发症观察及护理

（一）血管痉挛

置入导丝前，经动脉注射足量的硝酸甘油或钙通道拮抗剂可有效防止血管痉挛。一旦血管痉挛发生，经动脉注射足量的硝酸甘油或钙通道拮抗剂同样可以治疗血管痉挛。经动脉注入 100～200 μg 的硝酸甘油（也可用维拉帕米、尼卡地平），通常可获得很好的效果。腺苷也可用于治疗血管痉挛。对于顽固性痉挛，要将导丝从痉挛的血管处移出，这一点十分必要的。同时要仔细辨认是否存在隐性夹层。

（二）无复流现象

无复流现象在下肢动脉腔内治疗中可出现，尤其是治疗急性肢体缺血时。对于下肢动脉循环而言，无复流现象是多诱因造成的，公认的因素有远端栓塞、血管痉挛及肌肉水肿，当然也要考虑隐性夹层及血栓形成可能。当下肢动脉出现无复流现象时，需要有条理地在上述因素中寻找并加以治疗。如不存在其他潜在因素，无复流现象通常可通过使用血管扩张剂（硝酸甘油、腺苷、维拉帕米）得到治疗。有些专家也使用糖蛋白 IIb/IIIa 抑制剂。

（三）血栓形成

膝下动脉腔内治疗中出现的血栓可通过机械性的血栓抽吸术治疗。动脉血栓发生时，术者应首先确认是否已经完成足量的抗凝和抗血小板治疗。仔细辨认造影图像以除外隐性夹层。如血栓抽吸术后仍然出现血栓，而且已除外其他血栓诱因，如不存在禁忌，可考虑溶栓治疗。

（四）血管破裂

动脉破裂常见于治疗长段完全闭塞以及使用旋切装置时。处理方式是以球囊在破裂处延时扩张。很少需要对抗凝或抗血小板治疗进行拮抗。对于危及肢体的血管破裂，通过延时球囊扩张往往很难逆转，建议采用冠状动脉覆膜支架进行治疗（如 JoStent）。这种情况极其罕见。

（五）血流限制性夹层

处理下肢动脉血流限制性夹层的首选方式是延时球囊扩张。如果失败，可采取支架置入进行补救。多采用 0.014 系统的冠状动脉支架。如解剖位置处于潜在受压段（胫前动脉起始端），可采用自膨式支架治疗。

（王　哲）

第五节　下肢深静脉血栓形成

下肢深静脉血栓形成可以插管溶栓、取栓，必要时采用球囊扩张或支架治疗。

一、器械及药品准备

1. 器械准备

除常规介入器械包、常规器材外，还需 5F 经皮股动脉穿刺鞘管、泥鳅导丝、加强泥鳅导丝（0.035 in ×260 cm）、5F Cobra 造影导管、5F 溶栓导管、腔静脉滤器、血栓抽吸导管、血栓消融器、球囊导管（10～18 m）、血管内支架（10～16 mm）、压力泵等。

2. 药品准备

除常规药品（各型号注射器、利多卡因、肝素、生理盐水、对比剂）外，准备尿激酶 20 万～40 万 U，鱼精蛋白 50 mg 1 支。

二、操作方法及护理

（一）体位

患者仰卧于 DSA 检查床上，双手放于身体两侧，充分暴露脐水平以下、大腿 1/2 水平以上部位。

18 G 以上留置针在左侧肢体建立静脉通道。连接心电监护，电极避开上腹部体表区域。给予心理安慰，尽量解除患者顾虑，缓解紧张情绪。

（二）麻醉方式

采用常规局部麻醉。

（三）手术步骤及护理

1. 术前常规操作

（1）按手术穿刺部位，消毒，铺设无菌手术单。

（2）股静脉穿刺点：患者平卧于手术台上，在右侧腹股沟下 1/3 与上 2/3 交界处寻找股动脉，确定股动脉位置，股动脉波动处偏内侧 0.5 cm 处即是股静脉。

（3）局部消毒：以穿刺点为中心对局部皮肤进行消毒。

（4）局部麻醉：抽取 1% 利多卡因 10 mL，对已确定的穿刺点进行局部麻醉。

（5）穿刺股静脉：采用 Seldinger 技术经皮股静脉穿刺、置鞘。

用肝素稀释液冲洗导管鞘。穿刺成功后，协助术者插入导丝，切忌用力猛插，有阻力时，应排除原因。注意患者情况，如患者感疼痛需安慰，并劝其不要移动身体

（6）如果穿刺未成功，术者将反复穿刺，退出穿刺针后，要按压穿刺点 5～10 分钟，不出血后再行穿刺，反复穿刺时要及时更换穿刺针。

术者退出穿刺针时，护士立即接过穿刺针，用生理盐水冲洗干净备用。

2. 下肢静脉血栓滤器置入术及留置溶栓导管术

（1）静脉穿刺留置鞘管：DVT 发生在左侧时可选择右侧股静脉入路放置下腔静脉滤器，DVT 发生在右侧时可经左侧股静脉入路放置下腔静脉滤器，双下肢 DVT 则选择右颈静脉入路放置下腔静脉滤器，以下以右股静脉入路为例。持穿刺针在右腹股沟股动脉波动处偏内侧 0.5 cm 处以 45°进行穿刺。穿刺成功后采用 Seldinger 法常规经股静脉穿刺置管。鞘管成功置入后，经两人核对肝素液的量，注入肝素。

（2）下腔静脉、髂静脉造影：在透视下通过鞘管将插入泥鳅导丝的导管送至双侧髂静脉分叉处，撤出导丝，连接高压注射器，进行造影。

严格无菌操作，准确及时递送手术器械；递送导管前应先用肝素盐水冲洗，并检查导管有无侧漏；协助医生扶持丝、管，避免滑落。观察患者有无过敏反应，注意意识状态及呼吸。连接高压注射器与导管时注意无菌操作，确保注射器乳头与导管之间无空气。将高压注

射器尾端抬高，双人核对流量、速度、压力，无误后方可启动。造影时嘱患者屏气，造影结束后及时嘱患者呼吸并询问感受。若从颈内静脉入路，导管经过右心房可能引起心律失常，应密切观察心律变化。

（3）下腔静脉滤器置入：通过造影确定下腔静脉无血栓及左髂股静脉血栓的位置，置入滤器输送鞘，将滤器通过输送鞘缓缓送入，透视下反复核对肾静脉位置无误后，缓缓后撤输送鞘，直至滤器弹开，完全释放。滤器应置于肾静脉开口下缘以下、髂静脉开口水平以上的下腔静脉内。经颈静脉和经股静脉时滤器预装方向不同，不可混用，否则会发生方向错误。

医生和台下护士核对滤器相关信息，及时递送滤器给医生。协助医生扶持导丝、滤器输送系统，避免滑落。和台上护士核对滤器相关信息，及时递送滤器给台上护士。造影观察滤器形态、有无倾斜及倾斜角度、滤器顶点与肾静脉之间的距离。

（4）溶栓导管置入：泥鳅导丝开通左髂股静脉处血栓，更换超硬泥鳅导丝引入溶栓导管，在透视下缓缓送至患侧髂股静脉。

清洁消毒穿刺点及周围皮肤；穿刺处用3M敷贴覆盖，协助将溶栓导管固定，标记外导管长度，同时注明鞘管三通和外界溶栓药物三通，便于临床护士操作。弹力绷带包扎伤口。观察患者有无呼吸困难、胸闷、咯血、血氧饱和度降低等不适，如发生肺栓塞，积极配合医生抢救；观察穿刺处有无出血、血肿，导管是否打折，将外露的导管做好标记。护送患者回病区，并与病房护士认真交接。

（5）定期造影复查溶栓效果，若安置临时滤器，一般1周内取出，最多不能超过2周。

3. 机械性血栓清除术

（1）经导管抽吸：经造影示左侧髂总静脉继发髂股静脉血栓。患侧股静脉穿刺插入8F鞘管至血栓处，在导丝保护下用60 mL注射器抽吸，保持负压连同导管一起将血栓抽出体外，冲洗导管后沿导丝重新插至血栓处，反复抽吸数次，直至全段血管完全开通。

（2）血栓消融器清除血栓：置入8F鞘，经造影了解血栓的位置和范围，在透视下用导丝配合导管穿过血栓，将血栓消融器缓慢插入，推进至近血栓处，启动血栓消融器进行血栓消融。

严格无菌操作，准确及时递送手术器械；血栓取出后用弯盘妥善放置。血栓抽吸时，保持恒定的负压，减少栓子脱落的概率；血栓消融器使用过程中，注意停顿时间，以免器械过热出现故障。严密监测患者生命体征，血栓抽吸时易造成失血，每次抽吸不超过200 mL。做好心理护理，鼓励患者积极配合手术。

4. 下肢静脉支架置入术

当肿瘤或其他原因压迫髂静脉时可以给予支架置入，经健侧股静脉穿刺插入8F鞘管，在DSA下将导管插至狭窄处，沿泥鳅导丝将10～12 mm球囊送至狭窄处，进行定位和测量狭窄长度，充盈压力泵扩张球囊。经球囊扩张后，管腔狭窄明显，选用12 mm×60 mm自膨式记忆合金支架，将支架输送系统缓缓送至狭窄处，透视下调整好位置缓缓释放支架。

（1）严格无菌操作，准确及时递送手术器械。

（2）医生和台下护士核对球囊、支架相关信息，用肝素稀释液冲洗球囊、支架导管；准确递送球囊、支架，协助医生扶持球囊、支架、导丝、导管，避免滑落。

（3）术中维持足量的肝素化，每小时追加肝素。

（4）医生拔出鞘管、按压穿刺处时，护士应观察患者双侧足背动脉搏动情况及皮温。

（5）发现血管壁损伤时，下肢部位采取体表局部按压止血。

（6）密切观察患者生命体征，在穿刺、PTA、支架置入、压迫血管时，可出现迷走神经反射。心率明显减慢时，遵医嘱静脉注射阿托品 0.5~1.0 mg，血压明显降低时可静脉注射多巴胺 10~20 mg，继以生理盐水 250 mL 加多巴胺 100 mg 持续静脉输注，直至血压稳定，另一通道快速静脉输注生理盐水以维持有效循环血量。

（7）包扎后在穿刺处敷料上放置并固定盐袋，护送患者回病房，与病房护士做好交接。

三、术中并发症的护理

（一）肺动脉栓塞

是下肢深静脉血栓形成的最严重并发症，也是下肢深静脉血栓形成的主要死亡原因。肺动脉栓塞是由于静脉血栓脱落造成的肺梗死，也叫肺栓塞。主要表现为呼吸困难、胸痛、咯血、咳嗽、眩晕、焦虑等症状。如患者突然出现上述症状，则立即通知医生，给予患者绝对卧床，6~8 L/min 高流量吸氧。同时避免挤压、热敷、针刺患肢，以防血栓脱落，导致再次肺栓塞。

（二）出血

与术中应用抗凝药和溶栓药有关，观察患者有无牙龈出血、皮肤瘀斑等，根据情况提醒医生及早处理。

（三）滤器移位、滤器血栓闭塞及滤器支脚穿透血管壁

下腔静脉滤器置入术后易造成滤器移位，移位至髂静脉或误放于髂静脉的滤器偶尔可引起髂静脉阻塞。移位至右心时，可引起严重心律失常。发现可引起临床症状的滤器移位时，可采用介入方法将滤器取出或重新调整位置，如无效，需经外科手术取出。如出现腹痛、背痛、血压下降、心率增快、面色苍白及末梢循环障碍等休克表现，提示可能发生血管穿孔，立即通知医生进行抢救。

（四）其他

滤器折断少见。

（王　哲）

第六节　肝恶性肿瘤

一、肝癌肝动脉化疗栓塞术（TACE）

（一）器械及药品准备

1. 器械准备

常规介入器械包、器材，5F 动脉鞘、0.035 in 导丝（150 cm）、肝动脉造影管、超液态碘化油、螺口注射器，备用亚西渚、4F Cobra 导管、5F 猪尾导管、弹簧钢圈、栓塞微粒、微导管。

2. 药品准备

利多卡因、肝素、生理盐水、对比剂等，根据患者病情选用化疗药。

（二）操作方法及护理

1. 体位与麻醉

（1）体位：患者仰卧于 DSA 检查床上，双手放于身体两侧，充分暴露脐水平以下、大腿 1/2 水平以上部位。

（2）麻醉方式：常规采用局部麻醉。

2. 手术步骤及护理

（1）按手术穿刺部位，消毒，铺设无菌手术单。

（2）股动脉穿刺点：患者平卧于手术台上，在右侧腹股沟下 1/3 与上 2/3 交界处寻找股动脉，确定股动脉位置。

（3）局部消毒：以穿刺点为中心对局部皮肤进行消毒。

（4）局部麻醉：抽取 1% 利多卡因 10 mL，对已确定的穿刺点进行局部麻醉。

（5）穿刺股动脉：采用 Seldinger 技术经皮股动脉穿刺、置鞘。

用肝素稀释液冲洗导管鞘、丝、管。穿刺成功后，协助术者插入导丝，切忌用力猛插，有阻力时应排除原因。注意患者情况，如患者感疼痛需安慰，并劝其不能移动身体。

（6）如果穿刺未成功，术者将反复穿刺，退出穿刺针后，要按压穿刺点 15 分钟以上，不出血后再行穿刺。

术者退出穿刺针时，护士立即接过穿刺针，用生理盐水冲洗干净备用。

（7）确认导管鞘是否在股动脉内：导管鞘一旦进入股动脉内，可见鲜红的血液从外口喷出；或者注入对比剂，对比剂向远心端飘离，表明在动脉内。注意对比剂需要稀释。

（8）将导管插至主动脉弓处，让导管成形，在腹腔干处，启动已连接好的高压注射器行腹腔干造影以便全面了解血管解剖状态，有无血管变异、肿瘤大小等。如肝动脉有变异，则再行肠系膜上动脉造影。导管进入腹腔干后，通过 J 形导丝进一步将导管插入肝固有动脉或更远的肝动脉分支。

严格无菌操作，用肝素稀释液冲洗鞘、丝、管。协助医生扶持丝、管，避免滑落。配制肝素盐水并分别倒入 2 个不锈钢碗内，倒 20 mL 非离子型对比剂于小药杯中。

（9）动脉灌注：尽可能采用微导管超选择性插管至肿瘤供血动脉，力求插到肝固有动脉，至少要插到肝总动脉，其意义在于最大限度保护正常肝组织，有利于化疗药物、碘油聚集，杀伤癌细胞。灌注化疗药时应缓慢，如患者感疼痛，应减慢化疗药注入速度。

用肝素稀释液冲洗微导管，协助医生扶持导管、导丝，避免滑落；配制化疗药。

备止吐药，根据化疗药说明书选择不同溶媒稀释各种化疗药。

加强化疗药职业防护，尽可能配制化疗药专用配制净化操作台。如无该设备应按照化疗药配制职业防护要求进行操作：①双手戴医用防护手套；②桌面铺吸水桌布；③备化疗药外漏护理栏；④所有操作后医疗废物规范处理，放入专用加盖废物垃圾桶内。

预防术中低血糖发生：一旦出现低血糖反应，如病情允许，可输入葡萄糖或口服葡萄糖粉（术前常规禁食不应超过 4 小时）。

（10）动脉栓塞：如果肝动脉堵塞侧支血管开放，经供血动脉灌注化疗栓塞，并尽可能把侧支供血动脉栓塞。按需应用吸收性明胶海绵条或颗粒行肿瘤供血动脉栓塞。栓塞时应密切观察导管尖端位置，注意防止栓塞剂反流入非靶血管，栓塞结束再次行肝动脉造影，了解栓塞情况，确认肿瘤供血动脉消失。采集图像观察栓塞剂分布的区域。

护士协助术者把吸收性明胶海绵制成相应大小颗粒；行栓塞治疗时用碘化油与 1 种或 2 种化疗药混合，通过三通两端推注制成混悬液或乳剂，或者将吸收性明胶海绵剪成条或颗粒与对比剂混合进行栓塞。注意与碘化油混合的化疗药不能太多，一般 5～10 mL 加碘化油栓塞。术中注射对比剂时，密切观察患者有无过敏反应，一旦发生过敏反应立即停止注射，并静脉注射地塞米松、异丙嗪等药物进行抢救。

栓塞途中由于化疗药的刺激和栓塞后疼痛反应，患者可能出现迷走样反应，如心慌、冷汗、呼吸困难、心率减慢等，立即停止操作，给予阿托品 0.5 mg 和琥珀氢化可的松 50 mg 静脉推注，低流量持续吸氧（1～2 L/min），维持生命体征。

如上腹部疼痛、闷胀，心前区疼痛、心慌等，给予琥珀氢化可的松静脉推注。

（11）拔除导管加压包扎，或用其他压迫工具止血。

清洁消毒穿刺点周围皮肤，协助医生进行穿刺点包扎。若患者清醒，可一并做好术后健康宣教。

拔管后用手压迫穿刺点局部止血 10～20 分钟，观察伤口无渗血，肢端颜色、足背动脉搏动情况。保证穿刺点无出血的同时，应保证穿刺侧肢体的正常血供。护送患者返回病房。

（三）术中并发症的观察及护理

1. 疼痛

部分患者对疾病的认知与焦虑会加重手术中操作时的疼痛不适感，如穿刺、灌注等。术中关键操作前要随时询问患者的感受，安慰患者，分散患者的注意力，播放患者喜爱的音乐，给予疼痛评分，出现中重度疼痛分值时给予药物镇痛。

2. 对比剂过敏

动脉造影时密切关注患者的症状，及时判断有无对比剂过敏的表现，如发生严重反应，如面色苍白、口唇发绀、气管痉挛、呼吸困难、出冷汗、意识模糊甚至呼吸心跳停止时必须及时停药抢救。

二、肝癌射频消融术（RFA）

（一）器械及药品准备

1. 器械准备

射频消融治疗仪、各种型号的单极或多极射频消融针、无菌纱布、无菌手套、注射器、高压注射器、高压注射套筒、心电监护仪、吸氧装置、负压吸引装置、麻醉机。

2. 药品准备

2% 利多卡因、碘对比剂、止血药、镇痛药、抗过敏药等。

（二）操作方法及护理

（1）体位：仰卧位。

（2）麻醉：全身麻醉或局部麻醉。

全身麻醉术中护理：术中配合麻醉师严格观察患者生命体征，尤其行增强 CT 后患者生命体征的变化；护士应注意观察增强后患者头面部皮肤变化，有无过敏反应。若出现碘对比剂过敏反应，遵医嘱及时处理。局部麻醉术中护理：严密观察患者生命体征及症状变化，尤其是心率变化，若发生胆心反射，遵医嘱及时处理；评估患者疼痛程度，遵医嘱及时给予镇痛剂。

（3）体表贴定位栅，设计进针路线。若患者术前已行 TACE 治疗，术前可行 CT 平扫定位；若未行 TACE 治疗，则需要增强 CT 明确病变部位。

（4）根据设计进针路线于呼气末进针，间断 CT 扫描，直至射频消融针准确到达病变部位。

（5）连接射频消融仪：不同消融设备配备不同消融针，若为单极针，则需要于体表贴电极膜，若为双极针，则无须体表贴电极膜。

医生进好射频针后，开启射频治疗仪，首先应该从小功率开启，初始功率设在 25 W 左右，并且功率逐渐递加。开始时控制功率，使得温度上升不致特快。并在增加功率的同时，严密观察患者的生命体征。尤其是心率的变化（胆心反射）。发现问题及时提醒手术医师。如果发现心率下降明显，遵医嘱立即给予阿托品注射。

（6）消融达到额定能量后拔出消融针，行增强 CT 扫描检查，明确消融范围，有无出血等并发症（图 10-1）。

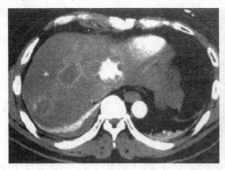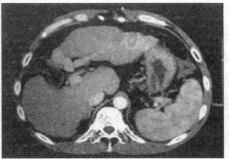

图 10-1　消融后增强 GT 显示病灶中心为低密度的无强化区，周边为均匀的环状强化区

三、肝癌^{125}I粒子植入术

（一）器械及药品准备

1. 器械准备

^{125}I粒子、粒子枪、粒子仓、植入针及 TPS 系统。

2. 药品准备

麻醉药（备用），止痛药、抢救药（备用）。

（二）操作过程及护理

1. 体位

仰卧位。

2. 麻醉

局部麻醉。

3. 手术步骤及护理

（1）CT 定位：使用前检查包装是否完整、有效期等，打开穿刺包，准备注射器、方纱、皮肤消毒液、局部麻醉药品、穿刺针等待用。

协助患者取平卧位，垫枕高矮适中，连接心电监护仪，暴露胸腹部，右侧胸腹部腋前线贴上标志线，给予 CT 扫描，以确定穿刺体位。

（2）根据 CT 扫描结果，重新调整体位，并重贴标志线。

根据原发性肝癌的病变部位及 CT 扫描结果取左侧卧位，重新贴上体表标志线，询问患者是否舒适，必要时调整垫枕。

（3）根据 CT 定位结果画上标记符号。

（4）常规消毒、铺巾，局部浸润麻醉。铺无菌孔巾，在已定位的标志点处注射局部麻醉药物，进针前告知患者，避免疼痛引起患者过度紧张。

根据 CT 扫描结果确定进针点并做标记，协助消毒手术野皮肤。注意无菌操作，充分暴露手术野，询问患者有无不适，观察面色、生命体征的变化。由于暴露范围大，注意给患者盖被子保暖或调节室温，安慰患者，消除紧张心理。

准备穿刺手术包，使用前检查包装是否完整、有效期等，打开穿刺包，准备注射器、方纱、皮肤消毒液、局部麻醉药品、穿刺针等。配合医生进行手术野消毒。

（5）使用穿刺针穿刺，动作轻柔准确，避免损伤大血管。直视下采用单针穿刺，以专用植入针按照一定方向及角度，穿刺到病灶的最深处，穿刺成功后，协助术者固定穿刺针，通过针芯一面植入粒子一面退针，每间隔 0.5 ~ 1.0 cm 植入 1 粒，将粒子总量呈立体型植入至肿瘤内相应部位。

使用止血钳固定穿刺针，嘱患者制动，平静呼吸，询问患者疼痛情况，观察有无面色改变，生命体征是否平稳。

粒子植入后即刻 CT 扫描，观察粒子的位置及有无肝包膜下出血等，结束手术重新扫描病灶，以备术后验证和复查。

（6）粒子植入完毕，拔除穿刺针，按压穿刺点止血 5 ~ 10 分钟。

包扎固定穿刺点，再次进行 CT 扫描，确保粒子分布合理，符合术前制订的治疗计划。观察患者生命体征的变化，询问患者有无恶心、呕吐、疼痛等不适。

（7）撤心电监护，协助患者穿衣，指导患者安全过床。

检测手术台有无遗漏粒子，清理用物，严格垃圾分类。

认真填写手术护理记录单，包括手术情况、生命体征、粒子数量、余下粒子数量等。

（王 哲）

第七节 肝良性肿瘤

肝良性肿瘤的介入治疗为肝动脉栓塞术，具体如下。

一、器械及药品准备

1. 器械准备

除一般敷料外，特殊器械主要包括：穿刺针、肝动脉造影管、6F 动脉鞘、0.035 in 的黑泥鳅导丝、超液化碘油 10 ~ 40 mL 及一次性高压注射器。

2. 药品准备

化疗药、止吐药、造影剂、栓塞剂（碘油＋平阳霉素等）。

二、操作方法及护理

（1）常规铺巾、消毒。

（2）应用 Seldinger 技术穿刺股动脉。

（3）将导管分别放置于腹腔动脉造影，必要时行肠系膜上动脉造影，超选择插管寻找供血动脉。

（4）栓塞治疗方案：常用平阳霉素 8 mg 与 10 mL 碘油混合成乳剂栓塞瘤灶；或使用无水酒精、鱼肝油酸钠等实施栓塞。

协助患者仰卧于导管床上，头偏向一侧，防止治疗过程中患者恶心、呕吐引起窒息。准备碘油、平阳霉素等栓塞药品，用药后观察患者反应，尤其心率、血压等，如有异常及时报告医师。

（5）栓塞过程应在透视下进行，以免误栓非靶血管。

（6）栓塞完成后摄片留影。

（7）巨大肝血管瘤需分次治疗。

三、术中并发症的护理

（一）肝区疼痛

术后肝区疼痛为肝动脉栓塞后肝组织肿胀导致肝包膜张力增高所致。一般可持续 3～7 天，应密切观察疼痛的部位、程度及持续时间，有无压痛、反跳痛及肌紧张等，轻度疼痛可不予以处置。剧烈疼痛必要时可遵医嘱给予止痛药物。

（二）发热

术后患者均有不同程度的发热，与肝动脉栓塞后坏死组织吸收有关。体温多在 38℃，一般不需特殊处置。可指导患者多饮水，注意保暖，饮食清淡易消化。如超过 38.5℃ 以上，持续不退，可给予物理降温或遵医嘱给予复方氨林巴比妥注射液肌内注射。护理人员应及时帮助患者更换床单和衣裤，保持床单位整洁、干燥，并协助患者做好生活护理等。

（三）胃肠道反应

恶心、呕吐是最常见的胃肠道反应。嘱患者头偏向一侧，防止误吸导致呛咳或者窒息，并观察呕吐物的颜色、性质和量。遵医嘱必要时使用止吐药物。患者呕吐后迅速将呕吐物移走，给予温水漱口，擦洗面部，保持口腔清洁，以免造成患者再次呕吐。指导患者进食清淡，少量多餐，呕吐严重者可暂缓进食。

（王　哲）

第八节　门静脉高压症

门静脉高压后，常引起食管与胃静脉曲张并上消化道出血，本节介绍的介入治疗为 TIPS 术（经颈静脉肝内门体静脉分流术）。简言之，TIPS 是经皮经颈内静脉穿刺，达肝静脉后，向门静脉穿刺，入门静脉后扩张肝静脉与门静脉通道，置入支架，让门静脉血流转入体循环，从而降低门静脉压力，避免出血。

一、器械及药品准备

1. 器材准备

（1）经皮导入套装：22 G/15 cm 穿刺针、0.018/60 cm 导入器。

（2）经颈静脉肝内穿刺套件（RUPS-100）：0.038/62.5 cm 套管针针芯；5.0Fr 导管；14 G/51.5 cm 加强套管；10.0Fr/40 cm 导入器（导引鞘）；12.0Fr 扩张器。

（3）导管：5F 单弯导管；5F Cobra 导管；5F PIG 导管。

（4）导丝：0.035 in 金属 PA/GA 导丝（180 cm）；加长加硬导丝（260 cm）。

（5）球囊导管：P3 球囊。

（6）支架：带膜支架和裸支架。

（7）其他：注射器，压力泵，高压注射器等。

2. 药品准备

生理盐水、肝素、利多卡因、对比剂、立止血、鱼肝油酸钠、镇痛药等。

二、操作方法及护理

（一）体位

协助患者去枕头偏向一侧（通常偏向左侧），肩部略抬高，头转向左侧略后仰，暴露出右侧颈部、肩部，仰卧于介入手术台上，腰部垫一软枕，双下肢自然分开，建立静脉通道，行心电监护，注意保暖。

安慰患者，加强心理护理，因患者介入治疗时无法说话，可事先约定一些动作，如摆手表示难受，或给予一个鸣叫玩具，让患者难受时按响，可以很好的起到提示作用。除去全身衣物，头上戴好一次性帽子，心电监护电极避开胸前区和腹部，使用无菌仪器保护罩套住 DSA 增强器。

（二）麻醉

常规采用局部麻醉。

（三）操作步骤及护理

（1）作颈部和腹股沟区域消毒，铺无菌手术单。

（2）局部麻醉抽取 1% 利多卡因 10 mL，对已确定的穿刺点进行局部麻醉。

（3）必要时经股动脉穿刺行间接门静脉造影，了解门静脉主干及分支走行、位置，辅助确定门静脉进针点。

（4）颈内静脉穿刺：术者站在头侧操作。首先以右侧或左侧胸锁乳突肌中点的外缘即胸锁乳突肌三角区的头侧角为中心，行常规皮肤的消毒和局部麻醉。在穿刺处切一 3 mm 的横切口，充分扩张皮下通道，采用静脉穿刺针呈负压状态进针，行颈内静脉穿刺术。穿刺针成 45°角进针，针尖指向同侧乳头方向，进针深度 3~5 cm。穿刺成功后，将导丝送入上腔静脉，并用 10~12F 扩张鞘扩张局部穿刺通道；引入静脉长鞘，通过导丝及肝静脉管选择性插入肝静脉，一般选择右肝静脉进行测压、造影，在少数情况下，选择左或中肝静脉具有优势。

用肝素稀释液冲洗鞘、丝、管。及时准确递送手术器械和介入材料。皮肤做切口后及时用纱布擦拭血迹，暴露穿刺点，便于医生穿刺。

用无菌袋套好超声探头，并协助使用，观察患者生命体征、血氧饱和度变化，及时发现心包压塞、气胸并发症。

(5) 经肝静脉、门静脉穿刺术：当静脉长鞘送入靶肝静脉后，根据造影确定门静脉穿刺点，一般选择距肝静脉开口 2 cm 左右的静脉点，此点向前距门静脉右干约 1.5 cm，向下距门静脉右干 2~3 cm；在少数肝硬化后严重肝萎缩或大量腹水的患者，应适时选择更高或更低的位置。根据门静脉穿刺针柄部方向调节器的指引穿刺针方向和深浅度进行门静脉穿刺。当穿入肝内门静脉 1 级或 2 级分支后，将导丝引入门静脉主干，将 SF 穿刺针外套管沿导丝送入门静脉，置换超硬导丝，沿导丝将肝穿刺装置插入门静脉主干后，保留带标记长鞘导管，经此导管插入带侧孔造影导管行门静脉造影及压力测定。

护士提醒患者屏气或小幅呼吸，劝其不移动身体。协助医生测肝静脉、门静脉压力并记录。协助医生扶持丝、管，避免滑落。密切观察患者生命体征情况，做好记录。

(6) 肝内分流道开通术：门静脉造影后，将超硬导丝送入肠系膜上静脉或脾静脉，沿该导丝置换球囊导管行分流道开通术，分别充分扩张门静脉入口、肝实质段、肝静脉出口。

根据患者情况递上球囊导管、压力泵。扶持好球囊导管等介入材料，避免滑落。

根据约定可及时理解患者情况，如患者出现剧烈疼痛应给予安慰，并肌内注射镇痛剂，如哌替啶注射剂。同时做好心理护理，鼓励患者积极配合手术。密切观察患者血压和脉搏变化，防止组织损伤引起大出血。在肝内球囊导管扩张后，抽取肝素 4 000~6 000 IU（50~60 IU/kg）静脉注射。

(7) 食管下段胃底静脉硬化栓塞术：肝内分流道建立后，对胃冠状静脉、胃短静脉及所属食管、胃底静脉血流仍然较明显或有活动性出血患者，可同时行此项治疗。其步骤为：经 TIPS 入路送入 Cobra 导管，根据门静脉造影情况，将导管插入胃冠状静脉等侧支血管，经导管注入硬化剂。常用硬化剂推荐 5% 鱼肝油酸钠和（或）无水乙醇；栓塞剂可选用钢圈和吸收性明胶海绵。

护士递上栓塞剂，观察栓塞反应。患者疼痛应给予安慰，可酌情再次肌内注射镇痛剂。

(8) 管腔内支架置入术：分流道开通后，沿导丝将装有管腔内支架的输送器送入分流道，精确定位后释放，一般推荐选用直径 8~10 mm、长度 60~80 mm 的自扩式金属内支架。复查造影。

根据患者造影情况，递上所需支架。

密切观察患者生命体征，做好记录。

(9) 手术结束后拔出血管鞘，颈部穿刺点压迫止血 10~15 分钟，送回病房后取半卧位保持 6 小时。

清洁消毒穿刺点及周围皮肤，协助医生包扎穿刺点，协助患者采取适当体位配合包扎。若患者清醒，可一并做好术后健康宣教。

协助患者从手术台转移到平车上，密切观察伤口敷料的渗血情况。

三、术中并发症观察及护理

（一）疼痛

当开通肝内分流道和进行胃底静脉硬化栓塞时患者会出现剧烈疼痛，护士应做好患者心理护理，及时给予安慰和鼓励，以减轻患者对手术的紧张和恐惧心理，必要时可遵医嘱注射镇痛剂。

（二）腹腔内出血

术中损伤肝静脉或门静脉都会导致出血，术中进行心电监护，护士应密切观察患者生命体征，当患者发生血压下降、心率增快等异常情况，应立即报告医生停止手术，对症处理，紧急止血，加快输液速度，备血做外科手术准备。

（三）支架移位与成角

护士在术中应指导患者小幅呼吸，身体不要移动。

（四）心包压塞

操作时器械损伤右心房所致。当患者术中进行性血压下降、面色苍白、心率增快、心音遥远、颈静脉怒张、神志烦躁不安时，应考虑心包压塞的存在，应报告医生停止手术，紧急做心包穿刺引流，排血减压，缓解压塞，暂时改善血流动力学，争取抢救时间。

（王　哲）

参考文献

[1] 刁永书，文艳秋，陈林，等. 肾脏内科护理手册 [M]. 2 版. 北京：科学出版社，2016.

[2] 张铭光，杨小莉，唐承薇，等. 消化内科护理手册 [M]. 2 版. 北京：科学出版社，2015.

[3] 郎红娟，侯芳. 神经外科专科护士实用手册 [M]. 北京：化学工业出版社，2016.

[4] 陈茂君，蒋艳，游潮. 神经外科护理手册 [M]. 北京：科学出版社，2015.

[5] 陈金宝，刘强，姜桂春. 肿瘤护理学 [M]. 上海：上海科学技术出版社，2016.

[6] 刘梦清，余尚昆. 外科护理学 [M]. 北京：科学出版社，2016.

[7] 潘瑞红. 专科护理技术操作规范 [M]. 武汉：华中科技大学出版社，2016.

[8] 孟共林，李兵，金立军. 内科护理学 [M]. 北京：北京大学医学出版社，2016.

[9] 赵艳伟. 呼吸内科护理工作指南 [M]. 北京：人民卫生出版社，2016.

[10] 丁淑贞. 心内科护理学 [M]. 北京：中国协和医科大学出版社，2015.

[11] 游桂英，方进博. 心血管内科护理手册 [M]. 北京：科学出版社，2015.

[12] 刘玲，何其英，马莉. 泌尿外科护理手册 [M]. 北京：科学出版社，2015.

[13] 张欣. 妇产科护理 [M]. 北京：中国中医药出版社，2015.

[14] 张静芬，周琦. 儿科护理学 [M]. 北京：科学出版社，2016.

[15] 陆一春，刘海燕. 内科护理学 [M]. 北京：科学出版社，2016.

[16] 王兰. 肾脏内科护理工作指南 [M]. 北京：人民卫生出版社，2015.

[17] 杨海新，郝伟伟，赵素婷. 神经内科实用护理 [M]. 北京：军事医学科学出版社，2015.

[18] 翁素贞，叶志霞，皮红英. 外科护理 [M]. 上海：复旦大学出版社，2016.

[19] 池晓玲. 手术室护理实践指南 [M]. 北京：人民卫生出版社，2015.

[20] 李艳梅. 神经内科护理工作指南 [M]. 北京：人民卫生出版社，2016.

[21] 沈翠珍. 内科护理 [M]. 北京：中国中医药出版社，2016.